国家出版基金项目
NATIONAL PUBLICATION FOUNDATION

合成生物学丛书

医学合成生物学

谢　震　主编

山东科学技术出版社 | 科学出版社
济　南　　　　　　北　京

内 容 简 介

本书从基础理论到前沿技术，全面阐述了医学合成生物学的发展脉络与应用前景。第1章概述了医学合成生物学的兴起、应用领域及面临挑战，为读者奠定理论基础。第2章深入探讨了人工生物元件的设计与优化，涵盖蛋白质、核酸等元件的理性与智能设计方法。第3章聚焦基因编辑技术，详细介绍了DNA、RNA编辑器及引导编辑器的原理与应用。第4章系统阐述了人工基因线路的构建原则与经典案例，并探讨了计算机辅助设计策略。第5章重点介绍了细胞工程，包括免疫细胞、干细胞和细菌工程的应用。第6章分析了人工生物分子的递送系统，比较了病毒与非病毒载体的特点及医学应用。最后一章展望了合成生物技术在药物开发中的前景与挑战，为未来研究指明方向。

本书内容翔实，适合生物、医学、药学、生物工程等相关专业的本科生、研究生，以及相关领域的教师和科研人员参考使用。

图书在版编目（CIP）数据

医学合成生物学 / 谢震主编. -- 北京 : 科学出版社 ; 济南 : 山东科学技术出版社, 2025. 3. --（合成生物学丛书）. -- ISBN 978-7-03-081681-8

Ⅰ. R318; Q503

中国国家版本馆 CIP 数据核字第 2025TJ1932 号

责任编辑：王 静 罗 静 刘 晶 陈 昕 张 琳
责任校对：杨 赛 / 责任印制：王 涛 肖 兴 / 封面设计：无极书装

山东科学技术出版社 和 科学出版社 联合出版
北京东黄城根北街16号
邮政编码：100717
http://www.sciencep.com
北京中科印刷有限公司印刷
科学出版社发行 各地新华书店经销
*
2025年3月第 一 版 开本：720×1000 1/16
2025年3月第一次印刷 印张：16
字数：323 000

定价：168.00元

（如有印装质量问题，我社负责调换）

《医学合成生物学》
编委会

主　　编　谢　震

编写人员（按姓氏汉语拼音排序）

马大程　宁　辉　仇筱钰　苏厚祯

陶敏珍　谢　震　张　硕

丛 书 序

21 世纪以来，全球进入颠覆性科技创新空前密集活跃的时期。合成生物学的兴起与发展尤其受到关注。其核心理念可以概括为两个方面：“造物致知”，即通过逐级建造生物体系来学习生命功能涌现的原理，为生命科学研究提供新的范式；“造物致用”，即驱动生物技术迭代提升、变革生物制造创新发展，为发展新质生产力提供支撑。

合成生物学的科学意义和实际意义使其成为全球科技发展战略的一个制高点。例如，美国政府在其《国家生物技术与生物制造计划》中明确表示，其“硬核目标”的实现有赖于“合成生物学与人工智能的突破”。中国高度重视合成生物学发展，在国家 973 计划和 863 计划支持的基础上，“十三五”和“十四五”期间又将合成生物学列为重点研发计划中的重点专项予以系统性布局和支持。许多地方政府也设立了重大专项或创新载体，企业和资本纷纷进入，抢抓合成生物学这个新的赛道。合成生物学-生物技术-生物制造-生物经济的关联互动正在奏响科技创新驱动的新时代旋律。

科学出版社始终关注科学前沿，敏锐地抓住合成生物学这一主题，组织合成生物学领域国内知名专家，经过充分酝酿、讨论和分工，精心策划了这套“合成生物学丛书”。本丛书内容涵盖面广，涉及医药、生物化工、农业与食品、能源、环境、信息、材料等应用领域，还涉及合成生物学使能技术和安全、伦理和法律研究等，系统地展示了合成生物学领域的新成果，反映了合成生物学的内涵和发展，体现了合成生物学的前沿性和变革性特质。相信本丛书的出版，将对我国合成生物学人才培养、科学研究、技术创新、应用转化产生积极影响。

张先恩

丛书主编

2024 年 3 月

序

有幸拜读谢震教授的书稿《医学合成生物学》，深感其学术价值与实践意义。

医学作为研究健康与疾病的科学，涵盖预防、诊断、治疗和康复等领域，其发展为人类健康水平和寿命提升作出了巨大贡献。而合成生物学作为一门颠覆性新兴技术，融汇基因与细胞技术、人工智能及工程学等多学科知识，通过设计、改造或创造生物部件及多层次系统，践行“造物致知、造物致用”的理念，开创了生命科学研究新范式，推动生物技术快速迭代，成为全球科技热点。两者的深度融合为医学进步注入新动能，由此催生了“医学合成生物学”这一新兴交叉领域。本书正是谢震教授为系统阐释这一概念而撰写的力作。

全书分为七章，从医学合成生物学的兴起与发展，到人工生物元件的设计优化，再到基因编辑、基因线路、细胞工程、递送系统，直至药物开发的前景与挑战，层层递进、步步深入。每一章都如同一块拼图，共同构建起合成生物学在医学中的完整图景。书中既有对技术细节的严谨剖析，也有对实际应用的生动诠释，更有对未来的深邃思考，体现了学术性与实践性的契合。

值得一提的是，本书的主题与谢震教授的研究方向高度契合。谢震教授在合成生物学领域，尤其是基因线路设计和细胞编程方面作出了重要贡献，并在癌症治疗等方向取得了成功的实践。他凭借在该领域近二十年的耕耘与深刻思考，倾力撰写出这部高水平学术专著，既是对学科发展的总结，也是对未来的展望。

相信这部书能为读者打开一扇窗，展现合成生物学在医学中的无限可能。

张先恩

深圳理工大学合成生物学院院长，讲席教授

中国科学院生物物理研究所研究员

2025 年 3 月 18 日

目　录

第1章 绪 论

1.1 医学合成生物学的兴起与发展

自19世纪以来，生命科学研究经历了环环相扣的四轮革命，研究范式从对生物表观性状及遗传特征的观察描述，到对生命过程中分子生物学的表征研究，再到以组学为核心的生物系统定量探索，以及当下正在经历的以人工智能（artificial intelligence，AI）为基础的数据驱动型生物分子与生物系统的预测和设计。它们为合成生物学（synthetic biology）的兴起和发展提供了坚实的学科基础。

合成生物学以生物科学为基础，结合化学、物理、信息等学科知识，依据工程学原理，通过设计改造天然生物体或合成新的生物体，揭示生命运行规律（造物致知）、变革生物体系工程化应用（造物致用）。有别于传统生物学对生命体多样化、复杂化和自适应等规律的探索与认知，合成生物学旨在借鉴工程学标准化、模块化和可设计的原则，通过自下而上和自上而下的两种策略，即组装基本生物分子从头创建人工生命和改造自然存在生物系统的两种方式，对生命体进行设计、优化、改造和构建，使其实现特定的功能，从而在工业、农业、能源、环境、材料和医药健康等领域发挥作用。

从1910年代法国学者提出人工模拟合成细胞的设想，首次使用了"合成生物学"（synthetic biology）这一术语并沿用至今（W.A.D.，1913），合成生物学经历了三个阶段，包括初始阶段、发展阶段和快速成长阶段。初始阶段贯穿整个20世纪，尽管此时对最简单的生物如病毒、细菌、古细菌和真菌等的改造难度很大，但如结晶牛胰岛素、酵母丙氨酸tRNA等核酸和蛋白质生物大分子相继成功实现人工体外合成，合成生物学积累了经验和力量。合成生物学的发展阶段是21世纪的第一个十年，借由生物开关的发明、基于群体感应信号基因线路的构建、酵母细胞工厂的实现以及BioBrick标准化生物元件的提出，合成生物学进入了更多科研人员的视野，并逐渐成为热门领域。合成生物学自2010年迎来了快速成长阶段。得益于低成本的DNA合成技术、下一代测序技术、高通量筛选方法、基于CRIPSR的基因编辑技术，以及设计-构建-测试-学习（design-bulid-test- learn，DBTL）循环工作流程的应用，合成生物学取得了一系列显著进展。例如，Venter团队成功合成组装了丝状支原体（*Mycoplasma mycoides*）的人工染色体，并将其移植至山羊支原体（*M. capricolum*）体内，创造出新的活细胞（Gibson et al.，2010）；合成青蒿素的成功证明了植物代谢产物可通过微生物进行工业化生产（Ro et al.，

2006；Paddon et al.，2013）。

随着合成生物学研究的深入，其技术和应用范围逐渐渗透到各个行业，其中最为显著的就是医药健康领域，并形成了新兴学科方向——医学合成生物学。医学合成生物学不仅是传统合成生物学的一个重要分支，更是连接基础科学研究与临床应用的桥梁，旨在利用标准化、模块化和精细化的设计研发理念，使得生物系统的构建可以像电子电路一样具备预测性和便捷性，从而加速从实验室研究到临床应用的转化过程。它遵循并依托合成生物学的原则与技术，通过设计、构建能精确操控基因表达、细胞行为和生物分子相互作用的系统，并将其应用于药物生产、疫苗开发、疾病治疗、疾病诊断等多个方面。例如，在癌症免疫疗法中，科学家们可以设计出能够识别并摧毁肿瘤细胞而不伤害正常组织的特殊杀伤 T 细胞；或者通过智能生物传感器的构建响应体内特定的病理信号，以实现定时定量特异性地释放治疗分子。除科学家外，投资者们也开始认识到该领域所蕴含的巨大潜力。据预测，全球合成生物学市场价值将在 2026 年达到 370 亿美元，其中大部分投资集中于医疗应用方向。

为了更好地理解合成生物学，特别是医学合成生物学的发展历程，本章通过时间轴展示了相关领域的里程碑事件，如图 1-1 所示。结合图表的事件梳理，不难发现合成生物学的使能技术和理论正在不断创新，对基因组/染色体和生物系统构建的复杂度正在不断提高。因此，我们有理由相信，医学合成生物学正在逐步实现其终极目标：像设计电路系统一样精准地构建生物系统，以应对复杂的医疗挑战，从而引领医学领域的革新，为人类健康带来更多的可能性。

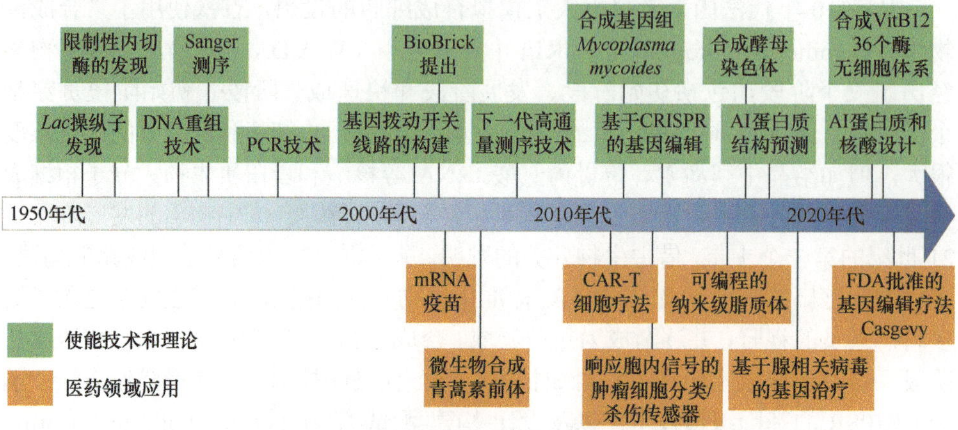

图 1-1 合成生物学和医学合成生物学领域里程碑事件的时间线

1.2 医学合成生物学的应用领域

近二十年来，医学合成生物学已初绽光彩，其主要应用领域可以分为三个方面，即药物生产、疾病诊断和疾病治疗领域，如图 1-2 所示。接下来，我们将结合标志性案例梳理医学合成生物学在上述三个方面的发展。

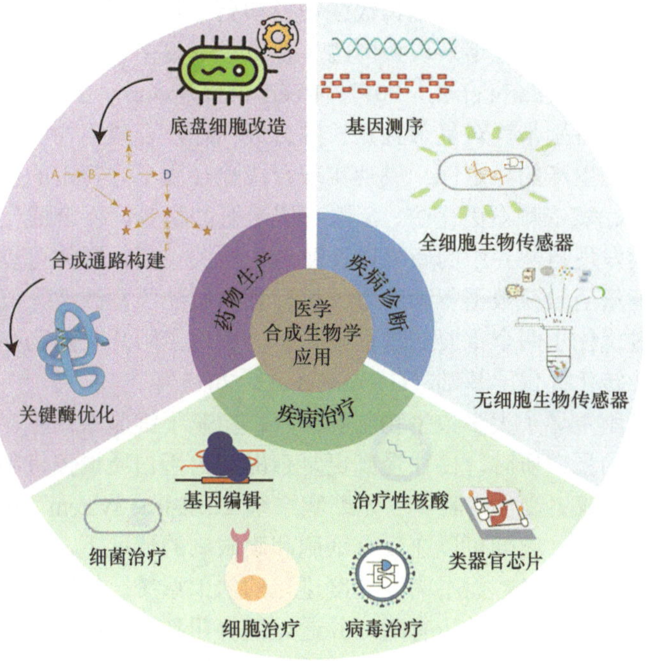

图 1-2 医学合成生物的三大应用方向

1.1.1 药物生产

传统的药物生产通常依赖于天然产物提取或化学合成，这些方法存在成本高、效率低、环境影响大等问题。医学合成生物学的发展，使得基于生物系统的药物生产成为可能。该策略不仅改变了药物生产的模式，还为新型药物的研发提供了前所未有的机会。

合成生物学的药物生产过程通常涉及三个关键步骤：底盘细胞的操作和生成、分子合成途径的构建和整合，以及代谢网络中酶的人工调节和增强。

药物的“细胞工厂”生产的第一步是选择合适的宿主生物。宿主生物的选择取决于几个因素，包括遗传操作性、生长速率、稳定性，以及所需药物的生产能力。宿主生物如果满足这些标准，通常被称为可操作性的工程底盘（chassis）。微生物宿主是被广泛使用的工程底盘，包括大肠杆菌、枯草芽孢杆菌、谷氨酸棒状杆菌和酿酒酵母等。一旦确定了宿主，通过基因组删除和编辑、基因组简化和重编码、多底盘系统组合等方式，研究人员可以提高底盘细胞的药物生产效率、特异性和稳定性，从而推动新产品和技术的开发进度。与此同时，分子合成途径的设计与构建是在外源宿主中生产药物的关键因素。对此，两项重要的指导原则分别是原子经济原则和能量最优原则。随着寡核苷酸和基因合成成本的降低，研究人员越来越多地尝试合成具有更长代谢途径和更高复杂度的化合物，这加速了细胞工厂的发展。例如，近年来从头构建（*de novo*）复杂合成途径实现了阿片类药物和大麻素的合成（Farhi et al.，2011；Reed and Osbourn，2018），显示出细胞工厂的巨大潜力。特别是针对复杂且冗长的合成途径，合成生物学的模块化原则可以大大提高药物生产的稳定性。成功实现合成途径离不开特定的催化酶，包括但不限于氧化酶、氧依赖型卤化酶、*S*-腺苷甲硫氨酸酶等。而合成生物学技术和工具对于大规模发现自然界中的新酶以及酶改造至关重要，譬如可以通过酶的定向进化、基于能量函数或数据驱动的方式进行蛋白质的工程改造。值得一提的是，研究人员通过优化了两个重要的过程催化酶，实现了阿片类药物在酵母中的生物合成，为商业转化提供了基础（Galanie et al.，2015）。

虽然活细胞主导了大多数生物制药生产，但基于细胞系统生产具有生物活性和翻译后修饰的蛋白质时，往往受到更复杂的胞内蛋白质调控机制的限制。相比之下，先进的合成生物学工具——无细胞系统（cell-free system）在生物药物的研发中作用不断扩大。它们可以在没有细胞和膜限制的情况下，灵活精准地控制多肽，并且集中使用能量，而不需要高度进化的内部系统。该策略包含在宿主底盘中表达合成完整产品所需的所有酶，并通过混合粗裂解液或纯化酶来实现整个代谢途径的无细胞重建。多年来，通过菌株、蛋白质和平台工程，无细胞系统扩大了其应用范围，可用于生产各种生物药物如抗体衍生物、抗体偶联药物、细胞因子、疫苗、膜蛋白、金属蛋白、病毒蛋白和抗微生物肽等（Zawada et al.，2022，2011；Yin et al.，2017，2012；Groff et al.，2014）。研究人员利用无细胞系统将苯乙烯的细胞生产滴度从（5.36±0.63）mmol/L 提升至（40.33±1.03）mmol/L（Dudley et al.，2019），无细胞系统显示出的生产力和可控性提升，代表了从自上而下的视角向理解生物机制的转变，使科学家能够更精确地从自下而上的方法构建系统并执行任务，这正是合成生物学的本质。

表 1-1 列举了常见体内外生物药物生产的工具和优势。

表 1-1　常见体内外生物药物生产的工具和优势

类型	常见底盘	优势	应用案例
体内	大肠杆菌	较短的倍增时间，高酶表达	紫杉烷类
	酿酒酵母	基因组整合的便捷性	青蒿素
	CHO 细胞	非常适合生产糖基化蛋白	糖基化蛋白
体外	枯草芽孢杆菌	高效的蛋白分泌	杆菌霉素
	无细胞	没有生物体复杂性和活性分子的过量影响	氧四环素

1.1.2 疾病诊断

疾病诊断是医学领域的重要组成部分，它对于疾病的早期发现、正确分类以及制定有效的治疗方案至关重要。然而，以影像学和生化检测为代表的传统诊断方法往往受到灵敏度不足、特异性差和检测时间长等因素的限制，特别是在早期或症状不典型的情况下。然而，DNA 和 RNA 测序技术的迅速发展，给疾病诊断提供了新方法。一方面，通过对从患者样本中提取的遗传物质测序，再进行序列分析和基因型鉴定，从而精确诊断疾病，评估疾病风险。例如，对 *BRCA1* 和 *BRCA2* 基因检测后可筛选出遗传性乳腺癌和卵巢癌的高危群体，实现早期诊断和预防。另一方面，测序技术在病原体诊断中也表现出高敏感性和特异性，可以快速检测和完全识别病毒、细菌、真菌和寄生虫。目前，仍有高达 60%的传染病病因尚未明确，测序技术为此类新兴、罕见或难以诊断的传染研究提供了独特优势。例如，在新冠疫情中，及时识别和报告病毒序列，为后续疫苗研发提供了重要基础。

用于健康和环境监测的生物传感器，是更为典型和重要的医学合成生物学应用方向。生物传感器是一种能将特定生物信息转换成电信号或其他可测量信号的装置，它们可以在体内或体外环境中检测到微量的目标分子，其载体可以分为全细胞和无细胞两种类型。全细胞生物传感器是含有转换元件/线路的细胞，它们作为受体检测化学变化或生理压力，并把识别事件转化为可检测信号。这些细胞内的检测电路包含三种类型的元件：传感元件、信号处理元件和输出元件。其中，传感元件通常由一个或多个用于分析物识别和下游基因表达诱导的转录因子（transcription factor，TF）承担，其可以识别的分析物包括重金属、群体感应分子、抗生素和疾病相关生物标志物。然而，天然转录因子往往无法满足实时检测的需求，因为它们存在响应时间慢、动态范围不合适、灵敏度和选择性不足的问题。为此，科研人员通过突变和高通量筛选、功能片段组合以及计算机辅助等策略对转录因子进行性能优化。信号处理元件则是将传感信号转换为可测量的信号以实现分析物检测的组件，这些元件通常涉及放大器、反馈回路和/或逻辑门，以调整输出/输入信号比等生物线路。例如，科研人员通过设计一个多层转录放大器，叠加输出信号表达水平的提升，实现了对砷和汞离子的超灵敏检测（Wan et al.，2019）。对输出元件而言，则常选择可产生荧光、颜色、电子或气体的报告蛋白或对应核酸。例如，为了高效地在尿液样本中检测出血红素（heme）实现对血尿（hematuria）的早期诊断，科研人员选择大肠杆菌作为宿主，通过合成生物学技术搭建了基因线路，在上游引入了血红素感应转录因子（HemR），在下游连接绿色荧光蛋白（GFP）的基因作为报告基因。当尿液中的血红素进入细菌细胞并与 HemR 结合时，会触发一系列级联反应，最终导致 GFP 表达水平上升，进而发出荧光信号。该传感器具有高度特异性和敏感性，可以检测到非常低浓度（皮摩尔级别）的血红素，这对于提示严重疾病，如感染、肾脏病等至关重要（Barger et al.，2021）。

无细胞传感器则是基于体外无细胞系统设计的微量物质检测工具，它具有消除跨膜转运障碍和克服与细胞存储相关的生物安全和营养限制的优点。它在快速检测应用中受到广泛关注，检测的生物分子包括金属离子、群体感应分子、抗生素、病毒等。近年来，通过转录因子的激活和抑制、RNA 适配体、Toehold 开关和 CRISPR/Cas 系统识别，无细胞传感器展现了其灵敏度和便捷性的优势。

Toehold 开关是一种可编程核酸开关，由两个 RNA 组成：开关 RNA 和触发 RNA（switch RNA and trigger RNA）。开关 RNA 的茎-环结构阻止其核糖体结合位点的开放而抑制翻译过程；而当触发 RNA 与其互补时，核糖体结合位点被释放，从而解除了对基因表达的抑制作用。在无细胞系统中，目标核酸作为触发 RNA，激活报告基因的表达，实现高精度的目标检测。来自加拿大和美国的科研团队使用等温扩增的寨卡病毒 RNA 作为 Toehold 开关的触发 RNA，激活 *LacZ* 基因的表达并生成检测信号，创建了一个可用于实验室外的无细胞病毒即时检测平台（Karlikow et al.，2022）。

而基于 CRISPR/Cas 系统的生物传感器则广泛地用于核酸和非核酸目标的检测，作用机制依赖于 CRISPR-RNA（crRNA）/指导 RNA（guide RNA）的特异性识别和激活后 Cas 蛋白的切割效应。其中各种 Cas 蛋白如 Cas9、Cas12 和 Cas13 等均可用于生物传感器的构建。当指导 RNA 与目标双链 DNA 结合后，Cas9 蛋白的顺式切割活性被激活，导致目标序列的切割。指导 RNA 与目标 DNA 的结合可激活 Cas12a 蛋白，促使指导 RNA 结合位点的双链断裂和周围单链 DNA 的非特异性切割，从而实现对目标 DNA 的内切酶切割作用，并达成信号放大效果。作为 Cas13 的一种亚型，Cas13a 也表现出顺式和反式切割活性，识别单链 RNA 并切割目标或非目标单链 RNA。科研人员通过 Cas9 和指导 RNA 识别目标 DNA，诱导构象重排，启动缺口内切酶介导的链位移扩增，从而在复杂样品中实现原子摩尔灵敏度和单核苷酸特异性的 DNA 检测（Zhou et al.，2018）。对于非核酸目标，如小分子、蛋白质和病原体，通过适配体或 DNA 修饰的抗体转化为核酸信号，也可利用基于 CRISPR/Cas 系统的生物传感器完成识别。来自华南师范大学的科研团队基于核酸变构探针和 CRISPR/Cas13a 系统的组合，实现了极少量的肠炎沙门菌细胞在牛奶等多类样品中无需分离的即时检测（Shen et al.，2020），与传统的实时 PCR 相比，这种方法表现出相似或更高的灵敏度和准确性。与此同时，科研人员通过引入特异性结合 SARS-CoV-2 刺突蛋白受体结合域的单链寡核苷酸探针，使得当存在目标抗体时，能够触发一系列连锁反应，最终导致 Cas13a 蛋白激活并切割报告分子，产生可测量的信号输出。该方法比经典的免疫分析方法灵敏度高出一万倍，可以在极低浓度下定量分析血清中的抗 SARS-CoV-2 水平（Tang et al.，2022），解决了检测新冠病毒抗体时遇到的灵敏度不足和操作复杂等问题。然而，需要明确的是，基于 CRISPR/Cas 系统的生物传感器容易受到脱靶效应和假阳性的影响，这是该策略面临的主要挑战和亟须解决的问题。

1.1.3　疾病治疗

疾病治疗是医学领域的核心挑战。它涉及人体对疾病解决的两个基本步骤：精准定位病变部位和实施有效的治疗模式。传统的化学和物理疗法虽然有其应用场景，但都可能会无意中对健康细胞造成不同程度的损害，或局限于局部干预，从而使得疾病根除变得困难。生物化学、分子生物学、生物信息学和结构生物学领域的众多突破性进展，促使我们在靶向治疗效果方面取得了显著进展。然而，合成生物学的发展，尤其是其基于细胞内和外源信号响应给出的可编程式反应，给疾病治疗带来了新一轮的革新。此处，我们将简要介绍几项开创性的策略，包括基因编辑、治疗性核酸、细胞治疗、病毒治疗、细菌治疗等。

1. 基因编辑

基因编辑是合成生物学最强大和最广泛使用的工具之一，可通过同源重组、碱基编辑和引导编辑等方式助力下一代基因治疗，在单核苷酸变异（single nucleotide variant，SNV）导致的疾病和复杂疾病治疗上都取得了显著进展。在遗传变异致病疾病中，约有 90%的可归因于单核苷酸变异。一种行之有效的治疗策略是用正确的核苷酸替换突变序列，这种方法在治疗包括地中海贫血、囊性纤维化、帕金森病、亨廷顿病和进行性假肥大性肌营养不良（Duchenne muscular dystrophy，DMD）在内的多种人类疾病方面取得了进展，而这些疾病涉及 *HBB*、*CFTR*、*SNCA*、*HTT* 和 *DMD* 等基因中的特定单核苷酸突变。在众多基因编辑工具中，由于成本较低和操作便捷，CRISPR/Cas 系统是最常用的工具。CRISPR 系统是源自细菌和古菌中的天然系统。CRISPR/Cas 基因组编辑时首先由 Cas 蛋白诱导产生链断裂，断裂处可通过非同源末端连接（non-homologous end-joining，NHEJ）机制或同源定向修复（homology-directed repair，HDR）机制进行修复。因此，通过设计特定的单链引导 RNA 靶向致病 DNA 序列，在 Cas 核酸酶和同源修复供体存在的情况下，可实现单核苷酸变异恢复。通过上述策略，研究人员已经在实验室条件下，通过 Cas9 蛋白和腺相关病毒的递送载体，实现了由 *HBB* 基因突变导致的 β-地中海贫血症的突变位点靶点重组（Weatherall，2010；Dever et al.，2016）。

与 DNA 双链断裂后的同源重组不同，碱基编辑器的功能是直接精确地修饰目标单核苷酸，而不会产生双链断裂。因此，它们在最新的疾病治疗中被迅速采用。目前已经开发了两类碱基编辑器：胞嘧啶碱基编辑器（cytosine base editor，CBE），它催化 C-G 到 T-A 的转化；腺嘌呤碱基编辑器（adenine base editor，ABE），它催化 A-T 到 G-C 的转化。据统计，超过 25%的人类致病性单核苷酸变异可以通过靶向这四种碱基转换得到纠正（Anzalone et al.，2019）。例如，DMD 是一种由 *DMD* 基因突变引起的隐性神经肌肉疾病，导致患者出现心脏和骨骼肌变性。来自美国的科研人员开发了一种腺嘌呤碱基编辑器，修改了抗肌萎缩蛋白基因的剪接供体位点，导致人诱导多能干细胞衍生的心肌细胞中常见的 *DMD* 缺失突变 51 号外显子（Δex51）的跳跃，恢复了抗肌萎缩蛋白的表达，并在小鼠模型中得到了验证，证实了其潜在的临床转化价值（Chemello et al.，2021）。除此之外，由麻省理工学院和哈佛大学博德研究所开发的先导编辑器（prime editor，PE）是另一种新型的基因编辑工具，其核心是利用融合蛋白，包括活性被抑制的 Cas9 内切酶、工程逆转录酶，以及能够识别目标位点并提供新的遗传信息的引物编辑指导 RNA（prime editing guide RNA，pegRNA），介导靶向插入、缺失和碱基之间的转换，而不需要双链断裂和供体模板。与传统的 CRISPR/Cas9 相比，先导编辑器具有更高的精确性和更低的脱靶效应，同时避免了产生双链 DNA 断裂的风险，从而降低了潜在的细胞毒性。值得一提的是，越来越多的证据表明，许多人类疾病是由多个基因或位点的突变引起的。因此通过组合上述提到的碱基编辑器和先导编辑器，可以编辑多个位点，从而使多基因疾病的治疗成为可能。

2. 治疗性核酸

治疗性核酸是新一代的药物技术，正在成为医学合成生物学的卓越代表。治疗性核酸是具有不同功能的修饰 RNA 或 DNA，在基因或转录水平上治疗疾病，实现持久疗效，典型的案例包括核酸疫苗和可编程核酸分子。其中，核酸疫苗使用 DNA 或 RNA 作为抗原前体，编码疾病抗原，并由宿主细胞翻译成蛋白质。这些疫苗可以引发细胞和体液免疫，在快速应对 2020 年暴发的 COVID-19 大流行中得到广泛应用，这是基于快速设计和生产的简捷性。在此势头基础上，临床进展已扩展到包括流感、人类免疫缺陷病毒（HIV）和癌症疫苗（Tan et al.，2021）。而可编程核酸分子是指用于转录水平基因沉默治疗的可特异性调整编码序列的 DNA 或 RNA 分子。由于安全性和简捷性的优势，RNA 通过互补配对和降解目标 mRNA 来抑制翻译，在可编程核酸中拥有更大的治疗使用价值。目前，已开发出几种基于 RNA 的治疗模式，包括微 RNA（microRNA）、小干扰 RNA（siRNA）和反义寡核苷酸（antisense oligonucleotide，ASO）。其中 ASO 是一种长度在 13～25 个核苷酸之间的单链寡核苷酸，是目前获批药物数量最多、商业化最成熟的 RNA 治疗方案，包括去纤苷（Defibrotide）、福米韦生（Fomivirsen）、诺西那生钠（Nusinersen）和依特立生（Eteplirsen）等药物（Stein and Castanotto，2017；Hoy，2017；Syed，2016）。

3. 细胞治疗

细胞治疗是一种通过提取、改造和回输患者或供体细胞以治疗疾病的医疗技术。它以细胞为核心工具，在肿瘤、遗传性疾病和免疫系统疾病的治疗中具有良好前景。其中，嵌合抗原受体 T 细胞（chimeric antigen receptor T-cell，CAR-T 细胞）治疗是工程化细胞治疗中最成功的案例之一，其通过基因工程改造患者自身的 T 细胞，使其在表面表达嵌合抗原受体，从而识别并清除肿瘤或其他疾病细胞。CAR 通常包括三个关键部分：外部识别域（用于靶向特定抗原）、跨膜结构域（锚定识别域）和细胞内信号转导传导域（激活 T 细胞）。目前，CAR-T 细胞在治疗血液肿瘤方面表现尤为突出，尤其是难治性或复发性 B 细胞恶性肿瘤，如急性淋巴细胞白血病和弥漫大 B 细胞淋巴瘤。特别地，Kymriah 和 Yescarta 已经获得 FDA 批准，并显示出显著的疗效，在某些患者中完全缓解率达 70%以上（Yip and Webster，2018）。然而，CAR-T 细胞在提升对实体瘤的靶向浸润能力、获得更高的精度和控制性，以及增强药效持续性上仍存在改善空间。此外，合成生物学为设计具有增强控制、灵活性和特异性的 CAR-T 细胞提供了可能，例如将可编程和可决策的基因线路，融入其中可以创建出具有更高精度和准确度的 CAR-T 细胞。从这个角度来看，科研人员提出了两种高级策略：自主控制和外部控制。其中，自主控制是通过工程化设计，使 CAR-T 细胞能够感知和响应体内多种信号，包括细胞状态、肿瘤抗原以及微环境特征。这些信号被整合到细胞的自主回路中，从而实现更精准的靶向和调控。而外部控制则通过设计细胞以完成外部信号（如光、超声和小分子药物）的响应，使医生能够动态调控 CAR-T 细胞的活性。例如，为了解决传统 CAR-T 细胞治疗在实体瘤治疗中因低氧环境而产生的问题，科研人员在 CAR 的上游放置了一个响应低氧水平的启动子，只有当周围氧气浓度低于某一阈值时，如肿瘤微环境内，才会激活 CAR 的表达，而在正常组织中保持沉默，从而减少了脱靶毒性和副作用的风险，这一策略在乳腺癌、结肠癌和黑色素瘤的动物模型中已得以验证（Kosti et al.，2021）。而 SUPRA CAR（split，universal，and programmable CAR）利用合成生物学思想，将传统 CAR 的功能分解为两个可调换模块，极大地提高了疗法的灵活性和安全性（Cho et al.，2018）。

4. 基于病毒的治疗策略

基于病毒的治疗策略同样展现出令人鼓舞的前景，包括病毒疫苗、用于药物/基因递送的病毒载体和噬菌体治疗。相对于 DNA/RNA 的疫苗，病毒疫苗更为成熟，普适性已被临床证明，包括灭活疫苗、减毒疫苗和病毒样颗粒（virus-like particle，VLP）疫苗。灭活疫苗易于生成但有效保护期短，更受欢迎的是减毒疫苗。减毒疫苗是减弱的病原体，模拟宿主体内的自然感染，诱导相关免疫力，同时大大降低其危害性。连续传代已被应用于开发减毒疫苗，但合成生物学的进步使得无需详细了解病毒功能，即可使用低频密码子创建基于减毒病毒的疫苗（Cubillos-Ruiz et al.，2021）。这项技术已成功研制出针对脊髓灰质炎病毒、流感病毒、SARS-CoV-2、埃博拉病毒和天花病毒的减毒疫苗。而病毒样颗粒疫苗，顾名思义，是模仿天然病毒形态的大分子组装体，编码至少两个原始病毒结构成分但缺乏复制功能，已被用于探索人乳头瘤病毒、寨卡病毒和 SARS-CoV-2 病毒的疫苗开发（Syomin and Ilyin，2019；Ghattas et al.，2021）。与此同时，基因治疗的进步促使用于药物/基因递送的病毒载体出现。常用的病毒载体包括逆转录病毒、腺病毒、腺相关病毒、单纯疱疹病毒和慢病毒，可用于递送单克隆抗体、抗凝血剂、血液因子、酶、生长因子、激素和工程蛋白等分子。过去的二十年里，已经批准了 20 多种病毒载体的疗法，重点用于癌症、单基因病和传染病治疗（Ma et al.，2020）。基于病毒的治疗策略也为抗微生物耐药难题提供了新的突破思路。噬菌体疗法通过将其尾端附着在细菌细胞壁上并将其基因组注入衣壳（头部）来感染细菌致死。这些噬菌体可分为烈性噬菌体和温和噬菌体。无论是治疗性工程噬菌体，还是作为递送的有效载荷，已被证实了高价值的治疗潜力。自 2020 年以来，已经启动了 29 项涉及噬菌体疗法的临床试验（Strathdee et al.，2023）。

5. 细菌治疗

除了噬菌体外，细菌治疗是另一种有前途的疾病治疗策略。细菌作为一种治疗工具有其独特的优势，如它们能够自主推进到达难以触及的组织、具有精确的空间时间控制，以及个体增殖中的免疫激活或代谢调节。这些特性结合合成生物学的重编程能力，为包括代谢、胃肠道和肿瘤疾病在内的各种疾病提供了潜在的治疗途径。工程菌在未来的肿瘤治疗中具有巨大潜力，因为它们在缺氧和免疫抑制的肿瘤微环境中具备独特的定植能力，能够将有效载荷（如抗肿瘤因子）定位在细胞内或细胞外，通过分泌、扩散或裂解机制释放，以实现肿瘤治疗的目的。研究表明，肿瘤微环境内定植的细菌可以增加免疫因子如 IL-1β 等的水平，从而刺激 NK 细胞和 T 细胞，进而改善肿瘤微环境（Duong et al.，2019）。细菌材料同样是潜在的治疗工具，如细菌膜囊泡（bacterial membrane vesicle，BMV）已被用作病毒感染和癌症的疫苗或疫苗佐剂。此外，工程化细菌群落通过群体感应（quorum sensing，QS）机制展现出更智能的治疗潜力。例如，肠道中的大肠杆菌能通过增加肠道自诱导物改变肠道微生物组成，这与人类健康密切相关（Thompson et al.，2015）。受此启发，研究人员开发了一种新型同步裂解回路，使细菌在达到一定种群密度时裂解，随后在下一个脉冲周期中，少数幸存者增殖，如此周而复始地进行药物释放，以辅助疾病治疗。将多种细菌整合到具有复杂代谢相互作用的工程化共培养体系中，可以进一步实现复杂的级联反应，为多样化生物医学策略提供一个有前景的发展方向（Din et al.，2016；Liao et al.，2019）。

6. 器官和类器官治疗

除了上述已经有了初步研究和转化进展的医学合成生物学应用方向外，医学合成生物学还囊括了近年来备受关注的器官和类器官治疗。种系工程（germline engineering）致力于开发用于人类移植的器官、组织和细胞，其目标不仅是解决器官缺陷，而且是对器官进行多重编辑，使其优于自然人体器官。类器官芯片则提供了一种精确的模型，可用于模拟体内器官的生理病理的空间特征和微环境。这种体内微观生理系统的复制可为疾病研究和药物筛选提供新的选择。

综上所述，合成生物学在疾病治疗领域涵盖了从基因层面到细胞层面乃至整个生态系统的多层次干预。无论是通过基因编辑纠正遗传缺陷，还是通过 CAR-T 细胞疗法激活免疫系统；无论是利用病毒载体递送治疗性核酸，还是借助微生物群落的力量改善人体微环境，合成生物学都是强有力的工具，是助力精准防治各类疾病的重要支撑。

1.3 医学合成生物学的研究思路

医学合成生物学作为一门正在发展的新兴交叉学科，其研究始终立足于模块化、标准化和工程化的合成生物学原则，遵循设计-构建-测试-学习（DBTL）的优化迭代路线，对生物分子和系统设计优化，以解决医学领域的复杂问题。随着电子化、智能化的加速发展，医学合成生物学的研究体系正在经历新一轮的变革，通过生物技术创新、数据（库）积累和智能知识挖掘三个模块支撑四个环节的迭代运行，呈现出愈加明显的干湿结合实验倾向，如图 1-3 所示。这不仅是精准医疗和个性化医疗发展的基础，也是医学合成生物学实现突破性进展的重要路径。

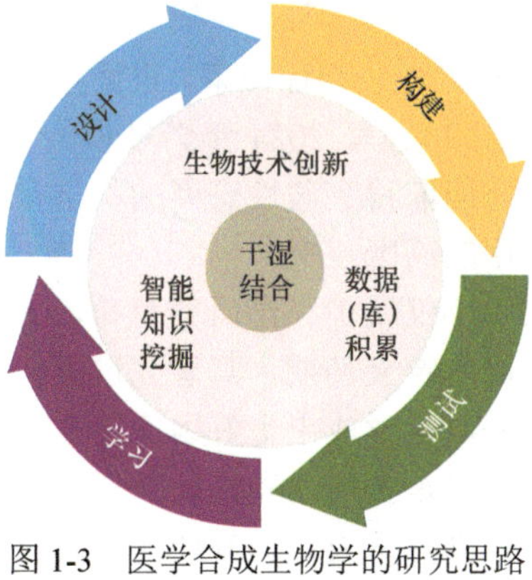

图 1-3 医学合成生物学的研究思路

在 DBTL 的研究迭代路线中，设计环节是关键起点。与传统的基因型-表型的单一观察刻画不同，医学合成生物学在设计时需要深刻理解生物系统的复杂性，这往往依赖于多维度数据的整合与分析。例如，基于基因组学、转录物组学、蛋白质组学和代谢组学的数据，研究人员可以构建复杂的生物网络模型，从而设计具有多层次调控能力的合成线路。譬如，利用人工智能技术对组学数据进行分析，识别最佳的靶点，从而实现基因线路的高效设计，这是科学家们正在尝试的方向。

构建环节是将设计转化为现实的过程，这需要高度精确的分子生物学技术支撑，例如基因合成、CRISPR/Cas 基因编辑技术等。干湿结合的策略同样可以应用在这一阶段，通过计算机辅助设计和预测，可以大大提高构建环节的准确率。例如，通过对大量实验数据和基因组的分析，人工智能技术可以通过优化引导 RNA 的设计、提升 Cas 蛋白的性能、挖掘新型 Cas 蛋白、预测脱靶效应，以及搭建自动化数据分析的在线平台等方式，全面增强 CRISPR/Cas 系统的编辑效率、特异性和安全性（Lee，2023）。

测试环节是指验证构建的系统在实际环境中的表现，该环节不仅要求高通量、高精度的数据采集，还对机器自动化提出了更高的要求。因此，通过系统集成和自动化设备，科研人员在高通量测序、单细胞技术，以及实时成像技术领域取得了快速发展，显著地提升了测试环节收集到的数据数量、质量和深度。

学习环节是整个 DBTL 循环的闭环部分，它通过整合测试结果反哺设计思路，从而逐步优化系统性能。在这一环节中，数据的定量智能分析作用进一步凸显。具体地，该特点在蛋白质设计和 mRNA 药物开发中的体现尤为明显。基于深度学习的 AlphaFold2 等模型开启了基于序列精确推断蛋白质三维结构的崭新篇章，为科学家加速设计具有特定功能的蛋白质奠定了基础（Jumper et al.，2021）。不仅如此，通过学习大量已知蛋白质的序列-结构-功能关系，科研人员正在尝试实现具有特定功能的蛋白质从头设计（Kortemme，2024）。而在 mRNA 药物设计方面，人工智能通过对海量物种基因组的学习，完成对非翻译区和编码区的核酸序列优化，从而帮助 mRNA 提高稳定性和翻译效率，进而推动疫苗和基因治疗的快速研发（Castillo-Hair and Seelig，2021）。2024 年诺贝尔化学奖授予了在“计算驱动的蛋白质设计及结构预测”方面取得突破性进展的科学家，这也是对计算分析在化学和生物学中的革命性作用的高度肯定。

然而，医学合成生物学不仅属于科学研究范畴，更是基础研究与临床应用之间的重要桥梁。因此，在问题定义初期，其研究过程就要求科研人员从医学领域的实际困境出发，才能将基础科学成果更好地应用于解决临床问题。此外，医学合成生物学的最终目标不仅仅是实现功能，还需要全面考虑技术的可推广性。在临床转化时，疗法的有效性固然重要，但其便捷性、成本可及性和伦理安全性同样是关键因素。例如，CAR-T 细胞疗法在血液肿瘤中表现出显著疗效，但其高昂的生产成本和复杂的操作流程限制了其广泛应用。为了解决这一问题，研究者正尝试开发自动化 CAR-T 细胞生产平台，同时探索基于供体细胞的“现货型”通用疗法，以降低成本并提高治疗的可及性。此外，伦理安全问题也是医学合成生物学面临的重要挑战，例如基因编辑技术的长期风险评估、生物安全性控制，以及患者隐私保护等，这些都需要在技术开发的初始阶段纳入考量。

随着自动化技术、大数据和人工智能的快速发展，医学合成生物学正迈向一个信息化、智能化、精准化的时代。在其研究过程中，从问题定义到技术转化的每一个环节都体现了科学与工程的紧密协作。展望未来，医学合成生物学不仅将为个性化医疗提供全新的解决方案，还将推动医疗技术的普惠化，为全球范围内的健康挑战提供更多可能性。

1.4　医学合成生物学的展望与挑战

近年来，医学合成生物学取得了令人瞩目的成就，并逐渐从实验室研究走向实际临床应用。它不仅重塑了蛋白质工程的模式，还扩展到新药研发、疾病诊断和治疗等多个关键领域，如CAR-T细胞疗法、人工基因线路已成为抗击癌症的有效武器，而核酸疫苗的开发则为应对全球流行病提供了重要解决方案。这些成就展现了医学合成生物学对生物技术产业的深远影响，也表明其正在逐步成为医学技术创新和转化的核心力量。

未来，医学合成生物学将在个性化、精准化、智能化医疗方面展现巨大的潜力。一方面，通过可编程的高特异性药物设计，科学家能够开发具备动态响应生物体内外信号的智能治疗工具，如基因线路控制的药物释放系统，针对患者的不同生理状态精准调节药物给予。另一方面，合成生物学与电子学、计算机科学等多学科将进一步融合，一个由生物技术和信息技术（BT+IT）牵引的崭新诊疗时代正逐渐走进现实。例如，通过整合患者的基因组、转录物组和蛋白质组数据，在结合人工智能算法后，医生可以预测患者对治疗的反应，并制定个性化的干预措施；通过光遗传等方式改造工程菌并将其包装为生物电子胶囊，构建电子器件与生物间复杂的光学信号交互，为疾病的早筛早诊提供新手段。因此，合成生物学与电子学、计算机科学等领域的协作无疑将开启创新医学的新纪元，为人类健康事业带来前所未有的变革和发展机遇。

与此同时，合成生物学和再生医学之间的合作也描绘出广阔的前景。一方面，合成生物学与组织工程、生物材料研究相结合，可用于设计和构建具有特定功能的细胞及组织工程材料，用于再生医学的治疗和修复。例如，利用合成生物学的技术构建具有特定功能的人工血管，用于心血管再生医学；可编程的纳米颗粒/支架，用于控制细胞行为或组织再生。另一方面，合成生物学可与干细胞研究相结合，用于调控干细胞的分化和再生能力，从而实现更有效的再生医学治疗。例如，利用合成生物学的技术设计和合成特定信号通路或基因网络，以控制干细胞的分化方向和功能。随着合成生物学技术的成熟，合成生物学和再生医学的结合领域有望突破传统医学的界限，从器官再生到生殖系重建，为解决复杂疾病和器官移植短缺等问题提供全面创新的解决方案。

当然，医学合成生物学的快速发展面临着一些涉及生物安全、伦理和监管等方面的挑战与问题。首先，医学合成生物学的迅速发展可能带来一系列生物安全问题。例如，基因编辑技术的普及不仅能修复遗传性疾病的致病基因，还可能被滥用于制造危险的病原体或生物武器；人工合成的微生物可能意外逃逸到自然环境中，表现出更强的生存和竞争能力，甚至与天然生物体发生基因水平的交互，从而导致不可控的生态灾难。解决这些问题需要建立完善的生物安全监管框架，包括实验室的操作规范、基因序列的访问权限，以及对技术滥用的法律惩戒。其次，合成生物学的发展也引发了一系列伦理和社会问题。如合成生物学的技术可能涉及对人类胚胎、干细胞等进行基因编辑，引发与生命伦理学相关的争议，甚至还可能创造人类-非人类嵌合体，引发社会和文化方面的问题。基因编辑技术甚至可能被滥用于“增强型”治疗，例如增强智力或体能，这可能导致社会不平等，甚至引发“优生学”相关的伦理问题。最后，法律与监管政策的滞后性也是医学合成生物学面临的重要问题。当前，医学合成生物学的发展速度远超法律法规的制定节奏，导致许多新技术和应用尚未纳入现行监管体系。例如，人工合成生物体的专利和知识产权问题尚未形成统一的国际规则。一方面，这些技术的开放性和共享性有助于加速科学进步；另一方面，它们也可能造成技术滥用或知识产权纠纷。此外，国际层面的合成生物学技术流通与监管协调不足，增加了生物风险的跨国传播可能性。

总之，医学合成生物学展现了巨大的潜力，从精准医疗到再生医学，再到罕见疾病的治疗，它正在推动医学变革，为提升生命质量带来希望。然而，这一美好未来的实现必须建立在稳固的安全基础上。通过健全法律法规、强化伦理审查和推动国际合作，可以有效规避技术滥用和潜在风险。同时，广泛的科学对话与公众参与至关重要。在安全与创新并行的前提下，医学合成生物学将不断突破，真正造福全人类，为医学和社会带来前所未有的进步与可能性。

参考文献

Anzalone A V, Randolph P B, Davis J R, et al. 2019. Search-and-replace genome editing without double-strand breaks or donor DNA. Nature, 576(7785): 149-157.

Barger N, Oren I, Li X M, et al. 2021. A whole-cell bacterial biosensor for blood markers detection in urine. ACS Synthetic Biology, 10(5): 1132-1142.

Castillo-Hair S M, Seelig G. 2021. Machine learning for designing next-generation mRNA therapeutics. Accounts of Chemical Research, 55(1): 24-34.

Chemello F, Chai A C, Li H, et al. 2021. Precise correction of Duchenne muscular dystrophy exon deletion mutations by base and prime editing. Science Advances, 7(18): eabg4910.

Cho J H, Collins J J, Wong W W. 2018. Universal chimeric antigen receptors for multiplexed and logical control of T cell responses. Cell, 173(6): 1426-1438.e11.

Cubillos-Ruiz A, Guo T X, Sokolovska A, et al. 2021. Engineering living therapeutics with synthetic biology. Nature Reviews Drug Discovery, 20(12): 941-960.

Dever D P, Bak R O, Reinisch A, et al. 2016. CRISPR/Cas9 β-globin gene targeting in human haematopoietic stem cells. Nature, 539(7629): 384-389.

Din M O, Danino T, Prindle A, et al. 2016. Synchronized cycles of bacterial Lysis for *in vivo* delivery. Nature, 536(7614): 81-85.

Dudley Q M, Nash C J, Jewett M C. 2019. Cell-free biosynthesis of limonene using enzyme-enriched *Escherichia coli* lysates. Synthetic Biology, 4(1): ysz003.

Duong M T, Qin Y S, You S H, et al. 2019. Bacteria-cancer interactions: bacteria-based cancer therapy. Experimental & Molecular Medicine, 51(12): 1-15.

Farhi M, Marhevka E, Ben-Ari J, et al. 2011. Generation of the potent anti-malarial drug artemisinin in tobacco. Nature Biotechnology, 29(12): 1072-1074.

Galanie S, Thodey K, Trenchard I J, et al. 2015. Complete biosynthesis of opioids in yeast. Science, 349(6252): 1095-1100.

Ghattas M, Dwivedi G, Lavertu M, et al. 2021. Vaccine technologies and platforms for infectious diseases: current progress, challenges, and opportunities. Vaccines, 9(12): 1490.

Gibson D G, Glass J I, Lartigue C, et al. 2010. Creation of a bacterial cell controlled by a chemically synthesized genome. Science, 329(5987): 52-56.

Groff D, Armstrong S, Rivers P J, et al. 2014. Engineering toward a bacterial "endoplasmic reticulum" for the rapid expression of immunoglobulin proteins. mAbs, 6(3): 671-678.

Hoy S M. 2017. Nusinersen: first global approval. Drugs, 77(4): 473-479.

Jumper J, Evans R, Pritzel A, et al. 2021. Highly accurate protein structure prediction with AlphaFold. Nature, 596(7873): 583-589.

Karlikow M, da Silva S J R, Guo Y X, et al. 2022. Field validation of the performance of paper-based tests for the detection of the Zika and chikungunya viruses in serum samples. Nature Biomedical Engineering, 6(3): 246-256.

Kortemme T. 2024. *De novo* protein design-from new structures to programmable functions. Cell, 187(3): 526-544.

Kosti P, Opzoomer J W, Larios-Martinez K I, et al. 2021. Hypoxia-sensing CAR T cells provide safety and efficacy in treating solid tumors. Cell Reports Medicine, 2(4): 100227.

Lee M. 2023. Deep learning in CRISPR-cas systems: a review of recent studies. Frontiers in Bioengineering and Biotechnology, 11: 1226182.

Liao M J, Omar Din M, Tsimring L, et al. 2019. Rock-paper-scissors: engineered population dynamics increase genetic stability. Science, 365(6457): 1045-1049.

Ma C C, Wang Z L, Xu T, et al. 2020. The approved gene therapy drugs worldwide: from 1998 to 2019. Biotechnology Advances, 40: 107502.

Paddon C J, Westfall P J, Pitera D J, et al. 2013. High-level semi-synthetic production of the potent antimalarial artemisinin. Nature, 496(7446): 528-532.

Reed J, Osbourn A. 2018. Engineering terpenoid production through transient expression in *Nicotiana benthamiana*. Plant Cell Reports, 37(10): 1431-1441.

Ro D K, Paradise E M, Ouellet M, et al. 2006. Production of the antimalarial drug precursor artemisinic acid in engineered yeast. Nature, 440(7086): 940-943.

Shen J J, Zhou X M, Shan Y Y, et al. 2020. Sensitive detection of a bacterial pathogen using allosteric probe-initiated catalysis and CRISPR-Cas13a amplification reaction. Nature Communications, 11(1): 267.

Stein C A, Castanotto D. 2017. FDA-approved oligonucleotide therapies in 2017. Molecular Therapy, 25(5): 1069-1075.

Strathdee S A, Hatfull G F, Mutalik V K, et al. 2023. Phage therapy: from biological mechanisms to future directions. Cell, 186(1): 17-31.

Syed Y Y. 2016. Eteplirsen: first global approval. Drugs, 76(17): 1699-1704.

Syomin B V, Ilyin Y V. 2019. Virus-like particles as an instrument of vaccine production. Molecular Biology, 53(3): 323-334.

Tan X, Letendre J H, Collins J J, et al. 2021. Synthetic biology in the clinic: engineering vaccines, diagnostics, and therapeutics. Cell, 184(4): 881-898.

Tang Y N, Song T R, Gao L, et al. 2022. A CRISPR-based ultrasensitive assay detects attomolar concentrations of SARS-CoV-2 antibodies in clinical samples. Nature Communications, 13(1): 4667.

Thompson J A, Almeida Oliveira R, Djukovic A, et al. 2015. Manipulation of the quorum sensing signal AI-2 affects the antibiotic-treated gut microbiota. Cell Reports, 10(11): 1861-1871.

W.A.D. 1913. Synthetic biology and the mechanism of life. Nature, 91: 270-272.

Wan X Y, Volpetti F, Petrova E, et al. 2019. Cascaded amplifying circuits enable ultrasensitive cellular sensors for toxic metals. Nature Chemical Biology, 15(5): 540-548.

Weatherall D J. 2010. Thalassemia as a global health problem: recent progress toward its control in the developing countries. Annals of the New York Academy of Sciences, 1202: 17-23.

Yin G, Garces E D, Yang J H, et al. 2012. Aglycosylated antibodies and antibody fragments produced in a scalable *in vitro* transcription-translation system. mAbs, 4(2): 217-225.

Yin G, Stephenson H T, Yang J H, et al. 2017. RF1 attenuation enables efficient non-natural amino acid incorporation for production of homogeneous antibody drug conjugates. Scientific Reports, 7(1): 3026.

Yip A, Webster R M. 2018. The market for chimeric antigen receptor T cell therapies. Nature Reviews Drug Discovery, 17(3): 161-162.

Zawada J F, Burgenson D, Yin G, et al. 2022. Cell-free technologies for biopharmaceutical research and production. Current Opinion in Biotechnology, 76: 102719.

Zawada J F, Yin G, Steiner A R, et al. 2011. Microscale to manufacturing scale-up of cell-free cytokine production: a new approach for shortening protein production development timelines. Biotechnology and Bioengineering, 108(7): 1570-1578.

Zhou W H, Hu L, Ying L M, et al. 2018. A CRISPR-Cas9-triggered strand displacement amplification method for ultrasensitive DNA detection. Nature Communications, 9(1): 5012.

第 2 章　人工生物元件的设计优化

2.1　生物元件简介

2.1.1　蛋白质元件

2.1.1.1　与 DNA 相互作用的蛋白质元件

在合成生物学中，设计和利用与 DNA 相互作用的蛋白质元件是构建基因回路的重要策略。此类蛋白质元件可通过特异性结合或修饰 DNA，从而在转录水平调控基因的表达。转录因子（transcription factor，TF）是一类能够与特定 DNA 序列结合，并影响 RNA 聚合酶对下游基因转录水平的蛋白质。转录因子通常包含 DNA 结合域和调控结构域，前者决定了转录因子识别并结合特定 DNA 序列的专一性，后者可与 RNA 聚合酶或辅助因子相互作用，实现对基因转录的激活或抑制。转录因子的可设计性和可调控性至关重要，我们既可以利用天然存在的转录因子，也可以通过蛋白质工程对其进行改造，从而得到能够精确感应特定信号并激活/抑制靶基因表达的转录调控蛋白元件。常见的转录因子的 DNA 结合域包括：①螺旋-转角-螺旋（helix-turn-helix），这是原核生物和某些真核生物中最常见的 DNA 结合结构域之一。它通常由两个 α-螺旋通过一个短转角（turn）连接而成，C 端的“识别螺旋”会插入 DNA 的大沟，与特定的碱基序列进行氢键和疏水相互作用。②锌指结构域，锌指（zinc finger）是一种借助锌离子来稳定其结构的蛋白质折叠形式，在真核转录因子中十分常见。常见的 C_2H_2 型锌指由 2 个半胱氨酸（Cys）和 2 个组氨酸（His）残基配位锌离子，形成紧密的“指状”折叠，可插入 DNA 大沟进行识别。③亮氨酸拉链（leucine zipper），是由两条含有重复亮氨酸（或其他疏水性残基）的 α-螺旋通过疏水相互作用形成二聚体或多聚体，从而与 DNA 大沟结合的一种结构域。经典的真核转录因子如 *c-Fos*、*c-Jun* 均采用这种结构。该结构域在蛋白质二聚化调控上起到重要作用，使得它们在合成生物学中常被用来设计可控蛋白-蛋白相互作用的模块。

下面介绍一些合成生物学中的常用的转录因子蛋白质元件：①LacI 系统。LacI 在无乳糖（或其类似物 IPTG）时与操纵子（operon）结合，从而阻碍 RNA 聚合酶对下游基因的转录；加入 IPTG 后，LacI 构象改变，从 DNA 上解离，基因得以表达。在细菌基因工程中，常利用 IPTG 诱导系统来实现对目的基因可控表达，是实验室最常见的诱导表达工具之一。②TetR 系统。TetR 在无四环素或衍生物（如 aTc）存在时，会与目标操纵子（tetO）紧密结合并抑制下游基因表达；加入四环素后，TetR 与四环素结合并从 DNA 脱落，使基因表达得以启动。该系统常用于构建 Tet-On/Tet-Off 表达系统，在原核与真核细胞中均有广泛应用，可精确调节基因表达强度。③GAL4 系统。GAL4 来自酵母，用于调节半乳糖代谢；它能特异性结合上游激活序列（upstream activating sequence，UAS），并与协同因子一起激活 RNA 聚合酶。在酵母、果蝇等真核系统里广泛用作“模块化”转录激活系统，通过 UAS-GAL4 的特异性结合来驱动下游基因表达。

除转录因子外，还有许多能够与 DNA 结合或修饰 DNA 的蛋白质在合成生物学中扮演关键角色，下面简要介绍几类典型的非转录因子型 DNA 相互作用蛋白：①Cas 核酸酶。以 CRISPR/Cas9、Cas12a 等为代表，是当代基因组编辑技术的核心工具。它们能够在指导 RNA（guide RNA，gRNA）下对目标 DNA 进行定点切割或其他编辑（具体内容见第三章基因编辑）。②重组酶 Cre/loxP 系统。Cre 能够识别 loxP 这种短重复序列，将其间 DNA 序列切除、倒置或重组，该系统在基因组片段重排和条件性敲除方面非常实用。③整合酶（integrase）。如 φC31 整合酶，可以识别特定的 attP/attB 序列，将外源基因高效整合到宿主基因组特定位点。在合成生物学中常用于大片段基因集成和可重组元件设计。

2.1.1.2 与 RNA 相互作用的蛋白质元件

在中心法则中，从 DNA 的转录，到蛋白质的翻译，RNA 在基因表达调控层面扮演着多重角色。能够与 RNA 相互作用的蛋白质在合成生物学中同样扮演着重要角色，它们可通过结合特定 RNA 序列或 RNA 空间结构，影响 mRNA 的稳定性、翻译效率、定位或剪接方式，从而实现更复杂的基因表达调控。

RNA 结合蛋白（RNA-binding protein，RBP）是能够特异性识别并结合 RNA 分子上特定序列或二级结构的蛋白质。它们在细胞内广泛存在，参与了从 RNA 生成到降解的各个环节。常见的 RBP 功能包括：①调控 mRNA 稳定性。一些 RBP 通过结合 mRNA 的 5′ UTR、3′ UTR 或内部序列，保护 mRNA 免遭降解或促进其降解，从而影响 mRNA 的半衰期。②翻译效率调控。一些 RBP 可促进或抑制翻译起始复合物或核糖体结合到 mRNA 上，从而决定该转录物的翻译效率。③RNA 剪接与修饰。在真核细胞中，某些 RBP 能影响前体 mRNA 的选择性剪接或化学修饰，并帮助 mRNA 在细胞质和细胞核之间进行转运。④亚细胞定位。某些 RBP 可将特定 mRNA 定向运送至目标细胞区室或细胞器，实现精细空间调控。从合成生物学的角度来看，这些调控过程都可以被视为工程化的目标，研究者可以通过设计或改造 RBP，实现对 RNA 的可编程、时空特异性调控。

RBP 常包含一个或多个 RNA 结合结构域（RNA-binding domain，RBD），帮助蛋白质与 RNA 分子进行相互作用。与转录因子不同的是，RBP 与 RNA 的结合通常不像转录因子与 DNA 的结合那样具有较为明确的序列特异性，这主要是源于 RNA 具有较为灵活的（flexible）高级结构。一些常见的 RBD 包括：①RRM（RNA recognition motif），又称 RBD 或 RNP 结构域。这是真核生物中分布最广的一种 RNA 结合结构域。它通常由大约 90 个氨基酸组成，可识别单链 RNA 的特定序列或二级结构。RRM 的多拷贝拼装能增强 RNA 结合的亲和力。②KH 结构域（K homology domain）。KH 结构域首先在真核生物异质性核 RNP 蛋白（hnRNPK）中被发现，可与单链 RNA 结合。KH 结构域常见于与转录后调控相关的蛋白质中，如多腺苷酸[poly（A）]因子或翻译因子等。③锌指结构域。该结构域不仅可以与 DNA 结合，也能特异性结合 RNA。锌指中的氨基酸残基可通过空间折叠与 RNA 的碱基或主链相互作用。④其他结构域。例如，双链 RNA 结合域（dsRBD）、RGG 模块（富含 Arg-Gly-Gly 的序列）等，都在特定 RBP 中发挥 RNA 结合功能。

下面介绍一些合成生物学中常用的 RNA 结合蛋白元件：①MS2-MCP 系统。MCP 是一种噬菌体衣壳蛋白，它能与自身 RNA 基因组中的特定茎-环结构（MS2）紧密结合。将 MCP 蛋白与能够起始翻译的蛋白质（如 Vpg、翻译起始因子如 eIF4G 等）进行融合，同时在需要调控翻译的 mRNA 的 UTR 插入 MS2 序列，可以实现特定的 mRNA 的翻译激活调控。②PUF 蛋白家族。PUF（Pumilio and FBF）蛋白在真核生物中十分常见，能识别特定的 RNA 序列（如 UGUANAUA 等序列）。通过改变与目标 RNA 碱基互补配对的氨基酸残基，PUF 蛋白可以被理性设计以结合新的 RNA 靶位点。工程化 PUF 也可用于特异性沉默或促进 mRNA 翻译。③RNA 编辑系统。类似于 CRISPR/Cas9 针对 DNA 的编辑，dCas13（去活化的 Cas13）能够与 gRNA 一起靶向并结合特定 RNA 序列，但自身不切割 RNA。而 ADAR 蛋白是一类能够将双链 RNA（dsRNA）中的腺嘌呤（A）脱氨基化，从而将其转变成肌苷（I）的酶。由于在翻译过程中，肌苷被核糖体识别为鸟嘌呤（G），将 dCas13 与 ADAR 催化结构域融合而成的 RNA 编辑系统，便可在 gRNA 的指导下对特定 RNA 进行编辑。

2.1.1.3　与自身相互作用的蛋白质元件

内含肽（intein）是一段能够自我切除并将其前后蛋白质的 N 端与 C 端片段进行拼接的氨基酸序列，在成熟蛋白质生成的过程中，内含肽会通过一系列精确的化学反应将自身切除，释放出具有完整功能的宿主蛋白。这种作用机制与真核生物基因中的内含子类似。内含肽作为蛋白质元件在合成生物学中也是重要的工具之一。

在一些应用场景中，研究者希望能够将蛋白质的拼接控制在特定条件或不同空间中进行，于是开发出了断裂内含肽（split intein）技术。这一技术将一个完整的内含肽拆分成可分离的N端片段（intein-N）和C端片段（intein-C），当这两个片段在适当条件下重新相遇后，仍然能够完成自发的蛋白质拼接。常见的断裂内含肽，例如来源于蓝藻的DnaE内含肽，天然就以两个片段形式存在，并在宿主细胞中组装完成蛋白质剪接；以及人工拆分的内含肽，研究者将原本完整的内含肽分割成两部分，同时保留其识别与拼接活性。断裂内含肽的拼接通常可以自发完成，有时也需要特定外界条件触发。前者（可自发完成）当N端和C端内含肽物理接触时，就会触发一系列自剪接化学反应，将目标蛋白N端和C端共价键合在一起。后者（需特定条件）涉及的某些断裂内含肽对温度、pH、离子强度或小分子配体敏感，可以在这些外界条件的调节下精确控制拼接速度和效率。

下面介绍内含肽在合成生物学中的一些典型应用：①可控蛋白激活。通过在蛋白质N端与C端之间插入一个内含肽，可以实现对蛋白质功能的“后期激活”。例如，将重要的酶活性位点分隔在两个蛋白质片段中，只有在合适条件下，断裂内含肽进行拼接后才恢复活性。这种方法在设计可控生物催化剂或调控毒性蛋白时有很大用处。②蛋白质标记与化学修饰。在合成生物学中，可以利用内含肽技术为蛋白质引入特定化学基团。例如，在拼接过程中以类似“化学取代”的方式，将荧光探针、小分子标签或其他功能基团掺入蛋白质中，以实现位点特异性标记。与传统的基因融合标签相比，这种方法往往具有更高的空间和化学精度。③蛋白质环化。利用内含肽的自剪接特点，可以将蛋白质的N端和C端连接形成环状结构。这种“蛋白质环化”常常能提高蛋白质的稳定性、抗蛋白酶降解能力，有助于构建更耐受、更易储存和输送的蛋白质制剂，并且可能带来新的功能特性。④分子逻辑与信号放大。在合成生物学的高级回路设计中，利用断裂内含肽可以实现蛋白层面的逻辑运算。例如，当满足特定信号输入时，两段内含肽片段在细胞内相遇拼接，恢复下游酶的活性；当信号消失或环境不匹配时，则无法实现拼接，酶保持失活状态。这样就能在蛋白质水平构建高保真的逻辑门或信号放大器，为多层级调控提供新维度。

此外，值得一提的是类似于内含肽的SpyTag/SpyCatcher系统。该系统不是传统意义上的断裂内含肽，而是基于一种微生物表面蛋白（CnaB2结构域）自发形成“异源肽键”的特性，能在温和条件下将SpyTag和SpyCatcher融合蛋白共价连接。该策略与断裂内含肽类似，也可快速实现蛋白质元件的组装拼接，在纳米材料、酶级联以及蛋白质组装领域同样应用广泛。

2.1.1.4 与蛋白质降解相关的元件：降解决定子

降解决定子（degron）是一段特定的肽序列，它可以被细胞内的降解机制识别并触发目标蛋白的降解。通过在目标蛋白上添加降解决定子，研究者能够调控蛋白质的半衰期，从而实现对蛋白质活性的精确控制。在真核生物，特别是哺乳动物细胞中，降解决定子通常与泛素-蛋白酶体系统（ubiquitin-proteasome system）协同作用，促进目标蛋白的泛素化并被蛋白酶体识别降解。降解决定子可被设计为具有高亲和力的泛素连接酶结合位点，或通过暴露特定的降解信号，诱导蛋白质快速降解。例如，生长素诱导降解因子（auxin-inducible degron，AID）在哺乳动物细胞中应用广泛。该系统利用生长素（auxin）激活降解决定子标签，快速调节目标蛋白的降解。通过这一系统，研究者可以根据实验需求，时间依赖性地控制蛋白质的降解，尤其适用于精细调控蛋白质水平的实验。除了 AID，另一种常见的降解决定子是 proline-phenylalanine 序列，它在一些特定的哺乳动物细胞中表现出较强的降解能力。此类降解决定子常用于构建可调节的降解回路，从而实现精确的蛋白质降解。通过调节降解回路，研究者可以在特定的时间窗口内清除目标蛋白，研究其在细胞内的功能和作用。

2.1.1.5　酶相关元件：以蛋白水解酶和激酶/磷酸化酶为例

蛋白水解酶（protease）在细胞内外的信号转导和代谢调节中发挥着重要作用。它们能够通过识别特定的肽段序列来切割目标蛋白，调节其功能。在合成生物学中，利用蛋白水解酶，研究者可以设计出具有“开关”或“逻辑门”功能的蛋白回路，实现翻译后水平的调控。蛋白水解酶的一个重要特性是高特异性切割。例如，TEV 蛋白酶能够识别一个 6 个氨基酸长的肽段序列（ENLYFQ），并精确地切割该序列。通过将识别位点插入目标蛋白中，研究者可以在特定条件下激活 TEV 蛋白酶，从而切割目标蛋白，导致其功能丧失或改变。这样的设计使得蛋白质在细胞内外可以精确调节，从而影响下游的信号转导、基因表达等过程。除了 TEV 蛋白酶外，其他如 HCVp 等蛋白水解酶也具有类似的功能，可以用于构建不同类型的蛋白回路。使用蛋白水解酶构建的蛋白回路的优势在于蛋白水解酶的反应速度快，由于蛋白质层面的调控不需要经过转录或翻译过程，因此能够更直接、快速地响应环境变化或外部刺激。

在细胞内，磷酸化是最重要的翻译后修饰之一，广泛参与调节蛋白质的活性、稳定性及其在细胞中的定位。磷酸化修饰是由激酶（kinase）和磷酸酶（phosphatase）共同介导的，前者负责将磷酸基团添加到目标蛋白上，后者则负责去除磷酸基团。通过调控激酶和磷酸酶的活性，细胞能够对外界信号作出快速响应。在合成生物学中，研究者利用这一机制，构建了许多人工磷酸化信号网络。

通过设计包含磷酸化位点的目标蛋白，研究者可以将蛋白质的功能与磷酸化状态紧密关联。例如，在目标蛋白中引入可被特定激酶磷酸化的位点，可以让该蛋白在激酶活性高时被激活，而在磷酸酶作用下则失活。此类设计不仅可以实现对蛋白质功能的时空调控，还能通过调节激酶与磷酸酶的活性，精确控制细胞内的信号传递。例如，酪氨酸激酶（tyrosine kinase）家族成员，如表皮生长因子受体（EGFR）和 Src 等，广泛参与细胞增殖、分化和生存等过程。通过引入激酶/磷酸酶回路，合成生物学家能够在哺乳动物细胞中创建多种可编程的信号网络。这些信号网络不仅能够模拟天然的生物学过程，还能被用来构建新的、定制化的细胞行为模式。人工磷酸化网络的优势在于其可逆性和精细的调控能力。磷酸化与去磷酸化的过程迅速且可逆，使得细胞能够在短时间内对外界刺激作出反应。此外，磷酸化修饰通常可以同时调控多个目标蛋白，因此该技术适用于构建复杂的信号转导网络。然而，尽管磷酸化网络提供了极大的灵活性，但也面临一定的挑战。由于细胞内天然存在大量的磷酸化事件，设计时需要小心避免与细胞内其他信号通路的串扰。同时，激酶与磷酸酶的表达与活性必须得到精确调控，以确保目标蛋白的特异性调控。

2.1.1.6 非天然氨基酸用于构建蛋白质元件

在自然界中，蛋白质通常由 20 种天然氨基酸（natural amino acid）组装而成。然而，这 20 种氨基酸所涵盖的化学性质毕竟有限。为了进一步拓展蛋白质的功能与多样性，合成生物学家开发了非天然氨基酸（unnatural amino acid，ncAA）引入技术。通过在蛋白质合成过程中整合具有新化学基团或新物理性质的氨基酸，研究者可以对蛋白质进行灵活多样的设计与改造。

氨酰 tRNA 合成酶/tRNA（aaRS-tRNA）定向进化是目前最常用、最成熟的非天然氨基酸引入方法，通常被称为“精确单点引入技术”或“遗传密码扩展技术”。该技术的核心思路是在宿主细胞中引入经过定向进化或理性设计的氨酰 tRNA 合成酶（aaRS）和 tRNA，使其能够特异性地识别和掺入非天然氨基酸到蛋白质中指定的密码子位置。通过定向进化或理性设计，可以获得具有高度专一性的 aaRS，使其能够识别某一特定的非天然氨基酸，并将其与特定的 tRNA 相结合。tRNA 负责将非天然氨基酸传递给翻译机制，在核糖体上精确插入目标位置。通常，选择 UAG 终止密码子或某些四核苷酸密码子作为目标位点，这些位点通常在天然蛋白质中不常见，因此可以避免与天然氨基酸的混淆。在宿主细胞中，aaRS 和 tRNA 系统会与细胞的翻译机制无缝对接，使得非天然氨基酸能够在高保真度的条件下被编码并插入蛋白质中。该方法不仅能够实现在细胞内对非天然氨基酸的高效引入，还能够对蛋白质的结构和功能进行精确控制。因此，aaRS-tRNA 系统被广泛应用于多种生物体（如大肠杆菌、酵母、哺乳动物细胞等）的蛋白质工程中，尤其在构建具有全新功能的蛋白质元件和调控细胞内蛋白质相互作用方面发挥了重要作用。

常见非天然氨基酸主要有带生物正交标记的氨基酸，这类氨基酸是指那些在其侧链上携带特定化学基团[如叠氮化物（azide）、炔烃（alkyne）等]的氨基酸，这些基团可以与常规生物化学反应体系中的其他反应物不发生反应，因此被称为“生物正交”。这些氨基酸的应用主要集中在生物正交反应中，如点击化学反应，通过与特定反应物进行选择性化学反应，实现蛋白质的特异性标记、偶联或修饰。带有生物正交标记的氨基酸可以被引入蛋白质中，使得蛋白质具有新的化学功能，这些功能基团通常不干扰天然生物学过程。例如带有叠氮基或炔基的氨基酸能够在催化剂作用下，通过点击化学反应与其他具备互补化学基团（如炔基、叠氮基）的分子发生共价结合，形成稳定的共价偶联物。这种技术可以用于多种生物学应用，最常见的包括：①蛋白质标记与追踪。带有生物正交标记的氨基酸使得蛋白质可以在细胞内外进行可视化追踪。例如，通过荧光标记、药物标记，或者用于靶向药物递送的功能性分子。②蛋白质-蛋白质相互作用研究。利用这些标记，可以捕捉蛋白质之间的瞬态相互作用，将相互作用的蛋白质通过生物正交反应交联，再进一步通过质谱等手段进行分析。③蛋白质翻译后修饰研究。翻译后修饰是调控蛋白质功能的重要途径，包括甲基化、乙酰化、磷酸化等。通过遗传密码扩增技术，研究人员能够将这些翻译后修饰基团引入蛋白质中，进一步探索其对蛋白质功能的影响。例如，利用遗传密码扩增技术定点引入带有甲基化修饰的赖氨酸残基，可以帮助研究组蛋白在表观遗传学中的作用，以及甲基化在基因激活和沉默中的角色。此外，赖氨酸乙酰化修饰与多种人类疾病的发生密切相关，通过定点引入乙酰化赖氨酸，可以为这些疾病的研究提供新的视角。

2.1.2 核酸元件

核酸元件是指具有特定结构特征和生物功能的核酸区域或核酸分子。这些元件可以是基因的编码区、调节区域、非编码序列，或者是与细胞生物学功能相关的其他序列。核酸元件在遗传信息的存储、传递和调控中起着至关重要的作用。

在生命活动中，核酸不仅是重要的信息载体，更是参与调控的关键因素。图 2-1 所示的转录翻译过程就是一个典型的核酸元件参与的生物过程。

在转录翻译过程中，DNA 的调控区通过与各种转录因子结合，调节转录过程的启动和强度。转录开始后，DNA 的转录区域会转录出初步的 mRNA 分子——前体 mRNA。接下来，前体 mRNA 经过一系列修饰过程，包括内含子被剪接去除、5′端加帽（m7G 帽）、3′端添加多腺苷酸尾等变为成熟的 mRNA 分子，这些修饰确保了 mRNA 的稳定性、运输和翻译效率。成熟的 mRNA 分子包含两个主要区域：编码蛋白质的翻译区和调节 mRNA 稳定性、翻译效率的非翻译区。非翻译区位于5′端（5′ UTR）和 3′端（3′ UTR），在调控 mRNA 的功能方面发挥重要作用。最终，

mRNA 通过核糖体和转运 RNA（tRNA）等分子系统，翻译成氨基酸序列，并通过折叠、后期修饰和组装等过程形成具有功能的蛋白质。蛋白质随后执行各种生物学功能，如催化反应、信号转导、细胞结构支持等。

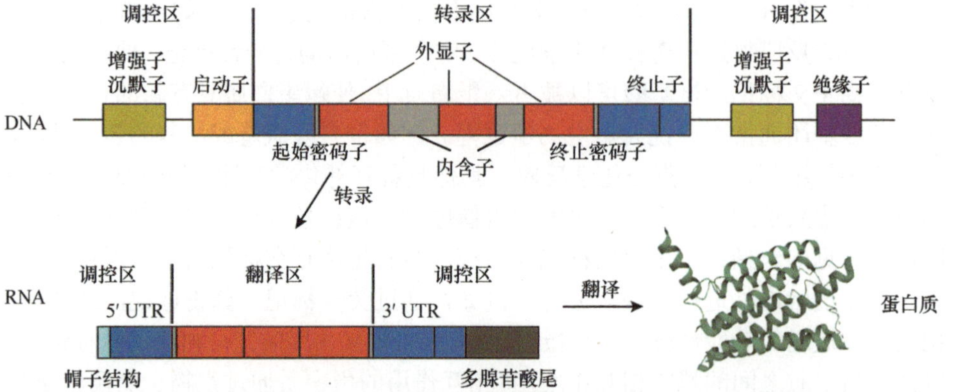

图 2-1　基因表达的转录翻译过程

核酸元件的类型包括编码序列（如可读框）、调控序列（如启动子、增强子、沉默子）、非编码区，以及参与转录后调控的其他元件。它们的组合和相互作用决定了基因表达、细胞功能、发育过程，以及生物体的适应性和进化。

事实上，核酸元件的研究并不是一帆风顺，甚至核酸元件的概念都在随着分子生物学和基因组学的发展逐步演变。从最初对基因的简单定义，到后来对基因复杂结构和调控机制的深入研究，核酸元件的认识经历了以下几个重要阶段。

1. 早期基因研究（1950～1960 年代）

在 DNA 结构被发现后，科学家首先认识到 DNA 是遗传信息的载体。早期的研究主要关注基因的编码区域（即可读框）及其如何编码蛋白质。此时的基因定义较为简单，主要认为基因就是编码蛋白质的序列。

2. 发现调控区和内含子（1970～1980 年代）

随着基因组学的发展，研究者发现许多基因不再符合简单的“编码蛋白质”的定义。发现基因不仅包括编码序列，还包括一些不被翻译成蛋白质的调控区域，如启动子和增强子。同时，内含子（intron）也被发现，这些区域在转录后会被剪接去除。这一时期，内含子和外显子的概念被提出，人类对基因结构和功能的理解开始变得更加复杂。

3. 基因组学和功能基因组学的崛起（1990 年代～2000 年代）

随着基因组测序技术的发展，特别是人类基因组计划（Human Genome Project）于 2003 年完成后，科学家能够以更宏观的视角理解基因组结构和功能

（Southwood and Ranganathan，2019；Venter et al.，2015；Olsen et al.，2001）。此时的研究发现，基因组中大部分序列并非直接编码蛋白质，很多序列具有调控功能，这些序列被统称为“调控元件”。

4. 现代基因组学与转录物组学（2010 年代至今）

随着高通量测序技术（如 RNA-Seq、ChIP-Seq 等）的发展，科学家能够在基因组范围内系统地识别调控元件，并分析其在不同生物学条件下的功能。例如，增强子的作用机制、内含子的功能和非编码 RNA 的调控作用都在逐步被揭示。

目前的研究正在探索更加复杂的基因调控网络，包括表观遗传学、转录因子的调控作用，以及跨物种的基因调控元件的保守性等。

前文已经介绍了蛋白质元件，接下来依次介绍核酸元件的两部分：RNA 元件、DNA 元件。

2.1.2.1　RNA 元件

作为连接蛋白质与 DNA 的“桥梁”，RNA 是中心法则的重要一环。RNA 于 1868 年首次被发现，之后很长一段时间的研究都局限于有关转录和翻译过程的 RNA。随着对基因组的分析，科学家发现作为转录翻译桥梁的 mRNA 实际只占 RNA 总量的一小部分。大多数的 RNA 不会翻译出蛋白质，这部分 RNA 也被称之为非编码 RNA（ncRNA）（Palazzo and Lee，2015）。

依据长度，非编码 RNA 可分为长键非编码 RNA 和短非编码 RNA。此外，依据形状和起源区域可进一步细分，具体的分类如图 2-2 所示。

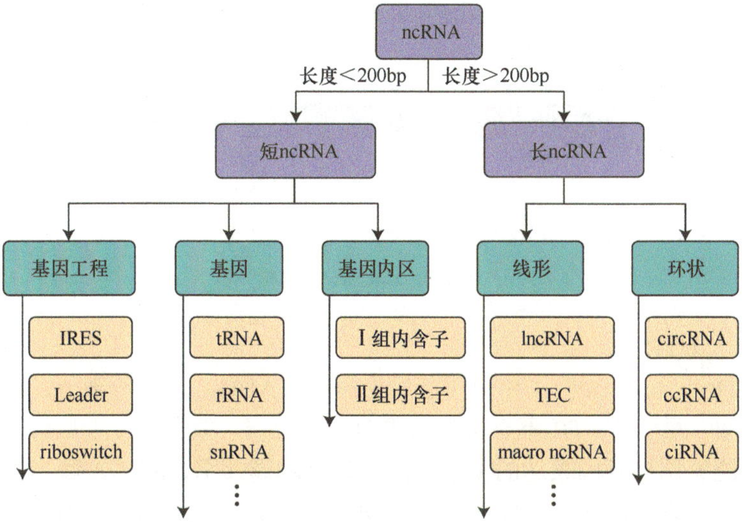

图 2-2　ncRNA 分类

不同的 RNA 各司其职，在转录和翻译等层面调控着基因表达。mRNA、rRNA、tRNA 参与了翻译过程，编码出功能蛋白质。尽管非编码 RNA 并不翻译出蛋白质，但仍在生物体内起着不可或缺的作用，调控着基因表达。例如，miRNA 可以通过与靶 mRNA 结合，导致其降解或者抑制其翻译，从而调控基因的表达。而环状 RNA 又能够作为 miRNA 海绵，解除 miRNA 对靶 mRNA 的抑制作用，提高对应基因的表达量。

此外，与 DNA 不同，RNA 分子往往以单链的形式存在，具有高度的灵活性，因此 RNA 会形成动态变化的二级、三级结构。RNA 也可以和蛋白质分子结合，形成 RNA-蛋白质复合物。例如，核糖体就是一个典型的 RNA-蛋白质复合物。

RNA 结构的动态性是其能够适应多种生物学过程的基础。从二级结构到三级结构，RNA 分子能够在不同的环境、条件和功能需求下发生结构变化。这些结构变化不仅对 RNA 的功能至关重要，还对 RNA 与其他分子的相互作用和调控起到了关键作用。因此，RNA 分子的动态性是部分 RNA 元件实现基因表达调控的关键因素，确保了细胞内复杂的生物学过程的顺利进行。

1. mRNA 核酸元件

mRNA 是将遗传信息从 DNA 传递到蛋白质的“信使”，也是基因表达的核心媒介。一般来说，mRNA 由上游非翻译区（5′ untranslated region，5′ UTR）、可翻译的密码子序列[可读框（open reading frame，ORF）]和下游非翻译区（3′ untranslated region，3′ UTR）三部分核酸元件组成。虽然真核生物和原核生物的 mRNA 都由这三部分组成，但研究表明，真核生物的 mRNA 更加复杂（Ahmed et al.，2011），如图 2-3 所示。

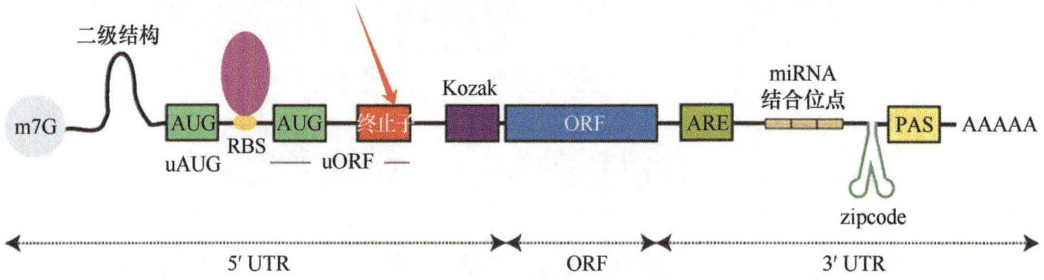

图 2-3　mRNA 的结构

（1）5′ UTR

5′ UTR 是 mRNA 分子中位于起始密码子（AUG）之前的部分，通常不编码任何蛋白质。尽管 5′UTR 不直接参与蛋白质的合成，但它是转录后修饰的一个关键区域，能够调控基因表达的多个方面，包括翻译效率、mRNA 稳定性，以及细胞定位等。原核生物的 5′ UTR 通常比较短，只有几十到几百个碱基。由于缺少 5′

帽和内含子的剪接，原核生物的 mRNA 结构较为简单，翻译过程也相对简单，真核生物则相对复杂，通常包含 7-甲基鸟苷三磷酸帽子（m7G）、上游起始密码子（uAUG）、上游可读框（uORF）、核糖体结合位点（ribosome binding site，RBS）、Kozak 序列，以及某些特殊的二级结构等序列区域（Hinnebusch et al.，2016）。此外，5′ UTR 还可能包含一些结构，例如发夹结构、茎-环结构等。显而易见，这些结果会在一定程度上影响翻译效率：开放的结构有利于核糖体的快速结合和翻译，提高效率；稳定的二级结构则会在一定程度上阻碍翻译起始复合物的结合，使得翻译效率降低。

（2）ORF

ORF 是 mRNA 中翻译产生氨基酸序列的区域，它从起始密码子开始，到终止密码子结束。ORF 中的核苷酸三个一组，组成密码子，而密码子又与特定的氨基酸对应，通过 tRNA 和核糖体的辅助，mRNA 就可作为模板将氨基酸加工为肽链。与 5′ UTR 类似，原核生物的 ORF 较为简单，mRNA 通常没有内含子，这也意味着原核生物的基因大多是连续的编码区。而真核生物的基因中通常含有多个内含子和外显子，mRNA 是外显子的拼接产物，因此 ORF 对应的基因通常是不连续的。此外，ORF 决定蛋白质的序列时还可能受到 5′ UTR 和 3′ UTR 的调控，进而影响翻译的起始、效率，以及稳定性。由于密码子的简并性和不同生物之间的差异，不同物种对密码子的使用频率并不相同，具有物种特异性（Bahiri-Elitzur and Tuller，2021）。不难看出，生物体密码子的偏好性、GC 含量也会影响 mRNA 的翻译效率，这也启示了我们在设计 mRNA 药物时需要综合考虑 ORF 的方方面面（Zhang et al.，2023a；Leppek et al.，2022；Linares-Fernández et al.，2020）。

（3）3′ UTR

3′ UTR 是指位于 mRNA 分子翻译终止密码子后、3′ 端的非编码区域。虽然该区域不直接参与蛋白质的合成，但它对 mRNA 的稳定性、翻译效率、定位、转录后修饰及细胞内的功能调节都具有重要影响。具体来说，3′ UTR 区域对 mRNA 的降解和稳定性起着关键作用，调控 mRNA 的半衰期。3′ UTR 还通过影响翻译因子结合、核糖体加载或 mRNA 与翻译因子的相互作用，来调控翻译的启动和效率。同样地，原核生物的 mRNA 较短且结构简单，其 3′ UTR 通常较短，功能也相对简单。而真核生物的 3′ UTR 结构更为复杂，内部含有 AU 富集因子、miRNA 结合位点、多腺苷酸位点等部分（Mayr，2019；Mignone et al.，2002）。其中，AU 富集因子是富含腺苷和鸟苷的序列，与 mRNA 的降解密切相关。miRNA 结合位点可以与胞内的 miRNA 互补结合，导致 mRNA 的翻译抑制或降解。事实上，不只是不同物种的不同组织，同一物种的同一组织，在不同的时间条件下，细胞内的 miRNA 含量都会有显著的区别，这意味着该机制广泛参与并调控着细胞的生命过程（Huang et al.，2011）。多腺苷酸化信号则可以与 5′ 端帽子结构共同参与翻译起始复合物的形成，也可以抑制外切酶对 mRNA 的降解，能够显著提高翻译过程的稳定性。

值得注意的是，原核生物一般在转录和翻译上具有耦合性，原核生物的 mRNA 通常没有经过复杂的剪切过程，转录出的 mRNA 可以立即被核糖体翻译，因此 mRNA 的翻译速率较高。而真核生物的转录翻译过程是分离的，首先会在细胞核内转录形成前体 mRNA，随后剪接形成成熟的 mRNA，最后运送到细胞质中进行翻译。

2. circRNA、IRES 元件

（1）circRNA

circRNA 是一类具有环状结构的非编码 RNA 分子，不同于传统的线性 RNA，circRNA 的 3′ 端和 5′ 端通过共价键连接形成一个闭合的环状结构。由于其特殊的环状结构，circRNA 对核糖核酸酶（如 RNase R）等降解酶具有较高的耐受性，具有较长的半衰期，也表现出了细胞特异性和时序表达特性。许多 circRNA 含有多个 miRNA 结合位点，能够通过与 miRNA 结合，作为“海绵”吸附 miRNA，从而调控 miRNA 的活性。这种作用可以影响 miRNA 靶基因的表达。此外，circRNA 的异常表达与多种疾病（如癌症、神经退行性疾病等）密切相关。circRNA 可能通过影响 miRNA 的活性来调控癌基因和抑癌基因的表达。近些年，科学研究还发现部分 circRNA 可以编码功能性的多肽或者蛋白质，有望成为潜在病毒的标志物（Kristensen et al.，2019）。

（2）内部核糖体进入位点（internal ribosome entry sit，IRES）

IRES 是一种特殊的 RNA 序列，能够在没有 5′ 端帽子结构的情况下，直接招募核糖体进行翻译。这种机制通常发生在真核生物的 mRNA 上，能够使 mRNA 在不依赖传统翻译起始机制的情况下进行翻译。通常，翻译过程从 mRNA 的 5′ 端帽子结构开始，核糖体首先与帽子结构结合，随后向 3′端扫描到起始密码子（AUG），进而开始翻译过程。然而，IRES 可以依靠 5′ UTR 的二级结构（如茎-环结构）让核糖体直接与 mRNA 结合，从而不依赖于 5′ 端帽子结构就能启动翻译（Lee et al.，2017；Pelletier and Sonenberg，1988）。这使得 IRES 在某些情况下可以绕过传统的翻译起始机制。IRES 凭借其独特的机制展现出了多基因共表达、调控灵活等诸多优点，成为 RNA 药物设计中炙手可热的重要元件。科学家也在不断对不同种族、不同细胞类型的 IRES 进行描述，并在此基础上构建 IRES 元件库（Fan et al.，2022；Chen et al.，2021a；Weingarten-Gabbay et al.，2016）。

简而言之，circRNA 是一类具有环状结构的非编码 RNA，能够通过与 miRNA 结合、影响 mRNA 的稳定性、参与转录后调控等方式调节基因表达，在细胞功能调控和疾病发生过程中扮演着重要的角色。IRES 元件则是一种特殊的 RNA 序列，能够在没有 5′ 端帽子结构的情况下直接招募核糖体，启动翻译。它在细胞应激、病毒感染以及细胞特异性翻译调控中具有重要功能。circRNA 和 IRES 元件在某些情况下可能共同参与调控。circRNA 可能通过“海绵”作用，调节 IRES 的翻译活性，从而在特定条件下影响 IRES 相关基因的表达。

3. 核糖开关、Toehold 开关、RNA 适配体

（1）核糖开关

核糖开关（riboswitch）是一类能够通过与小分子配体直接结合来调控其结构和功能的 RNA 元件。核糖开关在原核生物和一些真核生物中都有发现，通常位于 mRNA 的 5′ UTR，它们能直接感受到细胞内外的信号，并引起自身的二级结构变化，随后在转录或转录后水平实现对下游基因的表达调控。

核糖开关通常由两个主要部分组成：适配件结构域（aptamer domain）和表达平台（expression platform）。适配件结构域负责与小分子配体结合，而表达平台则负责根据配体的结合状态调控 mRNA 的结构和基因的表达，用于连接二者的结构被称之为转换序列，其作用是进行信号的传递。研究表明，核糖开关可以被小分子代谢物、金属、pH、温度等不同的因素调控（Haller et al.，2013；Ramesh et al.，2011；Nechooshtan et al.，2009；Johansson et al.，2002）。图 2-4 是一个核糖开关变化的示例，6-磷酸-葡糖胺的结合诱导使得 glmS 核糖开关型核酶在 5′ UTR 内裂解，造成基因翻译的 6-磷酸-葡糖胺抑制效应。

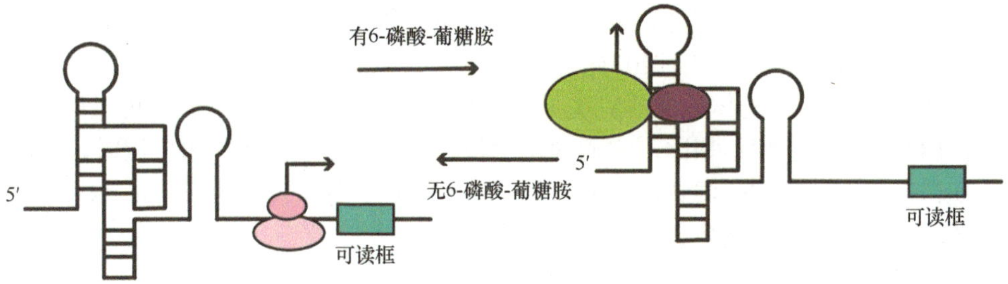

图 2-4　基因翻译的 6-磷酸-葡糖胺抑制效应

研究表明，核糖开关的长度通常在数百碱基以内，结构相对简单。相应的配体反应时间通常在分钟级别，反应迅速。调节过程不依赖蛋白质，免疫原性较低。作为顺式因子，核糖开关能够与 mRNA 翻译区进行紧密调节（雷长海等，2024）。在合成生物学中，核酶广泛应用为调节开关，用于控制基因表达。

（2）Toehold 开关

Toehold 开关是一种人工合成的 RNA 开关元件，类似于核糖开关。它通过设计 RNA 的二级结构，使得特定的“开关”在特定条件下被激活，从而启动或关闭下游基因的表达。在没有特定的“开关”的时候，Toehold 开关会形成发卡结构，保持关闭状态；特定的“开关”存在时，发卡结构会被诱导打开，使得核糖体能够识别结合位点，开启下游的翻译（Green et al.，2014）。Toehold 开关最早由科学家在 2014 年通过合成生物学方法设计出来，因其具有核糖开关的良好性质和可以人工合成的特点使得它在基因调控和合成生物学中具有广泛的应用。

（3）RNA 适配体

RNA 适配体是一种特异性识别小分子、蛋白质或其他分子靶标的短链 RNA 分子。它们能够通过自身的三维结构与目标分子进行特异性结合，具有类似抗体的功能，但在分子大小、成本、稳定性，以及合成方式上有显著的优势，因此也被称为“化学抗体”。RNA 适配体能够识别并与靶标分子高亲和力地结合，通常具有非常高的特异性。而且与抗体相比，RNA 适配体的合成过程更加简单、快捷、成本低，可以通过体外合成 RNA 并快速获得。不仅如此，RNA 适配体结构可以灵活调整，以便优化其亲和力、稳定性或改变其功能。

RNA 适配体在生物医学研究中具有广泛的应用。例如，RNA 适配体可以作为靶向药物，通过与疾病相关蛋白或小分子靶标结合，阻止病理过程。RNA 适配体也可作为疫苗的一部分，与特定的病原体结合，增强免疫反应。还可以使用 RNA 适配体开发高灵敏度的诊断试剂盒，用于检测癌症标志物、病毒感染或其他疾病相关的生物标志物。甚至可以通过设计能够与转录因子结合的 RNA 适配体，起到干扰转录因子的作用，抑制特定基因的表达。此外，通过将 RNA 适配体整合到 mRNA 表达框上游，还能构成具有反馈作用的基因开关电路（Win and Smolke，2007）。因此，RNA 适配体在诊断、治疗、生物传感器等领域被普遍认为是抗体的潜在竞争者（Chen et al.，2021b）。

然而，RNA 适配体也并非完美无缺。虽然 RNA 适配体在室温下可以保持稳定，但与 DNA 适配体相比，它们的化学稳定性相对较差。在体内应用时，RNA 适配体可能会被核酸酶降解。同时，由于 RNA 的负电荷和较大的分子量，RNA 适配体的体内递送和穿透生物膜仍然是一个挑战。

简而言之，核糖开关是一类天然存在的 RNA 元件，通过结合小分子配体改变 RNA 的二级结构，进而调控基因表达。它在细菌和某些真核生物中发挥重要作用，广泛参与代谢和信号转导调控。

Toehold 开关则是一种人工合成的 RNA 开关，能够响应特定的信号分子，通过结构变化调控基因表达。它具有高度的灵活性和高效性，广泛应用于合成生物学、疾病诊断和环境监测等领域。

RNA 适配体是通过体外筛选获得的具有高度特异性的小分子 RNA，能够与特定目标分子结合并发挥功能。它们广泛应用于药物开发、疾病诊断、基因调控等多个领域。

2.1.2.2　DNA 元件

DNA 是生物遗传信息的主要载体，主要功能是贮存、复制和传递遗传信息，是生物体发育和正常运作必不可缺的生物大分子。事实上，并非所有的 DNA 片段都能转录翻译出蛋白质。DNA 层面上大致可以分为两个主要的功能区域：转录区和调控区。转录区是指基因中参与 RNA 转录过程的区域，它包含从启动子到终止子之间的 DNA 序列。调控区则是基因表达的调控元件区域，它通常位于转录区的上游，或基因的其他区域。调控区的主要功能是控制基因在何时、何地以及在何种条件下被转录。这两部分共同作用，确保细胞中基因表达的动态和精确调控。

DNA 元件（DNA element）是指 DNA 序列中的功能性片段，这些片段对基因表达、基因调控、遗传变异和细胞功能等方面都有着重要的影响。DNA 元件通常与基因的启动、转录、翻译以及基因间调控紧密相关。它们广泛存在于基因组中，并有助于调控基因的表达、传递遗传信息等。如图 2-5 所示，DNA 元件包括但不限于启动子、终止子。接下来，我们将详细介绍各个 DNA 元件。

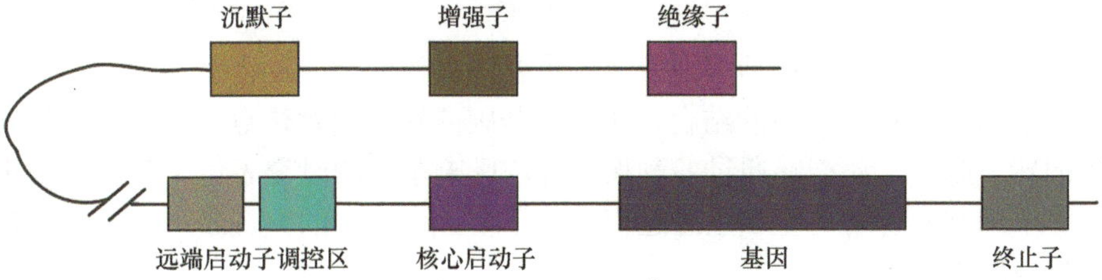

图 2-5　DNA 元件

1. 启动子

启动子（promoter）是基因组中位于基因上游的 DNA 序列，它在基因的转录过程中扮演着至关重要的角色。启动子区域是转录起始的关键，决定了基因何时、何地以及如何进行转录。启动子本身并不编码蛋白质，而是提供了 RNA 聚合酶和转录因子结合的位点，从而启动基因的转录过程。

不同生物体内的启动子不尽相同，其中，原核生物和真核生物之间有着明显的区别。研究表明，原核生物具有一个位于转录起始位点上游的、由 TATAAT 组成的–10 框，和一个由 TTGACA 组成的–35 框，二者相距约 17bp，这两个结构共同促进了 RNA 聚合酶的识别和结合（Nair and Kulkarni，1994）。而真核生物的启动子通常更为复杂，包括核心启动子和远端调控区（Solovyev et al.，2010；Koudritsky and Domany，2008）。核心启动子是启动子的最基本区域，包含了转录起始位点附近的基本序列。它通常包括转录起始位点、TATA 盒、起始子（initiator）元件和 TFIIB 结合位点。

启动子可以根据其基因表达的特性分类为组成型启动子、组织特异型启动子和诱导型启动子（Liu，2009）。这三类启动子在调控基因表达的时空特性上有显著差异，决定了基因表达的模式：①组成型启动子是指在细胞内大部分时间持续激活转录的启动子，它们通常用于驱动基因在所有细胞类型或特定细胞类型中的持续表达，不受环境或细胞状态变化的显著影响，而是保持一定水平的转录活性。②组织特异型启动子是指只在特定组织或细胞类型中激活转录的启动子，它们的作用是限制基因表达的空间性，只在某些特定的组织或细胞类型中启动转录，这种启动子的激活通常受到组织特异性转录因子和调控元件的调控。③诱导型启动子是指基因表达受到外部诱导信号控制的启动子，它们在没有外部诱导时通常处于低水平的转录状态，但当某种诱导因子（如药物、激素、温度变化等）存在时，启动子会被激活，增加基因的转录。这种类型的启动子非常适合用于需要在特定时刻或条件下表达基因的实验。

启动子区域通常比编码区保守性要高，但它们也可以发生变异，这些变异可能影响基因表达的调控。例如，启动子区域的单核苷酸多态性（SNP）可能影响转录因子与启动子的结合，进而导致不同的基因表达水平，这种变异有时与疾病的发生相关。

总而言之，启动子是基因组中至关重要的调控元素，位于基因上游，通过与转录因子和 RNA 聚合酶的结合，决定了基因的转录起始位点。启动子不仅调控基因的转录起始，还能够通过各种调控元件影响基因的时空表达。其功能的正常执行对于细胞的正常功能和生理过程至关重要，启动子的突变还可能导致许多遗传疾病或肿瘤的发生。

2. 终止子

终止子（terminator）是指在 DNA 序列中标志着转录过程结束的区域，通常位于基因的末端。终止子作用于转录的终止，指示 RNA 聚合酶停止合成 mRNA，并从 DNA 上解离，释放出刚刚合成的 RNA 分子。与启动子类似，终止子也是基因表达调控中至关重要的元素，它确保基因的转录能够在正确的地方结束，防止 RNA 的过度延伸。

根据转录终止的机制，终止子通常分为两类：依赖型终止子（Rho-dependent terminator）和非依赖型终止子（Rho-independent terminator）。这两类终止子在细菌的转录过程中都起到了重要作用，在真核生物中，终止过程的机制则较为复杂，但也受到类似机制的影响。在真核生物中，转录终止的一个常见机制是依赖于加尾信号。当 RNA 聚合酶识别到加尾信号后，转录过程会在其下游停止，随后 RNA 分子通过剪接和添加多腺苷酸尾[poly（A）tail]完成加工。在一些真核生物中，RNA 聚合酶的解离还涉及特定的解离因子，它们与 mRNA 结合，促使 RNA 聚合酶从 DNA 上解离（Porrua et al.，2016；Kuehner et al.，2011）。

终止子的功能至关重要，主要表现在以下几个方面：终止子确保 RNA 聚合酶在正确的位置停止转录，避免转录过程中出现额外的非编码序列；通过终止信号，RNA 聚合酶能够停止转录，并释放刚刚合成的 RNA 分子，保证其正确加工；在某些情况下，终止子的功能还与基因表达的调控相关。通过不同类型的终止子，细胞能够精确调节特定基因的转录水平和时机；如果没有终止子，RNA 聚合酶可能会错误地继续延伸转录，导致基因组的非编码区域被转录出来，可能引发基因表达调控的错误或突变。

终止子在基因工程中有许多应用，特别是在构建表达载体、转基因动物和细胞系时，常常需要精确控制基因表达的结束。通过引入适当的终止子，可以确保外源基因的表达在合适的时刻停止，避免过度表达带来的副作用。

3. 增强子、沉默子

增强子（enhancer）和沉默子（silencer）是两种重要的顺式调控元件，位于基因组中的非编码区域。它们通过调节转录的效率和水平，参与基因表达的精确控制。尽管它们的功能相反，但在调控基因表达中都扮演着不可或缺的角色。

增强子是能够促进基因转录的 DNA 序列。它们通过与特定的转录因子结合，增强 RNA 聚合酶在目标基因启动子区域的结合和活性，从而提高基因的转录水平。增强子具有四个特点：①位置灵活，增强子可以位于基因的上游、下游，甚至在基因内部的内含子中；②方向无关性，增强子的功能不依赖于其方向（可以正向或反向调控）；③作用距离远，增强子可以调控距离其几千到几百万个碱基对远的基因，甚至跨越一个染色质环；④依赖特定转录因子，增强子通过与特定转录因子结合，形成转录激活复合物（如中介因子复合体），将增强子的信号传递到启动子（Pennacchio et al.，2013；Kulaeva et al.，2012；Blackwood and Kadonaga，1998）。

沉默子是能够抑制基因转录的 DNA 序列。它的作用与增强子相反，它通过结合特定的转录抑制因子，减少 RNA 聚合酶对目标基因的结合或活性，从而降低基因的转录水平。与增强子类似，也具有位置灵活、方向无关性、作用距离远的特点（Pang et al.，2023；Ogbourne and Antalis，1998）。沉默子可以抑制目标基因的转录，确保某些基因在不需要表达时保持关闭状态，也可以通过抑制重复序列或潜在有害基因的转录，防止不必要的基因表达。

尽管增强子和沉默子功能相反，但它们在基因表达调控中通常是协同工作的。例如，在不同的细胞类型中，同一个基因可能同时受到增强子和沉默子的调控，确保其在适当的时空条件下表达。此外，基因组的三维结构（如染色质环）有助于增强子与沉默子之间的调控平衡。

4. 绝缘子

绝缘子（insulator）是基因组中的一种特殊顺式调控元件，在基因表达调控中起着重要作用。它通过限制基因调控元件（如增强子和沉默子）的作用范围，防止不必要的基因激活或抑制，从而隔离不同的基因调控区域。研究表明，绝缘子的限制作用只能抑制位于其边界另一侧的增强子或沉默子，而对同一染色质结构域内的元件没有抑制作用（West et al.，2002）。此外，绝缘子的存在还确保了基因的精确表达，并在基因组的三维结构和功能中发挥着关键作用。

绝缘子通过结合特定的蛋白质（如 CTCF 蛋白）来发挥作用。这些蛋白质负责介导绝缘子的功能，包括增强子隔离和异染色质屏障作用。此外，绝缘子结合蛋白还能够通过介导染色质环的形成，使增强子、启动子和沉默子等调控元件的作用范围受限。

绝缘子的功能紊乱可能导致基因调控异常，进而引发疾病。例如，染色体结构的异常可能破坏绝缘子功能，导致增强子误激活癌基因，从而促进肿瘤发生。在基因印记相关的疾病（如天使综合征和普拉德-威利综合征）中，绝缘子的功能缺陷还可能导致印记基因表达异常。

绝缘子在基因工程、疾病治疗领域都有着广泛的应用。通过在表达载体中加入绝缘子，可以避免外源基因的表达受到宿主基因调控元件的干扰，或防止外源基因对宿主基因的影响。靶向修复绝缘子功能紊乱还有可能成为治疗癌症和遗传疾病的新策略。

2.2 生物元件的理性设计

2.2.1 蛋白质元件理性设计

随着计算技术的不断进步与各领域信息化的不断推进，蛋白质元件的设计有了新方法和新思考。受限于计算工具或实验技术的不足，传统的蛋白质设计方法主要依赖生物学家的经验和直觉，但这种方法就如同盲人摸象，容易受到特殊案例的干扰，影响科学家的判断，并且始终缺乏一些高屋建瓴的思考——哪些规则决定了蛋白质的特殊功能？在蛋白质的表象之下，是否存在某种函数约束着蛋白质的序列？

基于这些思考，两种蛋白质元件理性设计的思路逐渐形成。第一种是基于规则的启发式设计，通过研究蛋白质遵从的规则来从头设计新的蛋白质。第二种则是寻找约束蛋白质元件的函数，例如蛋白质的能量函数，从能量的角度解析蛋白质的序列、功能。

2.2.1.1 基于规则的启发式设计

基于规则的蛋白质元件启发式设计是一种结合生物学规则和启发式策略的蛋白质设计方法。这种方法依赖于对天然蛋白质及其功能模块的广泛研究，通过总结、提取和运用关键的生物学规则（如序列模式、结构特征、相互作用原则等），设计具有特定功能的蛋白质元件，同时借助启发式策略减少搜索空间，提高设计效率。

在蛋白质的研究过程中，科学家发现氨基酸序列的二级结构和三级结构遵从一定的规则（图 2-6）。更具体地说，亲水疏水氨基酸的排布会形成不同的结构，进而形成不同功能的蛋白质，例如 α 螺旋和 β 折叠。具体来说，α 螺旋是一种螺旋状的二级结构，疏水性的氨基酸在螺旋内部，而亲水的氨基酸则在螺旋外部。它由主链骨架中的氨基酸通过内部氢键稳定。β 折叠则是一种片层状的二级结构，亲水氨基酸和疏水氨基酸交错排布，具有平行和反平行两种 β 折叠。

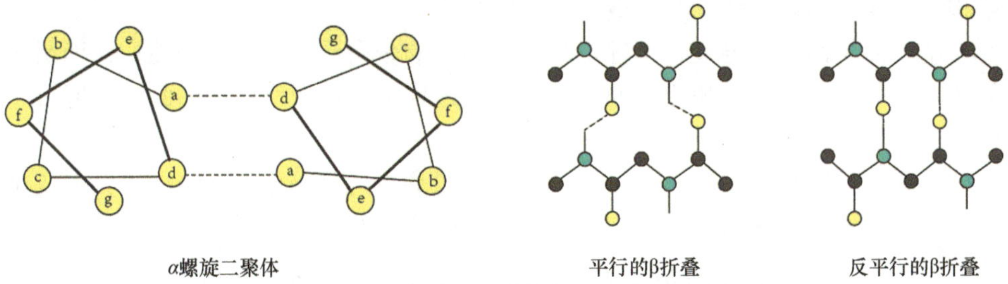

图 2-6 经典蛋白质二级结构氨基酸序列编码规则

受到这些具有一定规则的多肽分子的启发，基于规则的启发式设计应运而生。科学家利用这些已知规则，目标明确地朝着特定结构或功能设计。

经过很长一段时间的研究，多螺旋束的设计已经较为系统。2011 年就已经有研究团队建立了螺旋几何特性和可设计性之间的关系，还建立了描绘螺旋几何位置关系的数学模型，以便设计出理想的多螺旋束结构（Grigoryan and DeGrado，2011）。

除此之外，还有研究团队设计并验证了一种能够跨膜运输锌离子的四螺旋束（Joh et al.，2014）。有的研究团队从头设计了一种简单而功能性强的 βαβ 基序（Liang et al.，2009）。βαβ 基序是蛋白质二级结构中的一种常见构造，由 β 折叠和 α 螺旋相互连接组成，广泛存在于天然蛋白质中，通常与功能性核心区域（如金属结合位点或催化活性位点）相关。这些都是基于规则进行启发式设计的典型案例。

相较于原始的蛋白质设计方法，基于规则的启发式设计取得了巨大的突破，具有速度和效率上的巨大优势。但是，这种方法并非完美无缺。最重要的一点就是我们对蛋白质内在规则的了解并不全面，也未必正确，在这样不完善的认知下，又怎么能设计出理想的蛋白质呢？此外，像上文介绍的使用氨基酸残基的亲水疏水特性选择氨基酸残基的方法也存在一定的不足，这种粗略的筛选并未考虑空间堆叠和相互作用，实际应用中成功率并不高。这些问题将在后续的新理论和新方法中得到一定的解决。

2.2.1.2 基于能量函数的引导设计

计算机辅助计算方法的引入使得蛋白质设计领域焕发出新的生机。计算蛋白质设计（computational protein design，CPD）的目的是通过计算方法预测、设计和优化蛋白质的序列与结构，以实现特定的生物学功能。而基于能量函数的蛋白质设计方法则是通过计算蛋白质分子的自由能或与其环境的相互作用能来优化蛋白质的结构和功能。这类方法主要通过模拟不同的氨基酸序列和其折叠后的三维结构，寻找能够最小化能量的最佳蛋白质结构。

基于能量函数引导设计的理论基石是不同的蛋白质具有相应的能量，而最小能量对应的蛋白质则是最稳定的蛋白质，是最优的蛋白质序列。因此可以通过建模蛋白质的能量函数来进行蛋白质的优化。建模时，蛋白质的能量模型是一个关于序列和结构的复杂函数，因此，CPD 往往是通过优化与序列、结构有关的复杂二元函数来确定最优蛋白质序列的。优化目标公式如下：

$$sequence_{\mathrm{opt}} = arg \min_{sequence}\left[\min_{structure} E(\mathrm{sequence}, \mathrm{structure})\right] \tag{2-1}$$

其中，E(sequence,structure)是一个关于蛋白质序列、结构的复杂能量函数；argmin是一个数学和计算机科学中常用的术语，表示使某个函数取得最小值的参数（或变量）的取值。该公式的含义即为通过寻找使能量函数最小的序列和结构来确定最优的蛋白质序列。

蛋白质的能量模型是如何构建的呢？在建模过程中，能量函数可以被划分为物理能量项和统计能量项两部分。

物理能量项通常包括以下部分：范德瓦耳斯力，一般采用 Lennard-Jones 势能函数；静电相互作用，描述带电原子或分子之间的库仑力；键长和键角，用于描述共价键的变形能……这些能量项的加入是为了更准确地模拟真实的分子行为，它们强调对分子体系的物理精确性，确保计算出的能量具有物理意义。不难看出，更精细的能量项计算可以得到更准确的最优蛋白质序列。即使有了蛋白质原子层面的信息，计算这些能量仍然非常复杂，这也正是需要引入新计算机辅助技术的原因。

统计能量项通过分析大量已知的蛋白质序列和结构数据，基于统计学规律建立经验模型，用于快速评估蛋白质的稳定性、折叠或相互作用。这些方法并非直接基于物理原理，而是依赖已有数据的模式识别。

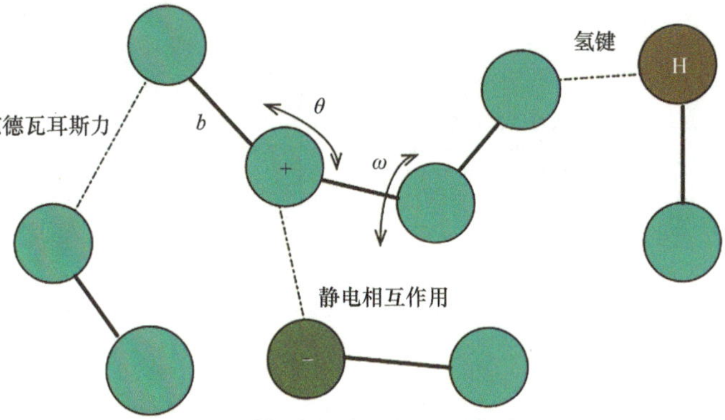

图 2-7　物理能量项

共价键能量项：键长 b、键角 θ、二面角 ω

非共价键能量项：范德瓦耳斯力、静电相互作用、氢键

尽管能量函数相当复杂，但我们仍然无法精细地描述真实分子间的相互作用。是否存在位置的相互作用姑且不论，现有的各个相互作用也缺乏必要的精细度。同时，蛋白质中的氨基酸具有多种可能的构象，而大量氨基酸的组合形成了极其复杂的蛋白质构象空间，这使得准确识别出能量最低的构象几乎是不可能的，计算过程往往陷入局部最优解。目前，构建精确的蛋白质能量模型仍是一个急需解决的科学难题。

尽管现在并不存在一个精确的蛋白质能量表述模型，但是允许在一定误差下，可以对问题进行简化。例如，在蛋白质进行优化的过程中，可以限定蛋白质主链不变，只进行序列和侧链结构的优化。尽管有些相互作用关系没有被完整考虑，但整个序列的优化问题被转换为序列的侧链结构的优化，从而显著减少了计算量。

更进一步地，连续函数求解的复杂度一般比离散函数高，因此将连续函数的 CPD 优化问题转换为离散组合优化问题可以进一步简化计算。例如，可以引入旋转异构体这个概念。旋转异构体（rotamer）是指蛋白质分子中特定原子或基团通过单键旋转而形成的不同空间构象，这一概念在蛋白质侧链构象研究中具有重要应用价值。比如，可将氨基酸残基转换为一个个旋转异构体的组合。对应的能量函数就被转换成了一个个旋转异构体的能量和。在优化过程中，仅进行旋转异构体的替换，优化过程就由连续函数求解转换为了离散函数求解。最后，只需使用模拟退火之类的优化算法即可简单便捷地得到具有最优结构的蛋白质（图 2-8）。

现有的一些蛋白质序列设计代表性方法有：RosettaDesign（Liu and Kuhlman，2006）、ABACUS（Xiong et al.，2020，2014）和 SCUBA（Huang et al.，2022）方法。RosettaDesign 是最为广泛使用的蛋白质设计平台之一，结合了物理和统计能量项，通过模拟退火、侧链优化和全局搜索策略，对蛋白质序列进行重设计。

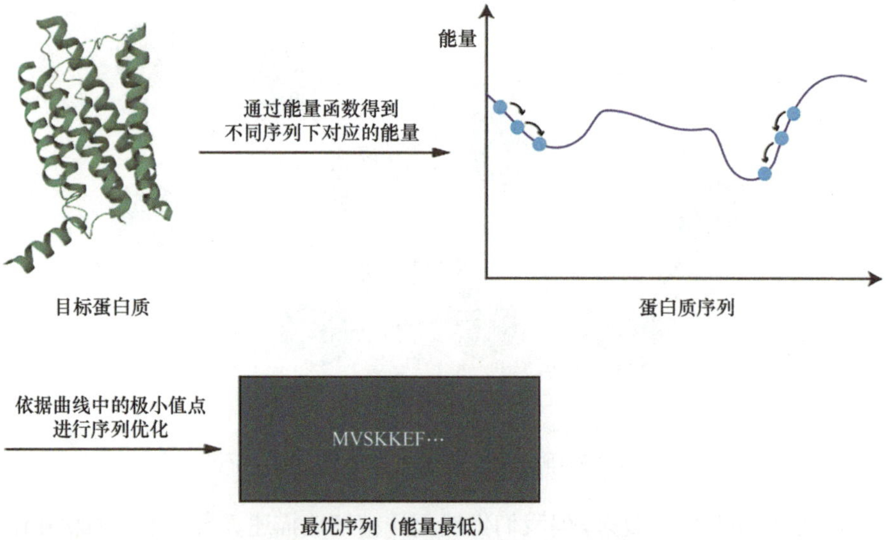

图 2-8　给定主链优化氨基酸序列

其模块化设计支持多种应用场景，例如新型蛋白质的设计、结合位点优化、酶设计及蛋白质-蛋白质相互作用界面的改造，因此成为领域内的主流工具。ABACUS 则以高精度的能量打分模型著称，注重分子间作用力的细致计算，例如氢键、疏水效应和静电作用等，通过整合物理模型与优化算法，提供针对复杂目标的精确设计，适合需要高度可靠性的蛋白质功能改造和结构优化任务。SCUBA 则以其灵活性和局部优化能力见长，特别适用于目标明确的局部设计，如结合位点的定制化优化、酶活性中心的改造或蛋白质修饰位点的调整。与 RosettaDesign 和 ABACUS 不同，SCUBA 更注重局部搜索和功能微调，能够快速生成特定结构的优化方案。

综上所述，基于能量函数的蛋白质设计方法通过构建合理的能量模型来评估和优化蛋白质序列与结构的相容性，是一种严谨且广泛应用的设计策略。其优点在于能够以物理和统计学的方式精确模拟分子间相互作用，预测设计蛋白的稳定性和功能，同时具备高度的理论可解释性。然而，这种方法也存在局限性，例如能量函数的精度依赖于参数化和简化假设，可能无法完全捕捉复杂的生物化学过程，计算复杂度较高且对初始输入结构敏感，此外，在处理柔性或动态蛋白质时性能可能下降。

2.2.2 核酸元件的理性设计

作为生物元件的重要组成部分，DNA 和 RNA 元件的理性设计也是研究的重中之重。但是，核酸元件的作用机理十分复杂，以 ncRNA 为例的部分核酸元件作用机理尚不明确。现有的理性设计方法可分为基于大规模并行报告基因检测（massively parallel reporter assay，MPRA）的理性设计和对核酸元件进行修饰的序列优化。

2.2.2.1　基于 MPRA 的理性设计策略

MPRA 是一种高通量技术，用于系统地研究调控元件（如启动子和增强子）的功能。通过将成千上万的 DNA 序列与唯一的条形码（barcode）配对，MPRA 能够在单次实验中评估每个序列的转录活性。实验将这些条形码与报告基因连接，构建文库后转入细胞中，通过测量条形码的转录物数量，间接反映对应调控序列的活性。这种方法能快速、定量地筛选大量序列，帮助研究基因表达调控机制、鉴定关键调控元件，并用于研究基因组变异与表型的功能关联，是功能基因组学和合成生物学的重要工具之一。该技术广泛应用于启动子、增强子等其他调控元件对基因表达的影响（Klein et al.，2020）。

在实际应用中，往往可以通过基序拼接和突变的方式进行MPRA核酸元件设计。

1. 基于基序拼接的 MPRA 核酸元件设计

基于基序拼接（motif-based assembly）的 MPRA 核酸元件设计是一种通过组合功能性基序（motif）来系统研究调控序列功能的方法。基序是核酸中重复出现的特定序列，通常与特定的生物学功能关联。这种方法的核心思想是利用已知或预测的调控基序，通过不同的组合和排列方式，构建一系列人工设计的核酸元件。这些元件在 MPRA 中可用于研究调控序列如何影响基因表达，以及如何通过不同的基序组合实现调控特异性和强度。

设计过程中，研究者首先选择一组具有生物学功能意义的调控基序，这些基序可能来源于转录因子结合位点、增强子核心序列或已知的表观遗传标记区域。然后，基序以不同的顺序、距离、方向和间隔排列，构建多样化的核酸序列库，以全面探索这些设计参数对调控功能的影响。此类设计能够有效揭示基序之间的协同作用、竞争关系，以及在不同细胞或环境条件下的功能特异性表现。

通过基序拼接生成的元件文库在 MPRA 中被测试，其转录活性由与报告基因相关联的条形码定量测量。这种方法不仅可以验证单个基序的功能，还能够解析基序之间的互作关系，并进一步探寻它们如何塑造调控元件活性。与随机序列或天然序列相比，基于基序拼接的设计能够更精准地聚焦于功能性区域从而提高实验效率，减少无关变量对结果的干扰。这一策略已广泛用于研究转录调控机制、构建人工调控元件以及探索基因组中调控区域的变异是如何影响功能的。

该设计现在已经有了成熟的应用。例如，为了让药物只在癌细胞中起作用，可以设计一个针对目标癌症的特异性启动子。研究人员在这项工作中主要经历了以下关键步骤：①在基因数据中筛选卵巢癌细胞中特异性高表达的转录因子（TF）作为潜在的调控“指挥官”；②利用 MethHC 数据库找出甲基化水平较低的 TF 基因，这些基因的启动子更易被识别，所以更可能是控制基因表达的理想目标；③设计合成启动子，通过将高表达且低甲基化的 TF 的 DNA 结合位点（TFBS）串联排列在合成的最小启动子上游，构建紧凑且功能密集的启动子；④通过 MatInspector 软件预测合成启动子的活性，筛选潜力更高的序列；⑤在人类卵巢癌细胞（OV8）和正常细胞中验证启动子的特异性，结果显示包括 PS（E2F1）和 PS（cMYC）在内的合成启动子在癌细胞中具有高活性，而在正常细胞中无活性；⑥通过流式细胞术验证启动子驱动免疫调节因子表达的性能，实现对癌细胞的特异性免疫调控。这项工作成功构建了高特异性合成启动子，为靶向癌症的免疫治疗提供了新工具。

2. 基于突变的 MPRA 核酸元件设计

在进行核酸元件设计的过程中，一般是希望设计出没有被发现或自然界中不存在的元件。突变是一个生成新元件的典型方法。通过对碱基的定向或随机改变，可以迅速构建一个包含大量变体的突变基因文库。之后通过测得这些基因的活性便可得到具有特定功能或活性的序列。具体来说，可以通过将序列克隆到报告基因的上游，测定报告基因的表达量来衡量其活性。

接下来是该方法的一个简单案例，该实验通过此方法解析了 5′ UTR 如何调控 mRNA 的翻译效率和稳定性（Jia et al.，2020）。研究团队建立了一个含上游可读框（uORF）的报告系统，兼容流式细胞术和多聚体分析进行高通量测试，该系统包含一个 β-球蛋白的 5′ UTR 序列，下游为绿色荧光蛋白（GFP）。为了生成 mRNA 报告库，他们通过 PCR 扩增方法，使用含随机 10 个核苷酸的简并引物，产生了超过一百万种可能的序列变体。随后，将合成的 mRNA 文库转染到 HEK293 细胞中，并通过流式细胞术测定细胞表面示踪肽和 GFP 的水平。研究发现，uORF 上游的随机化序列可显著影响 mRNA 翻译效率和稳定性，为基因表达的转录后调控机制提供了更深入的解读，并为合成生物学中的序列元素设计提供了优化依据。

基于突变的 MPRA 核酸元件设计通过在调控元件中引入突变，系统评估不同序列变异对基因表达的影响，有助于深入理解调控序列与转录调控之间的关系。其优点在于能够高效地筛选出功能性突变，揭示基因表达调控机制的细节，并为特定基因表达调控元件的优化提供数据支持。然而，这种方法也存在一些局限性，主要在于突变可能过于局部，无法完全反映复杂的基因调控网络；此外，突变对表达的影响可能受到细胞背景和实验条件的影响，导致结果的可重复性和广泛适用性受到限制。

2.2.2.2　核酸元件的修饰

1. 假尿苷修饰

假尿苷（pseudouridine，Ψ）是 RNA 分子中最常见的修饰核苷之一，广泛存在于 tRNA、rRNA、snRNA 和 mRNA 等多种 RNA 分子中。假尿苷与尿苷（uridine，U）的主要区别在于糖苷键的连接方式。尿苷通过 N1 原子与核糖的 C1′原子形成 N—C 糖苷键，而假尿苷则通过 C5 原子与核糖的 C1′原子形成 C—C 糖苷键。这种结构差异使得假尿苷具有更强的碱基堆积能力和氢键形成能力，从而增强了 RNA 分子的稳定性。

假尿苷的生物合成主要通过两种机制：一种是依赖于假尿苷合成酶（pseudouridine synthase，PUS）的酶促反应；另一种是通过 RNA 引导的假尿苷化（RNA-guided pseudouridylation）。PUS 能够识别特定的 RNA 序列和结构，并将尿嘧啶转化为假尿苷。而 RNA 引导的假尿苷化则依赖于 snoRNA（small nucleolar RNA）与靶 RNA 的碱基配对，指导假尿苷化酶在特定位置进行修饰。

在医学合成生物学应用场景下，假尿苷修饰所体现的价值最初多在于其在 RNA 稳态与功能调控中的作用。随着 mRNA 疫苗技术兴起，人们发现向 mRNA 分子中引入假尿苷（Ψ）或其衍生物（如 N1-甲基假尿苷，m1Ψ）能够明显减少 mRNA 在细胞内被模式识别受体（PRR）识别所引发的免疫反应，并增强 mRNA 的稳定性和翻译效率。借助这一发现，在新型 mRNA 疫苗的设计中，人为地将部分尿嘧啶替换为假尿苷，不仅有效避免了机体对外源 RNA 的过度免疫识别，也延长了 mRNA 在细胞内的半衰期，为蛋白质表达提供了更长的时间窗口。这一思路随后被扩展到其他基因治疗与蛋白质药物生产等领域，在 RNA 药物的递送、可控表达，以及免疫安全性等方面都展现出极大潜能。

在更广泛的 RNA 元件设计中，假尿苷修饰能够帮助研究者微调 RNA 结构的二级与三级构象，并以此干预 RNA-蛋白质相互作用。对某些合成生物学应用来说，RNA 分子的精确折叠至关重要，例如 RNA 开关、RNA 适配体、RNA 传感器或 RNA 调控器等均需要凭借特定结构域与下游效应器蛋白或核糖体等相结合来发挥功能。适度地在关键碱基位置进行假尿苷修饰，可以提高这些 RNA 元件的热力学稳定性，并减少非特异性互作。

2. GalNAc 修饰

N-乙酰半乳糖胺（*N*-acetylgalactosamine，GalNAc）修饰是一种常见的糖类修饰，广泛存在于糖蛋白和糖脂中，这种糖基常常通过与特定的受体（如肝细胞上的 asialoglycoprotein receptor，ASGPR）相结合。GalNAc 修饰在小核酸药物（如 siRNA、ASO 等）的递送中发挥着至关重要的作用，通常是在小核酸药物的 3′ 端或者某些

特定区域上加入 GalNAc 基团，从而实现小核酸药物在肝脏组织中的靶向递送。

3. m6A 修饰

m6A（N6-甲基腺苷）是真核生物 RNA 上最常见的化学修饰之一，存在于从酵母到人类的多种生物系统中。由于 m6A 修饰是可逆的动态过程，能快速且精确地调控 RNA 的转录后代谢，因此在细胞分化、增殖、凋亡、应激反应，以及多种疾病进程中均扮演着关键角色。m6A 修饰主要分布于 mRNA 的 5′UTR、编码区和 3′UTR，但在近终止密码子区域和 3′-UTR 的富集尤为明显，对 mRNA 成熟、出核、翻译、降解及结构改变等过程具有重要调控作用。m6A 修饰的作用包括：①调控 mRNA 剪接；②促进 mRNA 出核；③提升 mRNA 翻译效率；④促进 mRNA 降解；⑤改变 mRNA 二级结构。

4. 非天然核苷酸修饰

在合成生物学中，非天然核苷酸修饰通过引入化学改造的核苷酸单元，赋予 RNA 或 DNA 分子新的理化性质和生物学功能。这些修饰不仅能显著提升核酸的稳定性、结合特异性及抗降解能力，还能调控其免疫原性、细胞内定位，以及与蛋白质的相互作用。以下将详细介绍四类重要的非天然核苷酸修饰及其在医学合成生物学中的应用。

（1）硫代核苷酸

硫代核苷酸（phosphorothioate，PS）是通过将 RNA 或 DNA 磷酸骨架中的一个非桥接氧原子替换为硫原子而形成的修饰核苷酸。这一替换改变了磷酸二酯键的化学性质，使其对核酸酶（如核酸外切酶）和其他细胞内降解酶（如 RNase）产生抗性，从而显著延长核酸分子在体内的半衰期。硫代修饰的引入还可通过硫原子的疏水性增强核酸与蛋白质（如血清白蛋白）的结合能力，促进其在体内的分布与递送。在医学应用中，硫代修饰被广泛用于反义寡核苷酸（antisense oligonucleotide，ASO）和小干扰 RNA（siRNA）的设计。例如，FDA 批准的反义核苷酸药物福米韦生（Fomivirsen）即采用全硫代修饰骨架，用于治疗巨细胞病毒视网膜炎。然而，硫代修饰也可能导致非特异性蛋白结合和剂量依赖性毒性，因此研究者常通过部分硫代修饰（仅在特定位置引入硫原子）来平衡稳定性与安全性。此外，硫代核苷酸在合成生物学中还被用于构建抗核酸酶的调控元件，如核酶或适配体，以增强其在复杂生物环境中的功能持久性。

（2）2′-OMe 修饰

2′-羟基甲氧基化（2′-O-methyl，2′-OMe）修饰是指将 RNA 分子中核糖 2′位羟基（—OH）替换为甲氧基（$—OCH_3$）。这一修饰可有效屏蔽 2′羟基的化学反应活性，减少核酸分子在生理环境中的水解，同时通过空间位阻效应增强双链结构的稳定性。2′-OMe 修饰还能降低 RNA 的免疫原性，因其可干扰模式识别受体（如

Toll 样受体）对单链 RNA 的识别，从而抑制先天性免疫反应的过度激活。在合成生物学中，2′-OMe 修饰常与硫代磷酸骨架联用，用于设计高稳定性的 siRNA 或 CRISPR/Cas 系统 gRNA。例如，在治疗脊髓性肌萎缩（SMA）的反义药物诺西那生钠（Nusinersen）中，2′-OMe 修饰与硫代磷酸骨架的组合显著提升了药物的血清稳定性和靶向效率。

（3）锁核酸

锁核酸（locked nucleic acid，LNA）是一类通过核糖 2′-氧原子与 4′-碳原子间形成亚甲基桥（methylene bridge）而实现构象锁定的修饰核苷酸。这一刚性结构迫使核糖环进入 C3′-内折（C3′-endo）构象，使 LNA 与互补 RNA 或 DNA 的杂交能力显著增强，其热稳定性（T_m 值）通常较天然核酸提高 2～8℃。LNA 的高亲和力特性使其在短链寡核苷酸设计中极具优势，例如用于 microRNA（miRNA）抑制剂的“抗-miR”分子可通过引入 LNA 单元实现对目标 miRNA 的高效捕获与沉默。在合成生物学中，LNA 修饰被用于优化荧光原位杂交（FISH）探针和 qPCR 引物，提升检测灵敏度和特异性。

（4）吗啉环寡核苷酸

吗啉环寡核苷酸（morpholino oligonucleotide）是一类以吗啉环（六元氧氮杂环）替代天然核糖骨架，并通过磷酸二酰胺键连接的非天然核酸类似物。其电中性的骨架特性可减少与血清蛋白的非特异性结合，同时赋予极高的核酸酶抗性。吗啉环寡核苷酸通过沃森-克里克碱基配对与靶标 RNA（如 mRNA 前体或核糖体结合位点）结合，从而阻断剪接因子或翻译起始复合物的结合，实现基因表达的序列特异性抑制。在医学合成生物学中，吗啉环寡核苷酸被广泛应用于基因功能研究和治疗开发。例如，FDA 批准的首个进行性假肥大性肌营养不良（DMD）反义药物 Eteplirsen 即基于吗啉化学修饰技术，通过跳过突变外显子的剪接恢复肌营养不良蛋白的部分功能。

2.3　生物元件的智能设计

2.3.1　蛋白质元件的智能设计

蛋白质是生命活动的核心分子，其多样的功能在细胞信号转导、代谢调控、结构支持等生物过程中都有体现。然而，传统的蛋白质设计方法通常依赖于实验筛选过程，耗时且昂贵，同时还受限于科学家对生物系统的了解程度。随着人工智能（AI）技术的迅猛发展，基于计算的蛋白质智能设计正在开辟一条前所未有的道路。通过利用深度学习、强化学习及自然语言处理等技术，科学家能显著提高设计效率和精准度，极大地节省人力物力。

AI 技术的应用得益于大量蛋白质信息的测定。近年来，BFD（Big Fantastic Database）等大规模数据库被不断构建，海量的数据为 AI 技术的应用打下了坚实的基础（Steinegger and Söding，2018）。AI 技术的成果也是十分突出的，诸如 AlphaFold2（Jumper et al.，2021）和 RoseTTAFold（Baek et al.，2021）等 AI 驱动的工具成功解决了蛋白质结构预测的难题，展示了 AI 在理解生物复杂性方面的潜力。AI 在蛋白质设计中的应用不仅限于预测领域，还包括蛋白质序列优化、功能元件设计、配体结合能力改造，以及全新功能蛋白质的 *de novo* 设计。这些创新性的 AI 模型结合了大规模蛋白质数据库的训练能力与高效搜索算法，使得设计具有特定性质和功能的蛋白质成为可能。例如，AI 设计的酶能够催化工业上难以实现的化学反应，人工生成的抗体能够靶向治疗复杂疾病，新型的蛋白质传感器甚至可用于实时检测环境信号。

针对蛋白质元件的生成设计，现有的机器学习模型可依据使用的数据类型分为三类：基于序列的模型、基于序列和标签模型、基于结构的模型。如图 2-9 所示，接下来将针对三种模型逐一介绍。

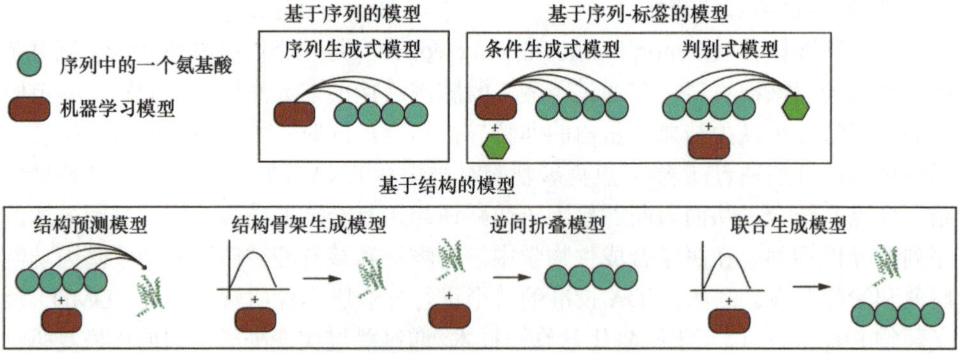

图 2-9　蛋白质设计的三种机器学习模型

2.3.1.1　基于序列的蛋白质设计模型

基于序列的蛋白质设计人工智能模型是指在大量的蛋白质序列的基础上，利用深度学习和其他机器学习技术，尤其是自然语言处理（natural language processing，NLP）技术来建模、隐式地捕捉数据集中蛋白质序列的隐藏特征，并在此基础上进行蛋白质的生成设计。其核心思想是通过模型隐式地学习蛋白质序列与其功能、结构之间的关系，从而在没有实验数据的情况下设计出具有特定功能的蛋白质。

依据模型结构的不同，基于序列的蛋白质设计模型可以分为自回归模型（Madani et al.，2023；Ferruz et al.，2022；Alley et al.，2019）、掩码模型（Lin et al.，2023；Brandes et al.，2022）和 Seq2Seq 模型（Elnaggar et al.，2022；Ding et al.，2019）。其中，自回归模型是一种基于前一个时间步的真实数据（或前一个时间步的预测数据）来生成当前时间步输出的模型。也就是说，模型在生成每个元素时，依赖于它之前生成的内容。常见的自回归模型包括 GPT 系列（如 GPT-3）。掩码模型通常用于“去噪”任务或者通过部分输入信息预测缺失的部分。掩码模型的典型例子是 BERT（bidirectional encoder representations from transformer）。在这种模型中，部分输入数据被随机掩码（通常是替换为一个特殊的标记，如 [MASK]），模型的任务是预测这些掩码位置的真实值。Seq2Seq 模型是用于将一个输入序列映射到另一个输出序列的模型。Seq2Seq 模型常用于机器翻译、语音识别等任务。它通常包括两个主要部分：编码器（encoder）和解码器（decoder）。

近些年，以 ProGen（Madani et al.，2023）为代表的、基于 Transformer 的深度学习模型正在蛋白质元件设计领域大放异彩。ProGen 模型是一种基于 GPT 架构的蛋白质生成模型，拥有 12 亿个可训练参数，可以生成不同蛋白质家族的功能性蛋白质序列。GPT 模型以 Transformer 架构为骨架，通过学习蛋白质序列的前后关系进行序列特征的表示。训练完成后，只需再根据具体的任务进行微调即可解决不同的有监督任务，包括但不限于自然语言推理、问答生成、语义相似度分析。ProGen 保留了这些特点，不仅如此，与传统深度学习模型相比，ProGen 的数据需求量相对较小，但能够更好地捕捉特定蛋白质家族的序列特征和分布。在训练的过程中，ProGen 使用了 2.81 亿条非冗余蛋白质序列和许多不同的数据标签。数据标签分为关键字标签和分类标签，均为来自 UniParc、UniprotKB、Pfam 和 NCBI 的分类信息。实验表明，该模型生成的人造蛋白具有与天然蛋白类似的功能活性，但是序列与天然蛋白大不相同。这表明模型在一定程度上掌握了序列背后的潜在规律，即序列如何决定功能，而不仅仅是对原始序列的简单模仿。同时，该模型可以在没有明确结构和协同进化假设的情况下直接生成对应的功能性蛋白质序列，这彰显了人工智能技术在蛋白质元件设计领域的非凡潜力。ProGen 模型并不只是一种新的蛋白质元件设计方法，还是一种信号，它标志着蛋白质元件的设计逐步从人工的传统方法转向了计算机辅助的蛋白质从头设计。

2.3.1.2　基于序列和标签的蛋白质设计模型

在机器学习中，蛋白质的标签往往取决于具体的任务目标。例如，在分类任务中，标签就是蛋白质对应的功能分类。总的来说，常见的标签包括功能分类、相互作用、二级结构、亚细胞定位、疾病关联、稳定性、突变效应和结合位点等。在实际应用中，基于序列和标签的蛋白质设计模型有两种技术路线，一是判别式模型，二是条件生成式模型。

判别式模型关注的是输入数据和目标标签之间的决策边界。换句话说，判别式模型直接学习输入数据与输出标签之间的关系，目标是将数据分配到正确的类别或生成正确的输出。判别式模型关注的是如何将输入序列分配到正确的标签类别上，即它们试图找到数据点属于某一类的最优边界。与生成式模型不同，判别式模型并不关心数据如何生成，而是关注给定输入的情况下，如何做出最佳预测。该类模型并没有一个统一的基础框架，从小的 MLP 到大的 NLP，数不尽的模型都可以进行序列标签的学习。在判别式模型训练完成后，便可使用这个模型对潜在的蛋白质序列进行标签的预测，就可以从潜在序列中筛选出具有对应功能的序列（Yang et al.，2019；Dallago et al.，2022）。进一步的，如果标签数据是连续的数值，判别式模型就可推广至回归模型，进行更细颗粒度的预测。值得注意的是，这种方法并不高效，优质数据的生成仍然受限于潜在蛋白质序列中优质数据的多少。因此，条件生成式模型应运而生。

条件生成式模型不同于判别式模型，它不仅关注输入与输出之间的关系，还试图模拟数据的生成过程。具体来说，条件生成式模型是在给定标签下，生成一个与之相关的输出。生成式模型通常通过某种机制（如贝叶斯推理、最大似然估计）来学习输入数据与输出数据之间的联合分布。以蛋白质设计任务来说，条件生成式模型会学习给定标签（比如抗体亲和力高低）下，蛋白质序列的分布情况，直接生成对应标签的数据，节省试错时间。常见的条件生成式模型有条件变分自编码器（CVAE）（Schmitt et al.，2022）、Transformer（Born and Manica，2023）和 ProteinNPT（Notin et al.，2024），这些生成式模型都可以很好地利用标签数据，方便快捷地生成目标序列，更加快速地实现端到端设计。

判别式模型专注于分类或回归任务，通过学习输入数据与标签之间的关系来进行预测，通常在标注数据充足的情况下表现优秀，但在数据缺失的情况下也不失为权宜之计。条件生成式模型不仅能够对输入数据进行建模，还能够生成与之相关的输出数据，但对数据要求较高，数据量小的时候往往不如利用判别式模型进行蛋白质元件设计。

这两类模型各有优势，通常可以根据任务需求选择合适的模型。如果任务要求高精度的预测，判别式模型可能更合适；如果任务要求快速生成新样本，条件生成式模型则更为适用（Notin et al.，2024）。

2.3.1.3 基于结构的蛋白质设计模型

蛋白质的功能和活性往往与其三维结构密切相关。蛋白质通过特定的折叠方式形成稳定的三维结构，而这种结构决定了它的功能特性。因此，基于结构的蛋白质设计模型的核心思想是通过分析蛋白质的三维结构与其功能之间的关系，来设计具有特定功能或稳定性的蛋白质分子。与基于序列的蛋白质设计不同，基于结构的蛋白质设计强调从三维结构出发进行建模和预测，因此可以捕捉到更复杂的空间结构信息，通常在优化蛋白质功能、稳定性和相互作用方面，具有更好的效果。

传统的结构导向的蛋白质设计方法通常依赖于高性能的计算模拟（如分子动力学模拟计算结构能量函数），但这些方法计算量大且时间消耗长。近年来，随着机器学习和深度学习技术的发展，基于结构的蛋白质设计变得更加高效和准确。AlphaFold2、trRosetta（Du et al.，2021）和 RoseTTAFold 等模型的出现，更是推动了结构导向蛋白质元件的蓬勃发展。与传统的、基于参数或给定结构的生成方法不同，基于神经网络的设计不再预先指定蛋白质结构，这为蛋白质设计解除了诸多限制，能够探索以往未被关注的结构，进而展现出了巨大的潜力。

蛋白质幻觉是指在蛋白质结构预测或设计中，AI 模型错误生成的或“想象”出的不真实的蛋白质结构。这一现象通常出现在使用深度学习模型（如 AlphaFold2、trRosetta 等）进行蛋白质结构预测时，模型可能会生成不符合实验数据支持的结构。一般来说，在结构预测领域，幻觉现象通常是需要避免的。但从另一个角度考虑，蛋白质“幻觉”恰恰是模型经过大批量数据学习后得到的、具有典型结构特征的蛋白质结构，而这恰恰是生成领域所需要的。在利用蛋白质“幻觉”进行蛋白质元件生成时，首先需要使用结构预测模型进行初始蛋白质结构的生成，随后需要不断优化序列以逐步逼近天然蛋白的结构接触图。如此一来，便得到了结构与天然蛋白接近，但并不属于所有已知天然蛋白的全新蛋白质。然而，正如蛋白质“幻觉”的定义所示，部分通过蛋白质“幻觉”产生的结构完全不符合实际的物理化学规律，因此这种设计方法是不能被直接使用的。在实际应用的时候还会选择使用 ProteinMPNN（Dauparas et al.，2022）模型进行二次设计，以提高蛋白质元件生成的成功率。

近些年的生成式扩散模型也是结构导向序列生成的一大热门。扩散式模型最开始应用于生成图像，其原理是从被加噪的图像开始训练，通过一个神经网络逐步去噪，恢复出原始图像。对应到蛋白质领域，蛋白质扩散式模型是从最先的已知蛋白质结构开始，对蛋白质坐标不断加入噪声，训练模型将其恢复。使用该模型进行生成时，可以从随机噪声开始采样，逐步使用模型削弱噪声，直至最后生成完整的蛋白质。其中，RFdiffusion（Watson et al.，2023）是这一领域的代表性模型之一，已成功应用于从头生成经过实验验证的蛋白质单体、对称的组装体以及蛋白质结合体，并且相较于基于蛋白质“幻觉”的方法，它展示了更优的性能。另外，另一个扩散模型 Chroma（Ingraham et al.，2023）也能有效地生成新的蛋白质单体。

扩散模型的一个特别吸引人的特点是其高度的条件化能力。通过合理的条件化，可以生成符合特定折叠拓扑或保留特定功能位点的蛋白质结构。这种灵活性使得扩散模型在蛋白质设计领域中具有巨大的潜力，不仅能够生成结构多样的蛋白质，还能够控制其特定的功能属性。

2.3.2 RNA 元件的智能设计

RNA 元件的智能设计是指利用机器学习、深度学习及其他人工智能技术来预测、优化和设计具有特定功能的 RNA 分子。本节将会依据 RNA 元件的类型来分类介绍现有的智能设计方法。

需要注意，人工智能并非万能的，尽管 AI 在 RNA 元件设计中取得了显著进展，但仍然面临许多挑战，包括但不限于：①复杂性和多样性。RNA 分子具有高度的多样性，特别是在二级结构和功能上，如何准确预测和优化这些复杂特性仍然是一个挑战。②实验验证的难度。尽管 AI 能够提供许多理论上的设计方案，但 RNA 分子的合成和实验验证仍需大量的工作，且不同的实验环境可能影响 RNA 的稳定性和功能。③数据问题。AI 模型的训练需要大量的高质量实验数据，尤其是复杂的 RNA 结构和功能数据，数据的匮乏可能会限制模型的效果和可靠性。

尽管如此，RNA 元件的 AI 设计前景仍非常广阔，随着数据积累、模型优化以及实验技术的进步，AI 将在 RNA 设计领域发挥越来越重要的作用，推动基因工程、合成生物学和医学研究的进展。

2.3.2.1 mRNA 5′ UTR

现有的、常用的、具有量化翻译效率的两个 5′ UTR 数据库是随机合成的、有 MRL 标签的 5′ UTR 数据库（Sample et al.，2019）和基于人类转录物组的 5′ UTR 数据库（Cao et al.，2021）。大量的 5′ UTR 生成设计研究在此基础上进行展开。

遗传算法和梯度回传的定向优化方法被广泛应用于优化任务。遗传算法是一种基于自然选择和生物进化原理的优化算法，属于进化算法的范畴。它模拟了生物进化过程中的选择、交叉、变异等机制，通过模拟自然界中物种的“生存竞争”，来寻找问题的最优解。遗传算法广泛应用于函数优化、机器学习、自动化设计、调度问题等领域。梯度回传的定向优化方法则是指利用梯度信息来指导优化过程，通过不断调整参数朝着某个目标方向（通常是最速下降方向或上升方向）进行更新，以求目标函数的最优解。而这两个方法的基础就是有一个效果较好的回归模型。比如 MRL 标签数据库所在的研究团队提出了基于 CNN 框架的 Optimus 模型，用来预测 5′ UTR 的 MRL 标签。而后就可通过遗传算法迭代优化更多的 5′ UTR（Sample et al.，2019）。此外，该研究团队还用梯度回传的优化方法 DEN（Linder et al.，2020）和 Fast SeqProp（Linder and Seelig，2021）进行了序列的优化设计，均取得了较好的效果。

除了上面提到的 Optimus 模型，还有团队使用 MTtrans 实现了更高准确性的翻译效率预测（Karollus et al., 2021）。近些年，随着语言模型的兴起，有研究团队也提出了专用于 5′ UTR 的语言模型（UTR-LM），该模型在多种物种的内源 5′ UTR 上进行了预训练，在训练过程中还结合使用了二级结构约束和最小自由能信息监督约束，以加强模型的预测能力。团队还在不同的下游任务上进行了微调，以适应不同的任务，实验表明，微调后的 UTR-LM 表现出了极强的性能，在多个评测的关键指标上均优于现有的方法，彰显了 5′ UTR 领域的一大跨越式进步（Chu et al., 2024）。

2.3.2.2　mRNA 编码序列

在基因工程、疫苗开发、蛋白质生产等领域，对 mRNA 编码序列（coding sequence，CDS）进行优化，以提高其在细胞内表达的效率、稳定性和功能性。特别是如今，mRNA 技术已成为现代生物技术中的一个重要领域，尤其在 mRNA 疫苗的研发中发挥了至关重要的作用。事实上，由于密码子简并性的存在及其在生物体内偏好性的不同，相同的氨基酸序列可以对应多种 CDS。但是 CDS 的部分变异会对细胞体内的 mRNA 稳定性产生很大的影响（Leppek et al., 2022）。

虽然总体都是以更高的密码子适应指数为优化的目标，但传统 CDS 优化算法还会兼顾 GC 含量、二级结构等不同的指标。2023 年，百度公司引入网格解析概念用于 CDS 优化，效果有了显著提升（Zhang et al., 2023a）。网格解析在自然语言处理（NLP）中是一种解析方法，它通常用于分析语言的句法结构。其核心思想是通过使用一个网格来表示不同成分之间的关系和可能的组合，类似于动态规划中使用的表格或矩阵。这种方法在一些高级的语法分析任务中具有重要应用，尤其是在句法分析、依存关系分析、语义分析等领域。在 CDS 生成优化任务里，可以将氨基酸序列对应的 CDS 转化为网格，根据折叠语法规则和生物密码子使用偏好就可以通过网格解析进行最优 CDS 的识别。

还可以将 CDS 生成优化任务类比为一个语言翻译问题，并借用机器翻译领域的架构进行任务解决。机器翻译是指利用计算机系统自动将一种自然语言的文本或语音翻译成另一种自然语言的过程。这一任务天然地与 CDS 生成优化任务类似。随着计算机科学和人工智能技术的进步，机器翻译已经成为自然语言处理领域的一个重要研究方向。已经有研究团队使用 RNN 模型对大肠杆菌密码子的映射关系进行了学习理解（Fujimoto et al., 2017）。

同样的，还可以将 CDS 生成任务类比为序列标注任务。序列标注任务也是自然语言处理中的一种常见任务，旨在为输入序列中的每个元素（如单词、字符等）

分配一个标签。它的主要目的是对序列中的每个元素进行分类，输出一个标签序列。序列标注广泛应用于多个自然语言处理任务中，尤其是在涉及语义、结构和信息提取的场景。有研究团队使用 Bidirectional Long-Short-Term Memory Conditional Random Field（BiLSTM-CRF）进行密码子映射规则的学习，已经实现了 CDS 的从头生成，并且具有较好的效果（Gong et al.，2023；Fu et al.，2020）。

2.3.2.3 mRNA 3′ UTR

3′ UTR 是 mRNA 分子中重要的部分，长度不固定，从几个到几千个不等。虽然 3′ UTR 优化很重要，但目前来说，对它的 AI 设计研究较少。但近几年，利用 AI 和机器学习来设计和优化 mRNA 3′ UTR 的功能已成为一个研究热点，特别是在基因治疗、疫苗开发等领域。

与 CDS 类似，3′ UTR 设计也可以被视为一个机器翻译任务。2023 年，美国的周小波研究团队使用人类参考基因组进行了 RNA-BART 模型的训练（Gong et al.，2023）。如图 2-10 所示。RNA-BART 是一种基于 BART（bidirectional and auto-regressive transformer）的深度学习模型，该模型专门用于序列的表示学习和任务特定的预测任务。RNA-BART 模型将这种架构扩展到 RNA 序列的理解和分析中，旨在解决与 RNA 相关的各种生物信息学任务。

2.3.2.4 RNA 适配体

AI 技术在 RNA 适配体设计中的应用主要集中在以下几个方面：从结构预测到功能优化、从序列设计到高效筛选。利用 AI 和深度学习的方法，可以加速 RNA 适配体的开发，提升其性能，并提高其在复杂生物环境中的应用潜力。该领域的研究被广泛应用到凝血酶结合适配体、传染病标记物结合适配体、癌症标记物结合适配体等方面（Lee et al.，2023）。此外，诸多其他领域的模型也可以迁移到 RNA 适配体的学习应用上。按时间顺序，主要有以下研究方法。

2015 年，基于机器学习方法，研究人员集成了 6 种机器学习的回归方法，提出了一个评分函数。这 6 种机器学习方法是多元线性回归、多元自适应回归样条（MARS）、k-最近邻域法、支持向量机（SVM）、随机森林和增长回归树（GBRT）。多元线性回归是统计方法，用于拟合一个线性模型，描述多个自变量对因变量的影响。它假设变量之间是线性关系，并通过最小化误差平方和找到最佳拟合。MARS 是一种非线性回归方法，通过分段函数和自适应节点来建模复杂的变量关系。它在捕捉数据中的非线性和交互效应时非常灵活，但可能过拟合。k-最近邻域法是一种简单的基于实例的算法，根据输入样本的 k 个最近邻来预测分类或回

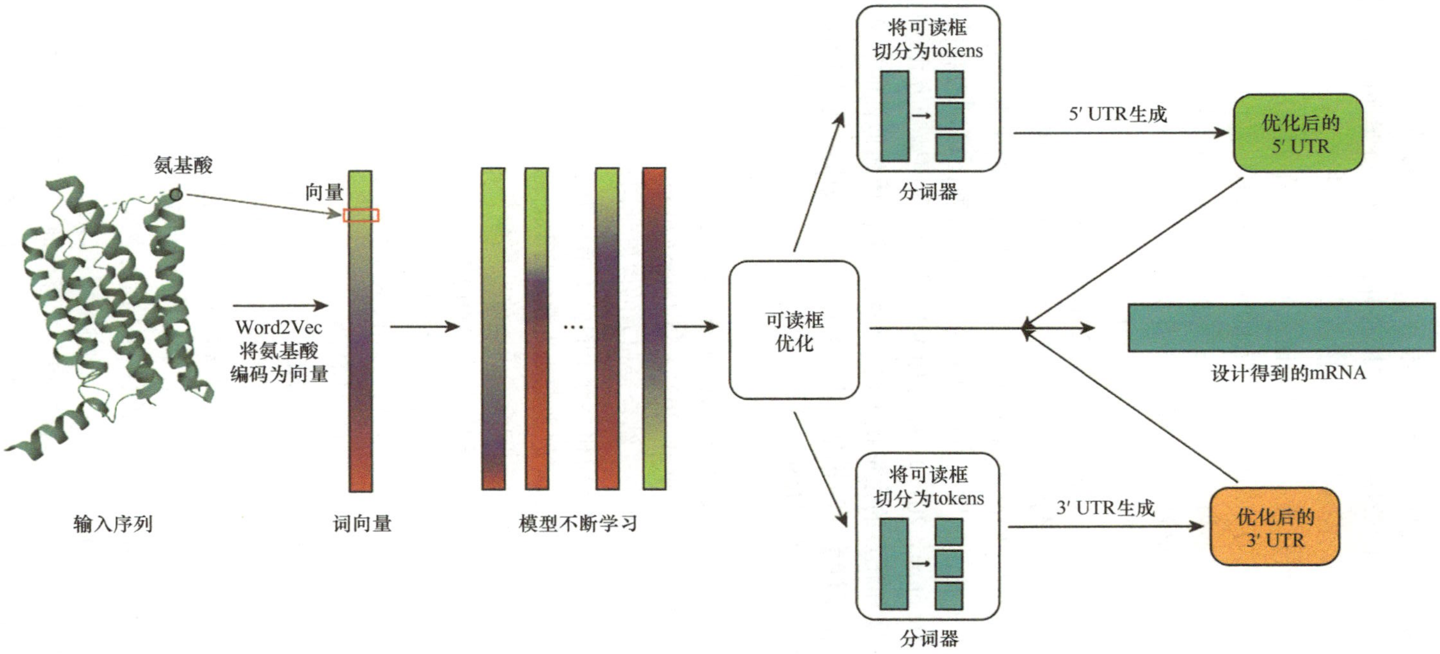

图 2-10　RNA-BART 的智能设计流程

归结果。它不需要模型训练，但对高维数据和数据分布敏感。SVM 通过找到一个超平面，将不同类别的数据最大程度地分开，适用于分类和回归任务。它在高维数据上表现优异，但对超参数选择和核函数敏感。随机森林是一种集成学习方法，通过训练多个决策树并结合其结果来提高模型的准确性和稳健性。它对噪声和过拟合具有较强的抵抗力，但在解释性方面较弱。GBRT 是一种增强学习方法，通过迭代训练一系列弱学习器（通常是决策树）来逐步减少预测误差。它在处理非线性问题和复杂数据集时表现出色，但计算成本较高。这 6 种方法相互补充，加权组成了最后的评分函数。6 种回归方法的参数和权重可以依据交叉验证的方式来进行调整（Ashtawy and Mahapatra，2012）。

研究表明，相似的药物更倾向于具有相似的靶点。基于这一发现，科学家们提出了 SimBoost 和 KronRLS 这两个工具。与上文的机器学习评分函数类似，SimBoost 是一个基于梯度提升回归树的非线性模型，可以相对精准地预测药物-靶点亲和力（He et al.，2017）。KronRLS 则是一种利用数学方式进行评分的方法，它通过计算药物和靶点的张量积来进行药物和蛋白质相似性的评分。

近些年，基于深度学习模型的人工智能方法也被应用到了 RNA 适配体研究。例如基于循环神经网络（RNN）、卷积神经网络（CNN）的 DeepAffinity 模型（Karimi et al.，2019）。类似的，使用 CNN 的模型还有 DeepDTA（Öztürk et al.，2018）、WideDTA（Öztürk et al.，2019）、tranDTA（Saadat et al.，2021）、DeepMHADTA（Deng et al.，2022）和 CSatDTA（Ghimire et al.，2022）。以 DeepAffinity 为例进行介绍，DeepAffinity 是一种用于预测蛋白质-小分子结合亲和力的深度学习模型。它通过 CNN 和 RNN 结合的方式，从蛋白质的结构和小分子的分子结构中学习到复杂的非线性关系。在该模型中，蛋白质的氨基酸序列被编码为数字序列，通常使用一种类似于词嵌入的技术将氨基酸转换为低维度的向量表示。这些向量传递给 CNN，以捕捉序列中的局部特征。小分子的结构信息通常通过 SMILES 字符串（简洁的分子表示法）输入。SMILES 字符串可以转换为分子图或图神经网络（GNN）的形式，然后进行进一步的学习。之后将两个特征进行融合，使用 RNN 进行预测即可。

此外，基于 GANs 模型的 GANsDTA 也是一种新方法和新思路。与传统的药物-靶标亲和力预测方法不同，GANsDTA 结合了生成模型和对抗训练的优点，旨在更准确地建模药物和靶标之间复杂的非线性关系。在训练过程中，生成器会基于药物分子（通常以 SMILES 表示）和靶标蛋白的特征（如氨基酸序列或结构特征），生成潜在的药物-靶标亲和力预测。生成器的目标是生成一个真实的、与真实亲和力值相似的数据。判别器的任务是判断生成的数据是否属于真实的数据集（即药物-靶标结合亲和力的数据）。判别器不仅判断生成的药物-靶标配对是否真实，还评估药物-靶标配对的结合亲和力是否合理。二者相互对抗，最终让生成器做到生成以假乱真。实验证明，在大型数据库上，GANsDTA 能表现出较好的性能（Zhao et al.，2020）。

2.3.2.5　Toehold 开关

Toehold 开关是一种人工合成的、可调控的非编码 RNA 结构，广泛应用于基因调控和合成生物学中。由于 Toehold 开关在设计和应用上的高度便捷性，以及 AI 技术的迅猛发展，不少科学家尝试利用 AI 技术对其展开了研究。近年来，针对 Toehold 开关的智能设计研究得到了迅速发展，科学家利用机器学习、计算生物学和深度学习等技术，优化其性能，提高其响应性和稳定性。

J.J. Collins 课题组在 Toehold 开关领域的研究中作出了极为突出的贡献。研究团队合成并测定了近十万个 Toehold 开关的表达数据，涵盖了 23 个病毒基因组和 906 个人类转录因子。在此之后，他们使用深度神经网络来预测这些 Toehold 开关的状态（Angenent-Mari et al.，2020）。此外，该研究团队还采用了人类可理解的注意力可视化方法（VIS4Map），成功区分了具有活性和无活性的 Toehold 开关的序列特征。这证明了通过深度学习可以直接分析 RNA 的序列，而不需要依赖机械热力学和动力学模型进行计算，为该领域研究提供了新思路和新方法。

另外，有研究团队构建了两个互补且正交的深度学习模型来揭示 Toehold 开关的设计规则（Valeri et al.，2020）。其中一个模型基于自然语言处理方法，提出了一种以核苷酸为核心的语言模型（nucleic-acid speech，NuSpeak）。在这个模型中，以 k-mer 为单位将序列划分为了一个个的“词”，整个 RNA 序列则被看作一句话，语言模型的编码器后接线性分类层，用于预测给定序列的活性。另一个模型基于计算机视觉的方法，用于 Toehold 开关序列的优化和重新设计，称之为序列优化与重设计模型（sequence-based toehold optimization and redesign model，STORM）。该模型通过两个卷积层分析 RNA 序列中的基序，能够进行可视化和模型解释，同时预测 Toehold 开关的状态。

这两个深度学习模型提供了不同的视角来理解和优化 Toehold 开关的设计，为 RNA 基因调控的精确控制提供了有力工具。

2.3.3　DNA 元件的智能设计

DNA 元件的智能设计是指通过计算机辅助和生物信息学方法来优化 DNA 序列，以实现特定生物学功能的设计方法。它结合了合成生物学、AI、机器学习和基因组学，目标是通过设计和调控 DNA 序列或其特定区域来创造新的生物功能或改造现有的生物体。

与 RNA 元件的智能设计类似，DNA 元件的智能设计也有着一些尚未解决的问题。例如，DNA 序列的功能往往依赖于其在特定生物系统中的上下文，因此设计时往往还需要考虑基因与基因的交互、基因与环境的交互，但目前并没有一个有效的模型能考虑如此复杂而多样的因素。此外，虽然我们已有一些方法（如机器学习、深度学习）来预测基因元件的功能，但目前对 DNA 序列与其生物学功能之间的关系理解仍然不完全，因此智能设计的结果也并不总是完全与预期一致。

接下来，笔者将从三种主要的 DNA 元件——启动子、增强子、终止子入手，介绍现有的一些 DNA 元件智能设计手段。

2.3.3.1 启动子

前文已经介绍，启动子是基因转录过程中的关键部分。现有的比较成熟的启动子设计方法大多依托生成式模型，比如 2020 年，由清华大学汪小我团队研发的、基于生成对抗网络的启动子设计（Wang et al.，2020）。生成对抗网络（generative adversarial networks，GAN）是一种深度学习模型，用于生成与真实数据分布相似的新数据。GANs 由生成器、判别器两个核心组件组成，两者通过对抗训练共同优化，即生成器试图生成更真实的数据以“骗过”判别器，而判别器试图区分真假数据。

在进行序列生成时，研究团队首先会利用 GANs 进行初步的设计，设计完成后利用一个启动子活性预测模型进行活性预测。在初步筛选后，实验人员会进行对应的生物化学实验，简单地进行生成效果的验证。之后，利用测得的实验数据进行活性预测模型的再次训练以进行模型的优化。如此循环迭代，最终得到的、具有调控活性的启动子序列占总数的 70%以上，具有良好的生成效果。另外，考虑到部分顺式调控元件的侧翼序列，该课题组还进行了专家知识的融合，通过将专家知识加入到深度学习模型中，课题组提出了用 Deep SEED 框架来设计启动子，也具有优良的效果（Zhang et al.，2023b）。

生成式模型多种多样，参照上述流程，可进行多种模型的序列设计。值得注意的是，汪小我团队已进行了启动子软件工具平台 Gpro 的搭建，该平台可使用多种模型进行序列的生成优化（Wang et al.，2024）。

具体而言，如图 2-11 所示，Gpro 进行设计的流程可分为三个部分：训练、优化、评估。首先，依据用户提供的训练数据和用户选择的生成模型，该平台会训练得到一个 DNA 启动子的生成模型。该模型的类别包括但不限于 GANs、VAE、Diffusion 等常见的生成式模型。训练完成后，模型会依据学习到的分布进行采样生成，这一步生成许多与天然序列相似但并不完全一致的新序列。随后，可以依据不同的方法进行序列的评估和优化。简单举例，可以使用一个活性预测模型和遗传算法的结合进行迭代优化，实现预测值的最大或最小优化，但问题是耗时长

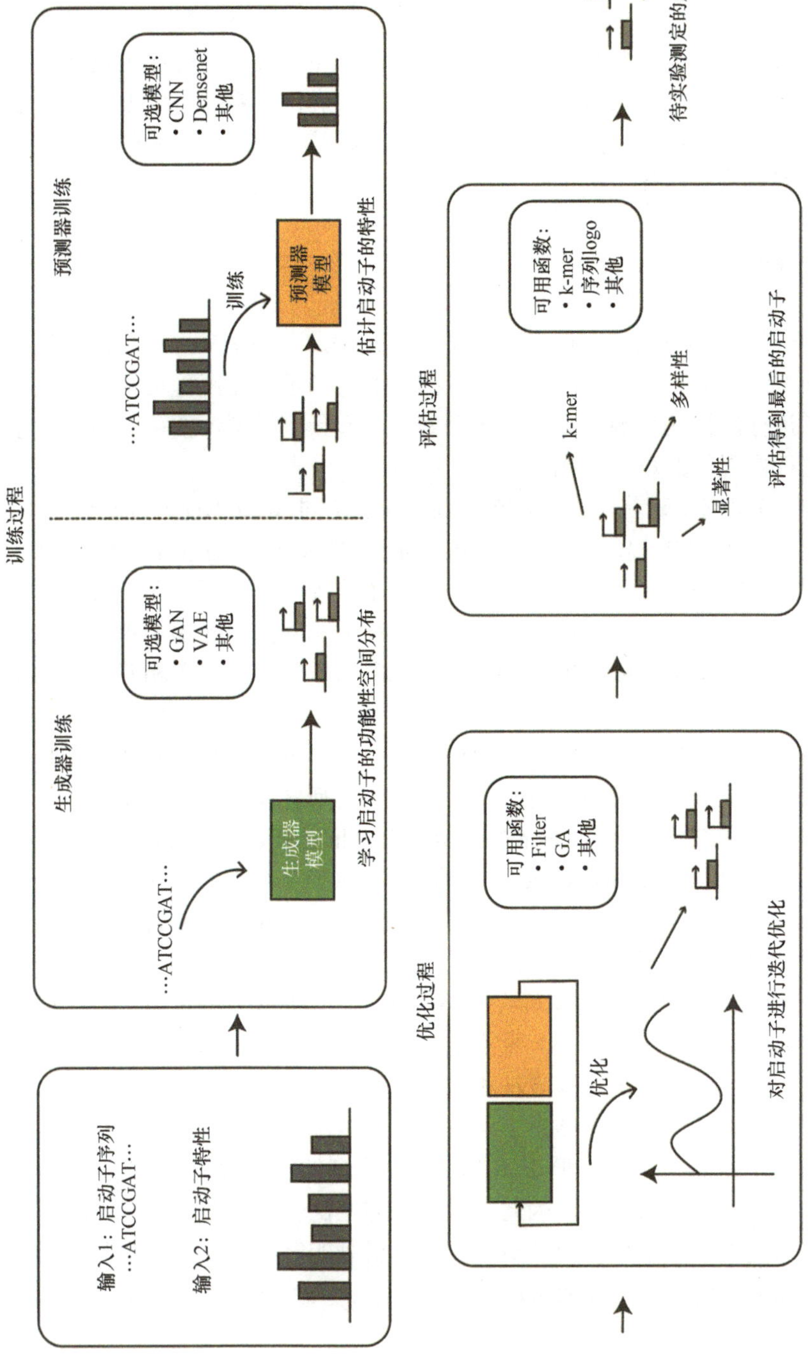

图 2-11　Gpro 设计流程

并在很大程度上依赖活性预测模型的性能。该平台综合了多种优化算法，如模拟退火、遗传漂变、梯度下降等，用户可以自由结合各个模块，使用预先训练好的模型进行序列的优化。平台封装了多种评估器，例如，k-mer：统计 k 个长度的字符串的分布来反映一个生物序列的组成特点；blast-n：查找目标序列是否与数据库中的已知序列具有显著相似性，从而推测功能或进化关系；序列 logo：展示多个序列的比对结果中保守位点的信息，显示每个碱基出现的频率及信息量。用户可依据这些评估指标进行生物实验的验证。

2.3.3.2 增强子

与启动子类似，增强子也是重要的 DNA 元件，近些年来，有关增强子的人工智能设计方法也取得了极大的突破。从前文的启动子优化流程可知，在优化过程中免不了进行活性的预测，只要有一个好的活性预测模型，便可套用启动子的设计方法进行增强子的设计优化。

2020 年，有研究团队首先将碱基映射到词向量空间（word2vec），随后使用 CNN 进行 DNA 序列特征的提取，得到了 iEnhancerCNN 这一增强子活性预测工具（Khanal et al.，2020）。这一方法给研究人员提供了启发，随后一年，又有研究团队引入双向门控递归单元，设计了一个包含 CNN 和双向门控递归单元的混合神经网络。此模型不使用 DNA 以外的信息即可进行增强子-启动子相互作用的预测（Min et al.，2021）。

使用模型进行活性预测的思想并不稀奇，但很多时候模型的性能会受限于数据集的大小，使得预测结果并不精准。2022 年，有研究团队从数据集入手，提供了更好的增强子活性预测模型 DeepSTARR（de Almeida et al.，2022）。在该研究中，研究团队使用 UMI-STARR-seq 技术得到了果蝇 S2 细胞中的两类增强子的全基因组高分辨率定量活性图谱。在实验中测定得到了 11 658 个发育基因的增强子和 7062 个管家基因的增强子，在此基础上进行了活性预测模型 DeepSTARR 的构建。DeepSTARR 是一种基于卷积神经网络的深度学习模型，由卷积层和全连接层组成，模型结构并不复杂。但是大量实验数据使得模型还是能够较为精确地捕捉序列中的调控特征。与传统实验方法相比，该模型还能快速预测增强子活性，节省了大量实验时间和成本。从结果上看，研究团队基于该模型生成的特定活性的增强子在实验上得到了验证。但事实上，当前模型的训练数据主要来自果蝇 S2 细胞，是基于特定实验条件的，因此可能无法完全泛化到其他生物背景或环境。尽管模型可以提供预测结果，但其对基因调控机制的解释仍需结合实验验证，这些都是我们在未来的研究中需要考虑的。

2.3.3.3　终止子

尽管不同的 DNA 元件存在着很多区别，但往往有一些共同的设计思路和方法。例如，具有活性的生物元件均可通过活性预测模型和遗传算法之类的优化算法结合进行最大（最小）活性生物元件的设计。因此，相同的方法不过多赘述，本节着重介绍与终止子设计相关的不同算法。

2019 年，有研究团队使用 SVM 设计了一款终止子识别工具 iTerm-PseKNC（Feng et al.，2019）。SVM 是一种监督学习模型，常用于分类问题。它通过构建一个或多个超平面，将数据划分为不同类别，目标是找到分类误差最小且具有最大间隔的分割超平面。该团队对大肠杆菌和枯草芽孢杆菌的终止子进行分类测试，均取得了良好的效果，证明了该模型或可成为细菌终止子识别的强大工具。显然，该模型可作为 GANs 模型的判别器，进行生成序列的真假判别，辅助终止子的生成。

除了基于大量数据的模型优化，也可以通过引入关键特征的方式进行计算机辅助设计。2021 年，周哲敏教授团队提出了计算机辅助人工终止子设计的新方法（Cui et al.，2021）。该团队整理出了终止子序列-功能相关性分析（SAR）数据集，该数据集揭示了终止子茎-环结构和上下游配对序列会影响终止效率的热力学参数。通过提取与终止子功能相关的热力学参数，借助生物信息学软件，实现了序列的模块化从头设计。实验测得：生成序列大部分具有良好的终止性能，并在不同的革兰氏阳性菌和阴性菌中表现良好。更令人惊喜的是，研究团队还发现，通过调节终止子茎-环结构和上下游配对序列长度能梯度式调控终止效率，可以根据实际需求量身定制。

2.4　生物元件设计优化的发展趋势

生物元件设计优化是近年来生物工程、合成生物学、精准医疗等领域的研究热点，随着科学技术的不断进步，这一领域的发展呈现出多维度、多层次的趋势。特别是在算法方向、元件交叉、理性智能设计、组合与多模态数据融合等方面的突破，不仅推动了基础生物学研究的深入，也促进了生物元件在工业、医学及其他应用领域的广泛应用。

2.4.1　算法方向的发展与生物元件优化的结合

随着生物学研究的深入，算法的应用在生物元件设计优化中发挥着越来越重要的作用。从最初的基于规则的设计方法到现在的机器学习与深度学习的应用，算法在加速生物元件的发现、设计与优化中起到了至关重要的作用。尤其是近年来，基因组学、转录物组学、蛋白质组学等大数据的积累，为算法的发展提供了丰富的训练材料，促使算法能够在海量数据中识别潜在且具备功能的生物元件。

此外，预训练的大模型正在不断应用到生物元件设计优化领域。前文介绍的大多数模型都是针对某种特定种类的生物元件，不同生物的不同元件往往需要单独设计。但生物元件种类数浩如烟海，单独训练显然耗时耗力，因此整合多种生物元件的基础模型必然是未来的发展趋势。现在已经有了许多基础模型的尝试，比如近些年新兴的 Evo 模型（Nguyen et al.，2024）和 ERNIE-RNA 模型（Yin et al.，2024）。Evo 模型是一个基于 StripedHyena 的基础模型，该模型在原核生物和噬菌体基因组上进行了预训练，获得了对 DNA 语言的基本理解，可以预测 DNA 的功能或生成新的 DNA 序列。同时，该模型表现了极为优秀的泛化能力。ERNIE-RNA 模型则是一个在 ncRNA 上进行预训练的 BERT 大模型，通过 RNA 碱基配对规则的引入，极大地增强了预训练模型的表征能力。可以预见，随着大模型的引入，集成的生物元件设计将成为可能。

2.4.2 元件交叉的创新与协同优化

生物元件设计的优化不仅仅局限于单一领域的探索，更是多个领域交叉融合的过程。DNA、RNA 与蛋白质之间的相互作用与协同工作，决定了生物元件在细胞中的功能表现。遗憾的是，出于复杂度的考虑和人类对这些相互作用的认知不足，现有的设计方法往往不会考虑相互协调作用。因此，元件交叉的创新成为生物元件设计优化中的一个重要趋势。尤其是在基因编辑技术、RNA 干扰、蛋白质工程等领域的发展中，跨领域的元件协同优化显示出极大的潜力。

以基因调控为例，传统的基因编辑多依赖于直接修改 DNA 序列，但随着 RNA 干扰技术的发展，科学家们可以通过调控 RNA 的稳定性或翻译效率，间接影响基因表达。此外，蛋白质工程的进展使得研究人员能够设计出能够与特定 DNA/RNA 序列结合的蛋白质，从而精确调控目标基因的表达水平。在这种元件交叉的设计理念下，科学家们不仅要考虑单一元件的优化，还需要思考如何通过多种元件的组合和相互作用，来实现更加精细和高效的基因调控。

这种跨元件的设计思路，推动了更加复杂的生物系统的构建，如合成基因回路、人工细胞等。通过将不同类型的生物元件（如启动子、操控子、调控因子等）结合在一起，形成一个可控的生物功能系统，研究人员能够在更大的尺度上设计和优化生物元件的功能。这种跨领域的交叉设计，不仅提升了生物元件的性能，也使得它们在实际应用中更加灵活。

2.4.3 理性智能设计与精准控制

理性智能设计是生物元件优化的又一重要发展方向。在传统的合成生物学中，元件设计往往依赖于大量的实验数据和经验积累，而随着计算技术和人工智能的进步，理性智能设计正逐步取代传统的经验性设计方法。通过对基因组数据、蛋白质结构信息，以及功能数据的综合分析，理性智能设计能够根据已知的生物学规律和目标功能，准确预测和优化生物元件的设计。

这一方向的突破，主要依赖于精准的计算工具和先进的生物信息学技术。以蛋白质设计为例，利用分子对接、分子动力学模拟等技术，科学家可以设计出具有特定功能的蛋白质分子，并通过理性优化，提高其活性和稳定性。此外，在 RNA 结构设计和基因调控系统的构建中，理性智能设计也展现了强大的优势。通过优化 RNA 分子结构或调整基因调控元件的组合，可以使得生物元件在细胞中的表现更加精确和可控。

理性智能设计不仅优化了生物元件的性能，还为定制化的治疗方法提供了理论支持。例如，在癌症治疗中，基因编辑和 RNA 干扰技术的精准调控能够在不影响正常基因表达的情况下，特异性地抑制癌症相关基因的活性，从而达到治疗效果。随着智能设计技术的不断进步，未来有望实现更加个性化和精准化的治疗方案。

2.4.4　多模态数据融合与突破

多模态数据融合是当前生物元件设计优化中的一个重要趋势。生物学中涉及的数据种类繁多，包括基因组数据、转录物组数据、蛋白质组数据、表观遗传数据等，这些数据相互关联且具有不同的维度。如何将这些数据有效融合，并从中提取出有价值的信息，是当前面临的一大挑战。

通过多模态数据融合技术，研究人员能够全面分析生物系统中的不同元件如何相互作用，从而更好地设计和优化生物元件。例如，基因表达的变化不仅受到 DNA 序列的影响，还受到 RNA 的剪接、翻译后修饰等多个层面的调控。通过将这些不同类型的数据结合起来，可以更准确地描绘出生物系统的整体图景，从而为设计优化提供更加全面的支持。与此同时，基于多模态数据的深度学习方法也被广泛应用于生物元件优化，能够自动识别不同数据之间的关系，并预测生物元件在不同条件下的表现。

多模态数据融合的突破，不仅为生物元件设计提供了更为精准的参考，也推动了精准医学的发展。例如，在癌症的个性化治疗中，结合基因组、转录物组和蛋白质组等多模态数据，可以更加全面地了解癌症的分子机制，并为每个患者量身定制治疗方案。

2.4.5　生物元件的功能优化

生物元件的功能测试是优化过程中不可或缺的一环。虽然理论设计和计算模拟能够提供一定的参考，但最终的功能验证仍需要通过实验来实现。随着合成生物学的发展，生物元件的测试也变得更加高效和自动化。高通量筛选技术的出现，使得大量的生物元件可以在短时间内进行功能验证，也因此大大加快了生物元件的开发进程。

在功能测试的过程中，研究人员不仅要评估单一生物元件的表现，还要关注生物元件之间的相互作用，确保在实际应用中能够发挥预期的效果。例如，在基因调控系统中，需要测试不同的启动子、操控子、调节因子等元件是否能够有效地调控目标基因的表达。此外，实验室自动化技术的发展，使得高通量的功能测试能够更快地反馈实验结果，从而进一步指导生物元件的优化和组合设计。

总之，生物元件设计优化的未来将是一个多学科交叉、数据驱动、智能设计的过程。随着算法、元件交叉、理性智能设计，以及多模态数据融合等方面的不断进步，生物元件的优化将更加高效、精确，并在更多领域发挥重要作用。从基础的基因编辑到复杂的生物系统构建，生物元件的优化将为我们提供更多创新的生物学解决方案。

参 考 文 献

雷长海, 胡适, 毛瑞雪. 2024. 合成生物学: 理论、方法与应用. 北京: 科学出版社: 270.

Ahmed F, Benedito V A, Zhao P X. 2011. Mining functional elements in messenger RNAs: overview, challenges, and perspectives. Frontiers in Plant Science, 2: 84.

Alley E C, Khimulya G, Biswas S, et al. 2019. Unified rational protein engineering with sequence-based deep representation learning. Nature Methods, 16(12): 1315-1322.

Angenent-Mari N M, Garruss A S, Soenksen L R, et al. 2020. A deep learning approach to programmable RNA switches. Nature Communications, 11(1): 5057.

Ashtawy H M, Mahapatra N R. 2012. A comparative assessment of ranking accuracies of conventional and machine-learning-based scoring functions for protein-ligand binding affinity prediction. IEEE/ACM Transactions on Computational Biology and Bioinformatics, 9(5): 1301-1313.

Baek M, DiMaio F, Anishchenko I, et al. 2021. Accurate prediction of protein structures and interactions using a three-track neural network. Science, 373(6557): 871-876.

Bahiri-Elitzur S, Tuller T. 2021. Codon-based indices for modeling gene expression and transcript evolution. Computational and Structural Biotechnology Journal, 19: 2646-2663.

Blackwood E M, Kadonaga J T. 1998. Going the distance: a current view of enhancer action. Science, 281(5373): 60-63.

Born J, Manica M. 2023. Regression transformer enables concurrent sequence regression and generation for molecular language modelling. Nature Machine Intelligence, 5: 432-444.

Brandes N, Ofer D, Peleg Y, et al. 2022. ProteinBERT: a universal deep-learning model of protein sequence and function. Bioinformatics, 38(8): 2102-2110.

Cao J C, Novoa E M, Zhang Z Z, et al. 2021. High-throughput 5' UTR engineering for enhanced protein production in non-viral gene therapies. Nature Communications, 12(1): 4138.

Chen C K, Cheng R, Demeter J, et al. 2021a. Structured elements drive extensive circular RNA translation. Molecular Cell, 81(20): 4300-4318.e13.

Chen Z H, Hu L, Zhang B T, et al. 2021b. Artificial intelligence in aptamer-target binding prediction. International Journal of Molecular Sciences, 22(7): 3605.

Chu Y Y, Yu D, Li Y P, et al. 2024. A 5' UTR language model for decoding untranslated regions of mRNA and function predictions. Nature Machine Intelligence, 6(4): 449-460.

Cui W J, Lin Q, Hu R C, et al. 2021. Data-driven and in silico-assisted design of broad host-range minimal intrinsic terminators adapted for bacteria. ACS Synthetic Biology, 10(6): 1438-1450.

Dallago C, Mou J, Johnston K E, et al. 2022. FLIP: Benchmark tasks in fitness landscape inference for proteins. bioRxiv. https: //doi.org/10.1101/2021.11.09.467890

Dauparas J, Anishchenko I, Bennett N, et al. 2022. Robust deep learning-based protein sequence design using ProteinMPNN. Science, 378(6615): 49-56.

de Almeida B P, Reiter F, Pagani M, et al. 2022. DeepSTARR predicts enhancer activity from DNA sequence and enables the *de novo* design of synthetic enhancers. Nature Genetics, 54(5): 613-624.

Deng L, Zeng Y Y, Liu H, et al. 2022. DeepMHADTA: prediction of drug-target binding affinity using multi-head self-attention and convolutional neural network. Current Issues in Molecular Biology, 44(5): 2287-2299.

Ding X Q, Zou Z T, Brooks Iii C L. 2019. Deciphering protein evolution and fitness landscapes with latent space models. Nature Communications, 10(1): 5644.

Du Z Y, Su H, Wang W K, et al. 2021. The trRosetta server for fast and accurate protein structure prediction. Nature Protocols, 16(12): 5634-5651.

Elnaggar A, Heinzinger M, Dallago C, et al. 2022. ProtTrans: toward understanding the language of life through self-supervised learning. IEEE Transactions on Pattern Analysis and Machine Intelligence, 44(10): 7112-7127.

Fan X J, Yang Y, Chen C Y, et al. 2022. Pervasive translation of circular RNAs driven by short IRES-like elements. Nature Communications, 13(1): 3751.

Feng C Q, Zhang Z Y, Zhu X J, et al. 2019. iTerm-PseKNC: a sequence-based tool for predicting bacterial transcriptional terminators. Bioinformatics, 35(9): 1469-1477.

Ferruz N, Schmidt S, Höcker B., 2022. ProtGPT2 is a deep unsupervised language model for protein design. Nature Communications, 13(1): 4348.

Fu H G, Liang Y B, Zhong X Q, et al. 2020. Codon optimization with deep learning to enhance protein expression. Scientific Reports, 10(1): 17617.

Fujimoto M S, Bodily P M, Lyman C A, et al. 2017. Learning the language of genes: representing global Codon bias with deep language models. https://digitalcommons.usu.edu/spacegrant/2017/Session2/4.[2025-3-8]

Ghimire A, Tayara H, Xuan Z Y, et al. 2022. CSatDTA: prediction of drug-target binding affinity using convolution model with self-attention. International Journal of Molecular Sciences, 23(15): 8453.

Gong H R, Wen J G, Luo R H, et al. 2023. Integrated mRNA sequence optimization using deep learning. Briefings in Bioinformatics, 24(1): bbad001.

Green A A, Silver P A, Collins J J, et al. 2014. Toehold switches: *de-novo*-designed regulators of gene expression. Cell, 159(4): 925-939.

Grigoryan G, DeGrado W F. 2011. Probing designability via a generalized model of helical bundle geometry. Journal of Molecular Biology, 405(4): 1079-1100.

Haller A, Altman R B, Soulière M F, et al. 2013. Folding and ligand recognition of the TPP riboswitch aptamer at single-molecule resolution. Proceedings of the National Academy of Sciences of the United States of America, 110(11): 4188-4193.

He T, Heidemeyer M, Ban F Q, et al. 2017. SimBoost: a read-across approach for predicting drug-target binding affinities using gradient boosting machines. Journal of Cheminformatics, 9(1): 24.

Hinnebusch A G, Ivanov I P, Sonenberg N. 2016. Translational control by 5'-untranslated regions of eukaryotic mRNAs. Science, 352(6292): 1413-1416.

Huang B, Xu Y, Hu X H, et al. 2022. A backbone-centred energy function of neural networks for protein design. Nature, 602(7897): 523-528.

Huang Y, Shen X J, Zou Q, et al. 2011. Biological functions of microRNAs: a review. Journal of Physiology and Biochemistry, 67(1): 129-139.

Ingraham J B, Baranov M, Costello Z, et al. 2023. Illuminating protein space with a programmable generative model. Nature, 623(7989): 1070-1078.

Jia L F, Mao Y H, Ji Q Q, et al. 2020. Decoding mRNA translatability and stability from the 5' UTR. Nature Structural & Molecular Biology, 27(9): 814-821.

Joh N H, Wang T, Bhate M P, et al. 2014. *De novo* design of a transmembrane Zn^{2+}-transporting four-helix bundle. Science, 346(6216): 1520-1524.

Johansson J, Mandin P, Renzoni A, et al. 2002. An RNA thermosensor controls expression of virulence genes in *Listeria monocytogenes*. Cell, 110(5): 551-561.

Jumper J, Evans R, Pritzel A, et al. 2021. Highly accurate protein structure prediction with AlphaFold. Nature, 596(7873): 583-589.

Karimi M, Wu D, Wang Z Y, et al. 2019. DeepAffinity: interpretable deep learning of compound-protein affinity through unified recurrent and convolutional neural networks. Bioinformatics, 35(18): 3329-3338.

Karollus A, Avsec Ž, Gagneur J. 2021. Predicting mean ribosome load for 5'UTR of any length using deep learning. PLoS Computational Biology, 17(5): e1008982.

Khanal J, Tayara H, Chong K T. 2020. Identifying enhancers and their strength by the integration of word embedding and convolution neural network. IEEE Access, 8: 58369-58376.

Klein J C, Agarwal V, Inoue F, et al. 2020. A systematic evaluation of the design and context dependencies of massively parallel reporter assays. Nature Methods, 17(11): 1083-1091.

Koudritsky M, Domany E. 2008. Positional distribution of human transcription factor binding sites. Nucleic Acids Research, 36(21): 6795-6805.

Kristensen L S, Andersen M S, Stagsted L V W, et al. 2019. The biogenesis, biology and characterization of circular RNAs. Nature Reviews Genetics, 20(11): 675-691.

Kuehner J N, Pearson E L, Moore C. 2011. Unravelling the means to an end: RNA polymerase II transcription termination. Nature Reviews Molecular Cell Biology, 12(5): 283-294.

Kulaeva O I, Nizovtseva E V, Polikanov Y S, et al. 2012. Distant activation of transcription: mechanisms of enhancer action. Molecular and Cellular Biology, 32(24): 4892-4897.

Lee K M, Chen C J, Shih S R. 2017. Regulation mechanisms of viral IRES-driven translation. Trends in Microbiology, 25(7): 546-561.

Lee S J, Cho J, Lee B H, et al. 2023. Design and prediction of aptamers assisted by in silico methods. Biomedicines, 11(2): 356.

Leppek K, Byeon G W, Kladwang W, et al. 2022. Combinatorial optimization of mRNA structure, stability, and translation for RNA-based therapeutics. Nature Communications, 13(1): 1536.

Liang H H, Dr H C, Dr K F, et al. 2009. *De novo* design of a βαβ motif. Angewandte Chemie International Edition, 48(18): 3301-3303.

Lin Z M, Akin H, Rao R, et al. 2023. Evolutionary-scale prediction of atomic-level protein structure with a language model. Science, 379(6637): 1123-1130.

Linares-Fernández S, Lacroix C, Exposito J Y, et al. 2020. Tailoring mRNA vaccine to balance innate/adaptive immune response. Trends in Molecular Medicine, 26(3): 311-323.

Linder J, Bogard N, Rosenberg A B, et al. 2020. A generative neural network for maximizing fitness and diversity of synthetic DNA and protein sequences. Cell Systems, 11(1): 49-62.e16.

Linder J, Seelig G. 2021. Fast activation maximization for molecular sequence design. BMC Bioinformatics, 22(1): 510.

Liu D. 2009. Design of gene constructs for transgenic maize. Transgenic Maize: Methods and Protocols : 3-20.

Liu Y, Kuhlman B. 2006. RosettaDesign server for protein design. Nucleic Acids Research, 34: W235-W238.

Madani A, Krause B, Greene E R, et al. 2023. Large language models generate functional protein sequences across diverse families. Nature Biotechnology, 41(8): 1099-1106.

Mayr C. 2019. What are 3′ UTRs doing? Cold Spring Harbor Perspectives in Biology, 11(10): a034728.

Mignone F, Gissi C, Liuni S, et al. 2002. Untranslated regions of mRNAs. Genome Biology, 3(3): reviews0004.

Min X P, Ye C M, Liu X R, et al. 2021. Predicting enhancer-promoter interactions by deep learning and matching heuristic. Briefings in Bioinformatics, 22(4): bbaa254.

Nair T M, Kulkarni B D. 1994. On the consensus structure within the *E. coli* promoters. Biophysical Chemistry, 48(3): 383-393.

Nechooshtan G, Elgrably-Weiss M, Sheaffer A, et al. 2009. A pH-responsive riboregulator. Genes & Development, 23(22): 2650-2662.

Nguyen E, Poli M, Durrant M G, et al. 2024. Sequence modeling and design from molecular to genome scale with Evo. Science , 386: eado9336.

Nissim L, Wu M R, Pery E, et al. 2017. Synthetic RNA-based immunomodulatory gene circuits for cancer immunotherapy. Cell, 171(5): 1138-1150.e15.

Notin P, Weitzman R, Marks D, et al. 2024. ProteinNPT: improving protein property prediction and design with non-parametric transformers. Advances in Neural Information Processing Systems, 36.

Ogbourne S, Antalis T M. 1998. Transcriptional control and the role of silencers in transcriptional regulation in eukaryotes. Biochemical Journal, 331: 1-14.

Lander E S, Linton L M, Birren B, et al. 2001. Initial sequencing and analysis of the human genome. Nature, 409: 860-921.

Öztürk H, Özgür A, Ozkirimli E. 2018. DeepDTA: deep drug-target binding affinity prediction. Bioinformatics, 34(17): i821-i829.

Öztürk H, Ozkirimli E, Özgür A, et al. 2019. WideDTA: prediction of drug-target binding affinity. https: //arxiv.org/abs/1902.04166v1.

Palazzo A F, Lee E S. 2015. Non-coding RNA: what is functional and what is junk? Frontiers in Genetics, 6: 2.

Pang B X, van Weerd J H, Hamoen F L, et al. 2023. Identification of non-coding silencer elements and their regulation of gene expression. Nature Reviews Molecular Cell Biology, 24(6): 383-395.

Pelletier J, Sonenberg N. 1988. Internal initiation of translation of eukaryotic mRNA directed by a sequence derived from poliovirus RNA. Nature, 334(6180): 320-325.

Pennacchio L A, Bickmore W, Dean A, et al. 2013. Enhancers: five essential questions. Nature Reviews Genetics, 14(4): 288-295.

Porrua O, Boudvillain M, Libri D. 2016. Transcription termination: variations on common themes. Trends in Genetics, 32(8): 508-522.

Ramesh A, Wakeman C A, Winkler W C. 2011. Insights into metalloregulation by M-box riboswitch RNAs via structural analysis of manganese-bound complexes. Journal of Molecular Biology, 407(4): 556-570.

Saadat M, Behjati A, Zare-Mirakabad F, et al. 2021. Drug-Target Binding Affinity Prediction Using Transformers. bioRxiv : 2021.2009.2030.462610.

Sample P J, Wang B, Reid D W, et al. 2019. Human 5' UTR design and variant effect prediction from a massively parallel translation assay. Nature Biotechnology, 37(7): 803-809.

Schmitt L T, Paszkowski-Rogacz M, Jug F, et al. 2022. Prediction of designer-recombinases for DNA editing with generative deep learning. Nature Communications, 13(1): 7966.

Solovyev V V, Shahmuradov I A, Salamov A A. 2010. Identification of promoter regions and regulatory sites. Computational Biology of Transcription Factor Binding: 57-83.

Southwood D, Ranganathan S. 2019. Genome databases and browsers// Ranganathan S, Gribskov M, Nakai K et al. eds. Encyclopedia of Bioinformatics and Computational Biology: ABC of Bioinformatics. Amsterdam: Elsevier: 251-256.

Steinegger M, Söding J. 2018. Clustering huge protein sequence sets in linear time. Nature Communications, 9(1): 2542.

Valeri J A, Collins K M, Ramesh P, et al. 2020. Sequence-to-function deep learning frameworks for engineered riboregulators. Nature Communications, 11(1): 5058.

Venter J C, Smith H O, Adams M D. 2015. The sequence of the human genome. Clinical Chemistry, 61(9): 1207-1208.

Wang H C, Du Q X, Wang Y, et al. 2024. GPro: generative AI-empowered toolkit for promoter design. Bioinformatics, 40(3): btae123.

Wang Y, Wang H C, Wei L, et al. 2020. Synthetic promoter design in *Escherichia coli* based on a deep generative network. Nucleic Acids Research, 48(12): 6403-6412.

Watson J L, Juergens D, Bennett N R, et al. 2023. *De novo* design of protein structure and function with RFdiffusion. Nature, 620(7976): 1089-1100.

Weingarten-Gabbay S, Elias-Kirma S, Nir R, et al. 2016. Comparative genetics. Systematic discovery of cap-independent translation sequences in human and viral genomes. Science, 351(6270):

aad4939.

West A G, Gaszner M, Felsenfeld G. 2002. Insulators: many functions, many mechanisms. Genes & Development, 16(3): 271-288.

Win M N, Smolke C D. 2007. A modular and extensible RNA-based gene-regulatory platform for engineering cellular function. Proceedings of the National Academy of Sciences of the United States of America, 104(36): 14283-14288.

Xiong P, Hu X H, Huang B, et al. 2020. Increasing the efficiency and accuracy of the ABACUS protein sequence design method. Bioinformatics, 36(1): 136-144.

Xiong P, Wang M, Zhou X Q, et al. 2014. Protein design with a comprehensive statistical energy function and boosted by experimental selection for foldability. Nature Communications, 5: 5330.

Yang K K, Wu Z, Arnold F H. 2019. Machine-learning-guided directed evolution for protein engineering. Nature Methods, 16(8): 687-694.

Yin W, Zhang Z, He L, et al. 2024. ERNIE-RNA: An RNA Language Model with Structure-enhanced Representations. bioRxiv : 2024.2003.2017.585376.

Zhang H, Zhang L, Lin A, et al. 2023a. Algorithm for optimized mRNA design improves stability and immunogenicity. Nature, 621(7978): 396-403.

Zhang P C, Wang H C, Xu H W, et al. 2023b. Deep flanking sequence engineering for efficient promoter design using DeepSEED. Nature Communications, 14(1): 6309.

Zhao L L, Wang J J, Pang L, et al. 2020. GANsDTA: predicting drug-target binding affinity using GANs. Frontiers in Genetics, 10: 1243.

第3章 基因编辑

基因编辑技术是当前生物学和医学领域最具潜力的前沿工具之一，凭借其精确操控核酸序列的能力，为探究基因功能、改善农作物性状以及治疗遗传疾病等提供了前所未有的机遇。最初的基因编辑手段主要包括锌指核酸酶（ZFN）和转录激活因子样效应物核酸酶（TALEN）。这些工具通过人工设计的 DNA 结合模块与核酸酶结构域相融合，切割特定 DNA 位点，从而触发 DNA 损伤修复途径，最终完成靶基因的改造。然而，ZFN 和 TALEN 的设计过程复杂冗长，且在序列识别的特异性和编辑效率方面存在一定局限性，导致其在实际应用中难以大规模推广。

随后问世的 CRISPR/Cas 系统迅速改变了这一局面。作为源自细菌和古细菌天然获得性免疫机制的工具，CRISPR/Cas 通过对目标序列的精确识别和切割，兼具设计简易、效率高、特异性强和成本相对较低等优点，从而成为了迄今为止最具影响力的基因编辑工具之一。根据所针对的核酸类型，可将 CRISPR/Cas 家族划分为多种亚型，其中最常用的包括 Cas9（II 型，主要靶向 DNA）、Cas12（V 型，主要靶向 DNA）和 Cas13（VI 型，能够作用于 RNA）。Cas9 和 Cas12 通过在目标双链 DNA 上产生不同形式的切口（双链断裂或缺口），诱导细胞的非同源末端连接（NHEJ）或同源重组（HDR），从而进行基因组改造；Cas13 则可以识别并切割特定 RNA 分子，在转录或转录后水平实现对基因表达的调控。

在此基础上，研究者们又推动了 CRISPR/Cas 技术的进一步演化。

（1）碱基编辑（base editing，BE）：通过将失活的或缺口酶化的 Cas 蛋白与脱氨酶（如 APOBEC、TadA 等）融合，实现对目标位点 DNA 上单一碱基的精准转换，而无需造成双链断裂。碱基编辑系统可以区分碱基类型，从而实现 C→T 或 A→G 等高效、低脱靶率的精确操作。由于无需大规模依赖 HDR 途径，碱基编辑在体内应用时往往具有更稳定和更高效的表现，也更易于避免过度的非特异性破坏。

（2）引导编辑（prime editing，PE）：将 nickase 版本的 Cas9（Cas9n）与逆转录酶（M-MLV RT）相结合，并使用一种称为 pegRNA（prime editing guide RNA）的特殊 RNA 分子来指导编辑。pegRNA 包含逆转录模板和引物结合区，Cas9n 先在目标 DNA 的特定位点上产生单链切口，随后逆转录酶可根据模板将新序列精确地整合至基因组，从而实现单碱基替换、插入或缺失等多种类型的基因改造。相对于 BE 而言，PE 窗口更广，可实现全部 12 种碱基替换，但编辑效率尚需不断优化，未来仍有进一步迭代升级的空间。

（3）RNA 水平编辑（以 Cas13 为代表）：不同于针对 DNA 的 Cas9/Cas12，Cas13 能够特异性地识别并切割 RNA 分子，在转录层面干扰蛋白质翻译或影响 RNA 稳定性。由于不必担心 RNA 编辑对基因组产生永久性修饰，因此该技术也有望成为调控基因表达、应对可逆性病理变化以及抗病毒治疗等的有力工具。通过与 RNA 脱氨酶或其他功能蛋白结合，还可以实现对 mRNA 的更精细修饰，如单碱基水平的修饰、RNA 结构调控或剪接调控等。

随着上述 DNA 编辑和 RNA 编辑技术的不断成熟，其在临床及科研中展现出广阔的应用前景。对于罕见遗传病、肿瘤、心血管疾病等，基因编辑技术有望通过靶向修复或调控致病基因，打破传统治疗依赖对症护理的局限，真正从根本上改善病程发展。对于农业和工业微生物工程，利用碱基编辑或引导编辑可以更迅速地培育具备抗逆性、优质产量或特定代谢功能的新品种，为解决粮食短缺、环境保护等提供切实可行的方案。

然而，基因编辑仍面临诸多挑战：安全性方面，脱靶效应一直是亟待解决的问题，需要开发具有更高保真度的 Cas 变体或更严谨的多重筛选流程；效率方面，一些组织或细胞在递送基因编辑试剂时效率低下，尚需改进载体或探索更优递送策略；伦理与监管层面，亟须建立全球范围内的法律法规与社会共识，以确保基因编辑朝着有序、可控的方向发展。

总的来说，从 ZFN、TALEN 再到 CRISPR/Cas 系统，基因编辑技术的不断迭代，为生命科学的基础研究和转化应用带来了前所未有的机遇与挑战。碱基编辑与引导编辑的出现，为研究者们提供了更加丰富、多元的编辑选择，可精确地实现单碱基替换与小片段插入或缺失；基于 Cas13 的 RNA 编辑则为某些疾病或生物学过程提供了更加可逆、更具柔性的调控方式。随着不断深入的蛋白工程改造、纳米颗粒或病毒载体等递送技术的发展，以及对基因组和转录物组安全性的持续监测与评估，基因编辑工具的可靠性与实用价值必将逐步提升，并在不远的将来深刻影响医学、农业与工业等各大领域。研究者们正携手努力，期望能够将这些新兴技术切实转变为临床与产业发展的核心动力，让人类更加自由地书写基因的脚本，进而推动社会的全面进步。

3.1 DNA 编辑器

3.1.1 Cas9 基因编辑技术

Cas9 是 CRISPR（clustered regularly interspaced short palindromic repeat）系统中最广为人知的核酸酶，被誉为当代最具革命性的基因编辑工具之一。该系统最初在细菌和古细菌中被发现，作为它们抵御外源病毒或质粒入侵的获得性免疫机制。Cas9 蛋白通过与特定的单指导 RNA（single-guide RNA，sgRNA）结合，并在目标 DNA 上寻找与 sgRNA 互补的序列，从而对核酸进行精确识别与切割。

3.1.1.1 Cas9 的基本结构与作用机理

Cas9 蛋白本身由多个结构域组成，其中两个最重要的功能域是 HNH 和 RuvC 核酸酶结构域。HNH 结构域通常负责切割与 sgRNA 互补的 DNA 链，而 RuvC 结构域则切割互补链的另一条 DNA 链。当 Cas9 蛋白与 sgRNA 结合后，sgRNA 会在其中一段称为“Spacer”的区域携带与目标 DNA 序列匹配的核苷酸信息。蛋白质-核酸复合物一旦在细胞内找到同源 DNA 区域且符合 PAM（protospacer adjacent motif，一般为 NGG 或者稍有变型）序列，就会在目标双链 DNA 上产生双链断裂（double-strand break，DSB）（Ran et al.，2013）。

一旦发生断裂，细胞内的 DNA 损伤修复途径就会被激活。

（1）非同源末端连接（non-homologous end joining，NHEJ）：修复过程有时会随机插入或缺失少量碱基，导致框移突变，常用于基因敲除（knockout）或破坏特定功能片段。

（2）同源重组（homology-directed repair，HDR）：在提供外源修复模板的前提下，可实现对目标位点的精准插入、替换或修饰，是目前广泛应用于精确基因修饰的主要途径（Chu et al.，2015）。

Cas9 同时具备高通量与高通用性，使得研究者只需根据目标基因设计不同的 sgRNA，即可在理论上编辑任意感兴趣的基因序列。这种灵活性大幅降低了研发成本和操作门槛，为基础科研、临床前研究和工业生物技术的拓展应用奠定了重要基础。

3.1.1.2 sgRNA 的设计和组装

sgRNA 通常由两个关键部分构成：CRISPR RNA（crRNA）与转录激活因子 RNA。在天然系统中它们是分开存在的，但在实验室中常将二者融合为一个单链 RNA（即 sgRNA），以简化操作。sgRNA 的 5′端含有识别目标 DNA 的 Spacer 区域，一般长约 20 个碱基；3′端是与 Cas9 相互作用并稳定形成复合物的 Scaffold 区域。Spacer 与目标序列必须完全或近乎完全配对，否则难以形成高效或特异性的切割。

在进行实验设计时，科学家需要考虑以下因素。

（1）PAM 序列：通常为 NGG（其中 N 表示任意核苷酸），位于目标序列下游约 3 bp 处。Cas9 必须在此处结合并实现切割，不同 Cas9 变体或其他 Cas 蛋白（如 Cas12、Cas13）对 PAM 的要求有所差别。

（2）脱靶风险：如果基因组中存在与 Spacer 近似的重复序列，Cas9 可能在这些位置意外切割，从而带来潜在的安全隐患。研究者在设计 sgRNA 时通常使用生物信息学工具，筛除高度相似的序列，以降低脱靶概率。

（3）编辑效率：不同碱基构成、GC 含量和二级结构稳定程度等都会影响 sgRNA 与 Cas9 的结合强度，以及与 DNA 配对的有效性。优化这些特征往往能显著提高编辑效率。

3.1.1.3　高保真 Cas9 与脱靶效应控制

Cas9 强大的切割能力也带来一定副作用，即脱靶效应（off-target effect）。当 sgRNA 与非目标序列具有较高相似度时，Cas9 可能进行非特异性切割，导致基因组中产生意外突变或非预期的基因功能丧失。对于临床研究和医疗应用而言，这些潜在风险不可忽视。为此，科研人员开发了一系列高保真或优化版本的 Cas9，举例如下

（1）SpCas9-HF1：在与 DNA 结合的关键氨基酸位点进行突变，降低 Cas9 与不完全匹配位点结合的亲和力（Kleinstiver et al.，2016）。

（2）HypaCas9：同样通过特定位点改造来限制 Cas9 与非完全匹配靶点的相互作用，减少脱靶。

（3）SniperCas9、HiFi Cas9 等：均从蛋白工程角度出发，通过对多个氨基酸残基进行突变或定向进化，明显降低了在近似序列上的切割频次。

此外，调控 sgRNA 浓度、使用诱导型载体或在细胞内短时表达 Cas9，也有助于减少脱靶事件的累积。

3.1.1.4　递送与表达策略

将 Cas9/sgRNA 成分高效地递送至目标细胞或组织，是基因编辑成功与否的关键环节。常见的递送方式有如下几种。

（1）病毒载体：如 AAV（腺相关病毒）和慢病毒等，能在多种哺乳动物细胞中高效转导。但病毒载体常有免疫原性风险，且容量有限，不适宜过大序列。

（2）非病毒载体：包括脂质纳米颗粒（LNP）、电穿孔、阳离子聚合物等方法，可在一定条件下实现简便、安全地转染。

（3）RNP 复合物：将纯化的 Cas9 蛋白与 sgRNA 体外组装成核蛋白颗粒后直接导入细胞，能快速起效，并且可避免长期的外源蛋白表达，还能降低脱靶

与免疫风险（Vakulskas et al.，2018）。

对于器官或体内给药的场景，还需综合考虑血液循环、免疫排斥及组织特异性，往往需要与纳米技术或组织工程手段结合。

3.1.1.5 小结

自被发现并改造为通用基因编辑工具以来，Cas9 以其高效、可编程和多功能性，成为了生物科研与医疗创新的利器。它为我们提供了颠覆性手段，可对 DNA 进行精准修饰，进而影响细胞乃至整个生物体的功能。尽管在脱靶、安全与递送等方面仍有诸多挑战，但伴随持续的蛋白工程改造、高保真变体的出现，以及递送技术与大数据分析的进步，Cas9 无疑将在未来相当长的时间内，继续扮演“核心驱动力”的角色，为人类更深入地探索生命奥秘、攻克众多重大疾病提供强而有力的支持。

3.1.2 Cas12 基因编辑技术

3.1.2.1 Cas12 的基本结构与作用机理

CRISPR 技术中的 Cas12 蛋白家族是一组极为多样化的核酸靶向分子。这类蛋白均采用 RNA 引导机制，并拥有单一的核酸酶活性区域，用于识别和作用于互补的 DNA 序列，在某些情况下也能针对 RNA 进行操作。Cas12 效应器展现出来的高度变异性，可通过其从多种与转座子相关的 TnpB 样前体独立进化来解释。尽管这些蛋白质在基本结构和功能方面表现出相似性，但它们在尺寸、结构域配置、引导链结构、目标辨识方式及干扰策略上呈现出显著差异。

CRISPR/Cas 构成了细菌及古菌中的一套适应性免疫系统，具有广泛的多样性。早期对于 CRISPR/Cas 系统如何实现 DNA 靶向的理解主要来源于对 Cascade/Cas3 多蛋白复合体（属于第 1 类 I 型系统）的研究。然而，近十年来，由于第 2 类 CRISPR/Cas 系统的单蛋白 DNA 靶向核酸酶（如 II 型的 Cas9 和 V 型的 Cas12）展现出独特的优势，使得这些酶被重新定位为高效的基因编辑工具。

继 Cas9 在基因编辑领域取得重大突破之后，Cas12 核酸酶作为一种独特的 V 型 CRISPR/Cas 系统被发现并分类。Cas12a 被确认为一种具备基因编辑潜力的单 RNA 引导的多结构域核酸酶。到目前为止，研究人员已经鉴定了超过 12 种不同的 Cas12 亚型。鉴于它们在大小、PAM 序列需求、底物识别机制及干扰策略上的多样性，各种 Cas12 变体被视为是 Cas9 之外的优秀替代品。目前，V 型 CRISPR/Cas 系统是最具多样性的类别之一，包括了 A～N 共 14 个已知亚型，以及一些最近才被发现但尚未完全解析的新变体。这种多样性不仅体现在尺寸范围（从大约 400

个到 1800 个氨基酸），还表现在它们的作用机制上，这为开发多样化应用提供了广阔空间。除了支持基础科学研究外，基于 Cas12 的应用在微生物技术、作物改良、医疗等领域也产生了深远影响（Zetsche et al.，2015）。

CRISPR/Cas12 体系包括小至约 600 个氨基酸的 Cas12m、500 个氨基酸的 Cas12n，以及相对较大的 1200～1500 个氨基酸的 Cas12a，甚至还包括更小型的 Cas12f（400～700 个氨基酸），每个成员都有能力识别特定的 PAM 序列并与目标 DNA 结合。大多数此类效应器作为单一蛋白质运作，而 Cas12f 则通过形成同源二聚体的方式与目标 DNA 结合并执行切割任务。这种结构特性赋予不同 Cas12 变体各自特有的功能特性和应用前景（Wu et al.，2021）。

Cas12（又名 Cpf1）识别诸如 TTTV 的 PAM 结合位点，仅需要 cRNA 就能靶向识别基因组位点。

CRISPR/Cas12 系统依据其对目标 DNA 的作用方式，可分为两大类：一类是能够诱导目标 DNA 产生双链断裂（DSB）的效应器，如 Cas12a、Cas12b 和 Cas12f；另一类则是调控转录或促使目标基因在不造成双链 DNA 断裂的情况下进行转座的效应器，包括 Cas12c、Cas12m 和 Cas12k 家族。后者的工作机制取决于它们是否具备核酸酶活性。这些多样的 Cas12 变体广泛存在于各种细菌和古菌中，展现出新颖的形式与功能，极大地丰富了基因编辑的技术库。

CRISPR/Cas12 家族成员中的 Cas12a（也称 Cpf1，图 3-1），其结构首先由 Yamano 等于 2015 年揭示。之后，研究人员通过数据库挖掘及生化和结构生物学的方法，陆续发现了更多的 CRISPR/Cas12 效应器。整体来看，CRISPR/Cas12 复合物呈现出类似 CRISPR/Cas9 系统的双叶状结构，包含一个负责识别的（REC）叶和一个具有核酸酶活性的（NUC）叶。其中，REC 叶含有 WED 域，该区域对于某些效应器来说是 PAM 相互作用的关键部位，并进一步细分为 REC1 域和 REC2 域。NUC 叶则包含了 RuvC 域，内含保守的 D/E/D 氨基酸序列，以及参与切割过程的 ZnF 域。

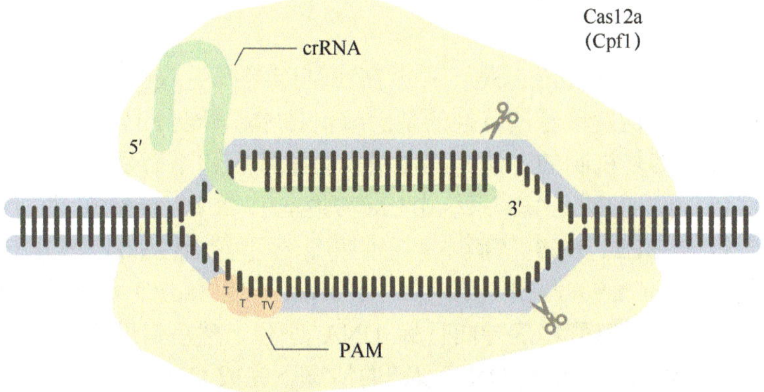

图 3-1 CRISPR/Cas12 系统作用机理

已知大多数 Cas12 家族成员利用 WED/REC/RuvC 域来有效地结合 crRNA-tracrRNA，并以预先确定的方式靶向 DNA。PAM 识别是实现目标 DNA 结合的关键步骤，Cas12 效应器通过 WED/REC 域来识别目标 DNA 内的 PAM 序列。例如，Cas12a 被证实使用其 WED/REC/P1 域，通过氢键和范德瓦耳斯力与 TTTV PAM 序列在目标 DNA 上相互作用。此外，近期解析的 Cas12b 中与目标 DNA 结合的三元复合物结构，也展示了 REC/WED 域与目标 DNA 上的 TTN PAM 序列之间的相似互动模式。这种特异性结合触发了从解锁到锁定状态的构象变化，从而维持了分支形态的 crRNA-DNA 异源双链结构。

3.1.2.2 OMEGA 系统：TnpB 和 Fanzor 效应器

近年来，科研人员识别出一类新型的 RNA 引导核酸酶家族，它们的核心结构域与 CRISPR/Cas12 家族有着相似之处。这个新兴家族涵盖了 TnpB 和 Fanzor 效应器，统称为 OMEGA 系统。这些利用 RNA 作为导向来靶向 DNA 的核酸酶在进化历程中保持了保守性，各自在细胞内承担着独特的功能。TnpB 效应器通常存在于原核生物中，而 Fanzor 效应器则主要活动于真核生物体内。两者均作为可移动遗传元件的一部分存在，并且都携带有类似于 CRISPR/Cas12 中的 RuvC 结构域，一旦特定的 PAM 序列被辨识出来，它们便能够在特定位点识别并切割目标 DNA。

OMEGA 系统的揭示不仅增进了我们对基于 RNA 引导的核酸酶进化历程的认知，还为创造先进的基因编辑技术开辟了新的途径。TnpB 和 Fanzor 效应器具有较小尺寸以及特有的生化特征（Saito et al.，2023），使得它们在未来可能成为基因疗法及基础科学研究领域的重要工具，在精准医疗和生物学探索方面展现出巨大潜力。

3.1.3 碱基编辑技术

碱基编辑（base editing）是一种无需在基因组产生双链断裂（double-strand break）便可实现高精度单碱基置换的基因编辑技术，相较于传统的 CRISPR/Cas9 切割并依赖细胞修复机制的方法，其在减少脱靶效应和不必要的大规模重组方面具有显著优势。最早的碱基编辑系统由 Liu 实验室于 2016 年报道，即所谓的 BE1，以及后续改良的 BE2、BE3 等版本。它们将一种不具活性的或缺口酶化的 Cas9（nickase Cas9，nCas9）与脱氨酶（如 APOBEC1 或 TadA）相融合，利用 Cas9 的序列识别能力将脱氨酶精确导向目标 DNA 序列，然后借助脱氨酶将特定碱基进行化学修饰，从而在不切断 DNA 双链的情况下完成 C→T 或 A→G 的精准转换（Porto et al.，2020）。

3.1.3.1　早期版本与主要类型

碱基编辑器主要分为两大类：胞嘧啶碱基编辑器（cytosine base editor，CBE）和腺嘌呤碱基编辑器（adenine base editor，ABE）（图 3-2）。CBE 的典型代表是 BE3，它由 nCas9（D10A 突变体）与来自人类 APOBEC1 的脱氨酶融合而成，同时附加有一种抑制细胞内碱基切除修复通路的尿嘧啶糖基化酶抑制因子（UGI）。当 BE3 与靶序列结合后，APOBEC1 脱氨酶会将胞嘧啶（C）脱氨为尿嘧啶（U），而下游细胞修复过程会将 U 识别为胸腺嘧啶（T），最终实现 C→T 或 G→A 的单碱基替换。ABE 则通过改造细菌来源的腺嘌呤脱氨酶（如 TadA）来完成 A→G 或 T→C 的碱基转换。以 ABE7.10 为例，它使用了经过多轮定向进化优化的 TadA 变体与 nCas9 融合，使得编辑效率和特异性显著提升。由于在哺乳动物细胞中并没有天然的高效 A→I（腺嘌呤到次黄嘌呤）脱氨酶，ABE 的出现填补了单碱基编辑系统在 A→G 编辑上的空白。

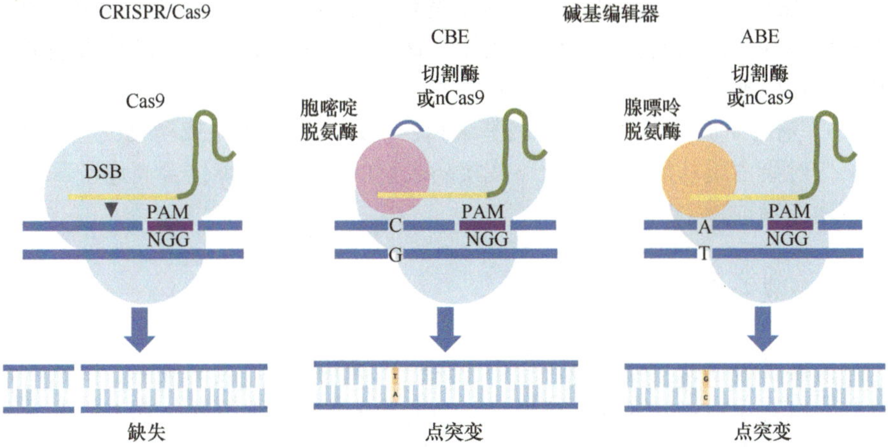

图 3-2　CRISPR/Cas9 系统与碱基编辑技术作用原理

左图为传统的 CRISPR/Cas9 酶切模式，通过在靶向位点产生 DNA 双链断裂（DSB），可导致片段缺失或插入。中图为胞嘧啶碱基编辑器（CBE），其通过将 nCas9 胞嘧啶脱氨酶融合，实现 C→T 的单碱基转换。右图为腺嘌呤碱基编辑器（ABE），可将 A→G，无需形成双链断裂即能完成精确的单碱基突变。通过融合不同脱氨酶，CBE 与 ABE 可在基因组水平实现更安全、更高效的定点编辑

碱基编辑器的一个关键参数在于“编辑窗口”（editing window），即能够发生编辑的碱基范围。以 BE3 为例，其编辑窗口通常在指导 RNA（guide RNA，gRNA）结合位点下游 4～8 个碱基之内。不同的脱氨酶、Cas9 变体及 gRNA 设计策略，都会影响编辑窗口的大小与定位，这对选择编辑靶点、控制编辑精确度至关重要。此外，编辑效率也深受细胞类型、染色质开放程度及脱氨酶活性的影响，部分研究通过改造 Cas9 的 PAM 识别特性或开发高保真 Cas 变体（如 HypaCas9、SniperCas9 等）来扩大可编辑序列空间并降低脱靶率。

在 BE3 或 ABE7.10 等经典体系基础上，后续出现了更多改良版，如 BE4、ABE8e 等，它们在编辑效率、宿主适应性或靶向灵活度上有不同程度提升。部分改进则关注宿主细胞修复通路，通过抑制特定 DNA 糖基化酶或聚合酶来确保编辑准确性。一些研究着眼于酶与宿主蛋白相互作用的优化，或利用额外的短肽标签定位编辑器到特定核小体区域，以应对染色质不开放导致的编辑效率下降。

3.1.3.2 应用场景

碱基编辑在医学、农业和基础研究领域的应用范围十分广阔。

（1）医学：针对单基因突变导致的遗传病（如进行性假肥大性肌营养不良、囊性纤维化、地中海贫血等），碱基编辑可以在体外或体内靶向修复致病突变，减少对基因组其他区域的不良影响。另外，一些癌症相关基因的精准修饰，也有助于阐明致癌机理并探索新的治疗手段。

（2）农业：在作物育种方面，碱基编辑凭借精确性与高效性，可用于改进农作物的抗病性、口感或营养价值；此外，碱基编辑无需转基因外源片段的插入，更易被监管或被消费者接受。

（3）基础研究：研究者可用碱基编辑器快速制造细胞系或动物模型，以验证特定突变对蛋白质功能、信号通路或疾病表型的影响；也能结合高通量测序展开大规模功能筛选。

3.1.3.3 挑战和展望

当前碱基编辑的主要挑战，集中在进一步提升靶向广度与效率、降低潜在脱靶风险，以及实现更高效的在体递送。随着纳米载体、病毒载体和电穿孔等递送方式的不断改良，体内编辑的成功案例不断涌现，但如何规避宿主体内免疫反应，以及在人体器官系统中保持足够的稳定性，仍是亟待解决的问题。与此同时，针对某些不适合或难以编辑的序列上下文，研究人员正尝试通过蛋白质工程与定向进化方法来改进脱氨酶活性或 Cas 蛋白识别能力。

总体而言，碱基编辑以其“温和”的 DNA 改造方式和高度可控的单碱基替换能力，为基因组编辑打开了新的大门。在未来，随着更多定向进化脱氨酶、优化的 Cas 变体以及智能化 gRNA 设计平台的开发，碱基编辑将继续突破技术瓶颈，为遗传病治疗、癌症诊疗和植物育种等领域提供更精确、安全、可规模化的解决方案。研究人员也在积极探索与引导编辑（prime editing，PE）及 RNA 水平编辑技术相结合的可能性，以实现更加全面且细致的基因表达调控。

3.2　RNA 编辑器

3.2.1　RNA 编辑器的特点

近年来，随着对 RNA 水平进行编辑的需求日益增加，基于 CRISPR/Cas13 系统的 RNA 编辑工具正逐渐成为科研人员的新宠。与主要针对 DNA 操作的 CRISPR/Cas9 和 Cas12 家族成员不同，Cas13 系统的独特之处在于它能够特异性地识别并切割 RNA 分子，从而实现对基因表达在转录层面的精确调控。由于 RNA 不具备像 DNA 那样的永久遗传性，基于 Cas13 的 RNA 编辑能够在不造成基因组不可逆改变的前提下，提供一种较为安全的基因表达调节方式，并相对减少了因 DNA 编辑可能引发的脱靶效应风险。

这种特性使得 Cas13 系统在多种应用场景中展现出独特的优势，特别是在探索和治疗那些需要可逆基因表达调控的疾病方面。例如，在执行临时性的翻译抑制、修复功能性蛋白质中的突变，或对抗病原体 RNA 的过程中，Cas13 提供了更为灵活且有效的干预策略。随着蛋白质工程技术的进步，以及对可编程 RNA 短导链（crRNA）设计的持续优化，Cas13 不仅在基因功能的研究和疾病模型建立方面显示出巨大潜力，也将在个性化医疗、病毒抑制及其他前沿生物医学领域扮演更加重要的角色。这些进展预示着 Cas13 将为未来生物技术和医学的发展带来深远的影响。

3.2.2　靶向 RNA 的基因编辑系统

近年来，随着对单链 RNA（ssRNA）特异性靶向需求的增长，属于 VI 型 CRISPR/Cas 系统的 Cas13 核酸酶因其独特的双 HEPN 结构域而成为研究热点。这些由 RNA 引导的核糖核酸酶专门针对 RNA 分子进行切割，为基因表达在转录水平上的精准调控提供了新手段。鉴于 RNA 不具备持久遗传性，基于 Cas13 的工具避免了对基因组造成不可逆改变的风险，同时也降低了 DNA 编辑可能带来的脱靶效应风险，这使得 Cas13 系统在探索和治疗需要可逆基因表达调控的疾病方面具有独特优势。

截至目前，已识别出 6 种不同的 Cas13 类型（a、b、c、d、X、Y），每种都携带有独立的 Cas13 效应蛋白，并且所有 Cas13 核酸酶均含有 2 个 HEPN 结构域，显示出 2 种不同的 RNase 活性：一种作用于 pre-crRNA 加工，另一种则通过特定的保守基序 RxxxxH 介导对 ssRNA 的靶向降解。

首次发现的 VI 型 CRISPR/Cas 系统成员 Cas13a，最初被称为 C2C2（Abudayyeh

et al.，2016），是在 2015 年由 Shmakov 等通过计算方法，在宏基因组数据库中以 Cas1 作为参考点搜索未分类的 CRISPR/Cas 位点时被发现。它与任何已知蛋白质无显著序列相似性，因此被归类为新型 CRISPR/Cas 系统——VI-A 型。Cas13a 拥有两个保守的 R（N）xxxxH 基序，这是其 HEPN 结构域特征的一部分，赋予其 RNase 活性。

Cas13a（C2C2）是一个超过 1000 个氨基酸的大分子，虽然不像 Cas9 那样对靶向序列有严格要求，但某些 Cas13a 变体对 PFS 有一定限制，特别是对于 ssRNA 的切割激活受 3′-H（非 G）限制，而 5′端没有此类限制。随后的研究揭示了多种 Cas13a 直系同源物的晶体结构。

为了寻找缺乏 Cas1 和 Cas2 的 CRISPR 效应物，2017 年张锋团队开发了一种计算流程，从而发现了新型 VI 型 CRISPR/Cas 系统，并命名为 Cas13b。该系统与 Cas13a 一样，通过 HEPN 结构域降解 ssRNA，但表现出一些独特的特性，如 crRNA 的方向和对特定 PFS 的依赖性。

2018 年，Sergey Shmakov 开发了一个计算框架来系统地发现第二类 CRISPR/Cas 系统的新成员，鉴定了额外的两个携带双 HEPN 结构域的候选效应物，分别命名为 VI-B 和 VI-C 亚型。其中，Cas13d 是目前最广泛使用的 VI-D 型 CRISPR/Cas 效应子，大小约为 930 个氨基酸，通过改进的生物信息学策略被鉴定出来。

2021 年，张锋团队通过对原核生物和病毒基因组的广泛搜索，发现了多个紧凑型 Cas13 蛋白，包括最小的 Cas13bt，其大小仅为 775～804 个氨基酸，大约是 Cas13a 或 Cas13b 的 60%。这些超紧凑型 Cas13bt 的功能已被详细表征，显示出高效的靶标特异性侧支 RNA 切割活性，适用于诊断平台（Kannan et al.，2022）。

2022 年，Osamu Nureki 团队报告了 Cas13bt3-crRNA 二元复合物及其与 ssRNA 结合状态下的冷冻电镜结构，揭示了 Cas13bt3 采用 REC 和 NUC 叶组成的双叶结构，类似于其他 Cas13 家族成员的整体构架。

此外，在 2021 年，杨辉团队利用新的计算管道筛选原核生物宏基因组，鉴定了 7 种新的 Cas13 变体，分为 Cas13X 和 Cas13Y 两个家族，并在哺乳动物细胞中评估了它们的 RNA 靶向干扰活性，其中 Cas13X.1 显示出了最高的敲低效率。这些进展共同推动了 CRISPR/Cas13 系统在基因编辑领域的应用和发展（Xu et al.，2021）。

3.2.3 不依赖 Cas 的 ADAR 驱动的 RNA 编辑

腺苷脱氨酶介导的 RNA 编辑（ADAR-mediated RNA editing）是一种独立于 Cas 核酸酶体系的转录后基因调控方法，能够在不改变基因组序列的情况下对

RNA 分子进行可逆且高精度的修饰。ADAR（adenosine deaminases acting on RNA）家族蛋白的核心功能在于将 RNA 分子中的腺嘌呤核苷（A）脱氨基化为肌苷核苷（I），而在蛋白质翻译和 RNA 二级结构识别过程中，I 往往会被细胞识别为鸟嘌呤核苷（G）。通过此过程，细胞就能在转录层面获得与 DNA 序列不一致的新遗传信息，从而在多种生理与病理环境下实现柔性的转录后调控。

在体外实验与临床前研究中，研究者常通过招募内源性或外源性 ADAR 蛋白，并将其导向目标 RNA 位点，进而实现特定核苷的 A→I 转变。与 Cas13 等 RNA 靶向系统不同，ADAR 介导的编辑通常不依赖核酸内切酶的活性，也无需引入额外的蛋白裂解功能；更重要的是，这种编辑对基因组并无永久性改动，因此可以避免 DNA 编辑可能带来的不可逆风险。在此框架下，研究者们开发了各种可编程的 RNA 适配体或导向序列（如 gRNA），通常以反义寡核苷酸（antisense oligonucleotide，ASO）或双链 RNA 结构的方式与目标 mRNA 配对，并在 RNA-ADAR 结合位点附近实现高度精确的 A→I 转换。

具体而言，一种常见的设计思路是将外源 ADAR 蛋白（如经过工程改造的 ADAR2 变体）与识别序列相连接，通过带有茎-环结构的反义 RNA 与靶序列形成局部双链 RNA 区域，ADAR 蛋白就能在该双链区域的特定位置执行脱氨反应。为了降低脱靶与非特异性编辑带来的副作用，研究人员会通过蛋白质工程改造、对关键氨基酸位点定向突变，或者使用严格的 RBD（RNA binding domain）修饰策略，使得 ADAR 只作用于目标位点周围的碱基；除此之外，还能在导向 RNA 序列上设计错配碱基或化学修饰，以进一步提高编辑效率并降低对其他区域的影响。

与 DNA 水平的基因编辑相比，ADAR 介导的 RNA 编辑具有以下突出优势：首先，它并不会在细胞基因组上留下永久性痕迹，这对于某些需要短期调控或可逆治疗的疾病极具吸引力；其次，不同组织或细胞类型中，ADAR 系统有时可以利用内源的酶活性，从而减少外源蛋白递送带来的免疫风险或技术障碍；再次，RNA 编辑起效较快，一旦出现问题，也相对容易通过抑制或撤除导向序列而中止编辑过程。正因为这些特性，ADAR 介导的 RNA 编辑在神经退行性疾病、肿瘤免疫、病毒感染及遗传病等领域都具有广泛的应用前景（Qu et al.，2019）。

然而，ADAR 介导的编辑同样也面临一些挑战。由于内源 ADAR 在细胞内的分布和表达水平会随不同组织、发育阶段甚至病理状态而变化，如何在不同环境下稳定地招募并发挥编辑活性，尚需进一步研究。此外，A→I 编辑在某些情况下可能会触发意想不到的 RNA 二级结构变化，或影响 RNA 的剪接与运输过程，需要更细致的评估与验证。对于通过外源蛋白方式进行 RNA 编辑的策略，蛋白质递送、免疫排斥和脱靶监测也都是无法回避的问题。未来，随着 RNA 适配体设计算法的进步、在体递送载体的不断优化，以及对 ADAR 核心结构与作用机理的深入理解，人们有望获得更为安全、高效、可预测的 ADAR 介导 RNA 编辑体系，为个性化医疗和精确基因调控开辟新的可能性。

3.2.4 Cas13 系统的应用

VI 型 CRISPR/Cas 系统因其卓越的效率、高度的特异性和可编程的 RNA 靶向能力，以及独立的 pre-crRNA 加工功能而受到广泛关注。相较于基于 CRISPR 的基因组编辑技术，Cas13 蛋白在转录物组编辑方面的优势显著：其瞬时性和可逆性使得操作更加安全，并且编辑的程度可以根据剂量灵活调整，从而能够针对不同目的对 RNA 进行精准调控。此外，VI 型 CRISPR/Cas 系统不仅在细菌内，而且在体外也展现了旁切 ssRNA 的活性，这一特性为其在诊断领域的应用提供了可能。因此，CRISPR/Cas13 系统已经成为基础研究、生物技术和治疗领域不可或缺的重要工具。

3.2.4.1 切割活性应用

Cas13 对 RNA 的靶向主要通过其双 HEPN 结构域进行切割，展现出内源性的 RNase 活性。由于其高度特异性和靶向灵活性，Cas13 在哺乳动物细胞中针对病毒 RNA 的基因治疗和降解方面具有广泛的应用潜力。作为首个被用于基因编辑的 VI 型 Cas 效应蛋白，Cas13a（亦称 C2C2）因其对目标 RNA 的高度专一性，在肿瘤治疗领域展现了应用前景。例如，聂广军团队利用 CRISPR/Cas13a 系统针对胰腺癌中的突变 KRAS G12D mRNA，成功阻断了 KRAS 驱动的信号通路，并在体外实验中诱导了小鼠肿瘤细胞的凋亡。Sabeti 于 2019 年将 Cas13a 系统用作抗病毒剂，能够识别并破坏人类细胞内的特定 RNA 病毒，如淋巴细胞性脉络丛脑膜炎病毒、甲型流感病毒及水疱性口炎病毒（Abudayyeh et al.，2017）。

然而，值得注意的是，激活后的 Cas13a 不仅会切割目标 ssRNA，还会非特异性地切割其他 RNA 分子，这限制了它在临床治疗中的实际应用。尽管如此，这种附带效应首次被应用于诱导胶质瘤特异性突变，导致表皮生长因子受体变异 III 在人神经胶质瘤 U87 细胞中的过表达，进而引发细胞死亡。此外，有研究使用 Cas13b 系统有效降低了猪繁殖与呼吸综合征病毒及严重急性呼吸综合征冠状病毒 2 的 RNA 水平，构建了一个强大的抗病毒治疗平台。

Koneremann 等在 2018 年开发出 RfxCas13d 蛋白，并通过 dRfxCas13d-HNRNPA1 融合蛋白靶向致病 Tau 前体 mRNA，从而降低细胞内 Tau 蛋白水平，为额颞叶痴呆和其他神经退行性疾病提供了新的治疗策略。2020 年，RfxCas13d 系统首次被应用于靶向小鼠和斑马鱼受精卵中母系遗传转录物，并被证实能显著减少小鼠肝细胞中代谢相关基因的 mRNA 表达，成为调节体内代谢的有效手段（Xu et al.，2021）。

此外，CRISPR/Cas13 系统已被成功应用于植物中，靶向多种 RNA 病毒。例如，研究人员利用 LshCas13a 系统干扰日本烟草植物病毒的复制和增殖；Cas13a 还被用来靶向萝卜花叶病毒（TuMV）和烟草花叶病毒（TMV），有效地减少了病毒 RNA 的积累，减轻了叶片感染程度。

随着 Cas13 系统的持续发展，其在生物体内靶向治疗的应用日益广泛，正逐渐成为一种不可或缺的治疗方法。

3.2.4.2　生物诊断应用

当前，病原微生物如 SARS-CoV-2 和埃博拉病毒对人类健康构成了重大威胁。传统的检测方法如 PCR、LAMP 等在灵敏度和特异性方面存在一定的局限性。随着 VI 型 CRISPR/Cas 系统的研究进展，特别是 Cas13 蛋白的开发，为核酸诊断提供了新的可能。激活后的 Cas13 展现出“旁切”活性，能够进一步用于切割标记的 RNA 报告分子，从而实现对细菌、病毒或真核细胞中靶核酸的检测。利用可编程 RNA，CRISPR/Cas13 系统提供了一种具有高碱基分辨率的、敏感且特异性的检测方法，成为快速检测微生物的新工具（Leung et al.，2022）（图 3-3）。

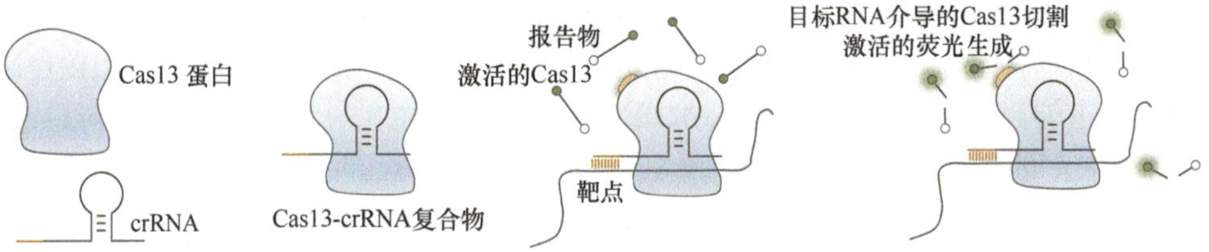

图 3-3　CRISPR/Cas13 系统用于 RNA 检测的工作流程

2016 年，East-Seletsky 等提出了一种基于 CRISPR/Cas13a 的方法，通过引入连接荧光与淬灭基团的 RNA 报告分子来检测靶标 RNA。该技术现已能应用于 ZIKV、DENV、埃博拉病毒、PPRSV、BK 多瘤病毒、巨细胞病毒及 COVID-19 等多种病原体的检测。

2017 年，张锋团队推出了基于 CRISPR/Cas13a 的核酸检测系统 SHERLOCK。该系统首先通过 RPA 或 RT-RPA 扩增靶基因或 RNA，然后由 crRNA 引导下的 Cas13a 识别并切割靶 RNA，同时激活额外的切割效应以释放荧光信号进行定量分析。此方法能在超低浓度的阿摩尔浓度下识别单碱基差异，并已被用于多种病原体及突变的检测。后续，他们还开发了多重核酸检测平台 HERLOCKv2，实现了极低浓度下的精确检测（Kellner et al.，2019）。

2018 年，张锋团队又提出了 HUDSON，这是一种与 SHERLOCK 配对的、直接从体液中检测病毒的方案，推动了现场快速病毒检测的应用；2019 年，他们发布了 CARVER 系统，这是一种强大的、快速的、可编程的诊断和抗病毒系统，用于检测 RNA 病毒，并鉴定出数千个有效靶标位点。

Cas13 蛋白与 crRNA 组装成 Cas13-crRNA 复合物，复合物结合特异性靶标 RNA 后激活 Cas13 蛋白，进而切割报告探针并发出荧光信号，从而实现对目标 RNA 的检测与实时示踪。

2020 年，Yang 等开发了 CARMEN 系统，它能同时识别 169 种人类相关病毒，并通过添加新的 crRNA 快速检测 COVID-19。同年，Fozouni 等创建了一个非扩增性的 CRISPR/Cas13a 检测系统，用于直接定量分析 COVID-19 样本中的 RNA，显著提升了检测的灵敏度和特异性。

此外，Cas13 还被应用于液滴数字检测中，允许对单个未标记的 RNA 分子进行绝对数字定量。Yuan 等设计了一种基于 CRISPR/Cas13a 和金纳米粒子（AuNP）的比色分析平台，能够在 1 h 内肉眼检测非洲猪瘟病毒（ASFV）。

综上所述，基于 CRISPR/Cas13 系统发展的诊断技术，因其强适应性、快速性和高度特异性，在病原微生物的快速检测领域得到了广泛应用。

3.2.4.3 CRISPR/Cas13 系统在 RNA 碱基编辑领域的应用

类似于 DNA 碱基编辑器，失活的 Cas13 蛋白（dCas13）也被用于开发 RNA 碱基编辑器。通过将 Cas13 蛋白与 ADAR2 结合，研究人员创建了如 REPAIR（一种用于可编程 A 到 I 替换的 RNA 编辑器）和 RESCUE（一种用于特定 C 到 U 替换的 RNA 编辑器）等工具，分别实现了 A→I 或 C→U 的 RNA 编辑。为了减少 REPAIRv1 版本中出现的大量非特异性 RNA 编辑，张锋实验室开发了一种改进型变体——dCas13b-ADAR2DD（E488Q/T375G），即 REPAIRv 2，提供了更为精确、高效且高度特异性的 RNA 碱基编辑功能。

2020 年，黄行许与池天团队合作，利用失活的 RfxCas13d 分别与 ADAR2DD-E488Q 和 APOBEC3A 脱氨酶融合，开发出了高效的 RNA A-to-I 编辑器 Repiaxr、C-to-U 编辑器 CURE-X。他们创新地将脱氨酶结构域插入 CasRx 中部，显著降低了脱靶率，这一进展不仅扩展了 RNA 编辑工具箱，还为碱基编辑器的优化提供了一种新策略。

2021 年，Xu 等将 dCas13X.1 与高保真度 ADAR2dd（含 E488Q/T375G 突变）融合，创建了一个 A-to-I RNA 碱基编辑器（命名为“xABE”，长度为 1195 个氨基酸）。此外，他们通过截短 dCas13X.1 来缩小编辑器尺寸，以适应高效的 AAV 包装（称为“mxABE”，长度为 865 个氨基酸）。到了 2022 年，张锋团队进一步研发了紧凑型 Cas13b 或 Cas13c 蛋白，分别命名为 Cas13bt 和 Cas13ct，并将失活的 Cas13bt 与 ADAR2DD 连接，构建了更紧凑的 RESCUE RNA 碱基编辑器。同时，他们对 ADAR2DD 进行了多轮进化，增强了 RNA 编辑器的基础编辑效率。这种新型紧凑编辑器能够被封装进 AAV 病毒中，成功应用于细胞内的 AAV 介导的基因治疗。

3.3 引导编辑器

3.3.1 引导编辑器概述续论

2019 年，David Liu 团队在原有基因编辑工具基础上，创新性地将 Cas9n（H840A）核酸酶与逆转录酶（M-MLV RT，源自莫洛尼鼠白血病病毒）融合，并在传统 sgRNA 的 3′端额外延伸了引物结合区（PBS）和逆转录模板（RTT），形成了具有引导编辑（prime editor，PE）能力的 pegRNA（prime editing guide RNA）。在 pegRNA 的引导下，带有 H840A 突变的 Cas9n 在目标位点产生单链切口，随后 PBS 与 DNA 单链结合，M-MLV RT 便可使用 RTT 作为模板，对 DNA 进行逆转录延伸并形成包含预设编辑内容的 3′flap 结构（图 3-4）。

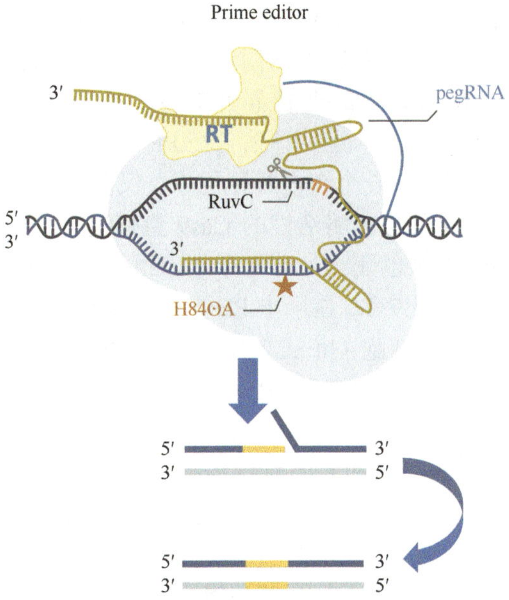

图 3-4 引导编辑器的工作原理

引导编辑器（PE）通过将 Cas9（H840A）与逆转录酶（RT）融合，并配合含有延伸模板和引物结合区的 pegRNA 实现精确基因编辑。该系统利用 Cas9（H840A）在目标位点产生单链切口，通过逆转录酶根据 pegRNA 提供的模板进行延伸，从而在无双链断裂的情况下将所需序列整合至基因组，实现更加灵活和精准的基因编辑

在该结构与 5′flap 之间的竞争平衡中，5′flap 被切除，而 3′flap 被修复并整

合到目标基因组，从而完成编辑。为提高编辑效率，研究人员在 M-MLV RT 上引入突变并命名为 PE2；进一步地，又加入单链切口 sgRNA，使编辑在双链层面得以充分发挥，推出了效率更高的 PE3 版本（Zhao et al.，2023）。

与碱基编辑（base editing，BE）相比，PE 能够实现更广泛的碱基替换（包括全部 12 种碱基替换），且编辑窗口也远大于 BE。不过，PE 在编辑效率上仍不及部分 BE 系统，在一些特定位点上甚至存在适用性不足的情况。因此，研究者不断迭代 PE 的版本（如 PE4），以求在编辑效率、序列通用性和脱靶控制等方面继续提升。

自诞生以来，PE 凭借其兼容多种基因改造需求的潜力，引发了全球学界的浓厚兴趣。许多研究团队开始围绕 PE 的精确度与安全性展开系统评估，并积极探索提升编辑效率的策略。随着技术不断改进，PE 在基因治疗等前沿应用领域也被寄予厚望，或将成为未来精准医疗与临床干预的重要工具。

3.3.2 引导编辑的安全性分析

基因编辑工具最核心的安全性指标在于其脱靶效应（off-target effect）是否可控。对于 PE 而言，尽管它在 Cas9 之外还融合了逆转录酶（M-MLV RT），但人类基因组中天然存在端粒酶及其他内源逆转录活性，研究并未发现该逆转录酶结构域会产生额外毒性而导致的非特异性突变。现有的大多数工作因此聚焦在 nickase 版本的 Cas9（Cas9n）上，评估它在 PE 中可能出现的脱靶问题。

Anzalone 等通过测试 16 个潜在脱靶位点，仅在其中 1 个发现超过 1%的脱靶事件，且频率明显低于使用全酶活性的 Cas9 直接编辑所形成的 indel；Kim 等开发的 nDigenome-seq 技术也证实，在 9 个基因组位点中仅有 5 处出现可检测的脱靶信号，效率为 0.1%～1.9%，显示出 PE 在全基因组范围内的精准编辑能力。此外，Habib 等在人多能干细胞（hPSC）中比较了 PE 和 BE 后发现，逆转录酶结构域并不会像脱氨酶那样产生独立于 gRNA 的脱靶。Gao 等进一步剖析了 PE3 系统对端粒和内源逆转录元件的影响，尚未检测到任何非 pegRNA 依赖的编辑或整合事件。Kwon 等和 Liang 等通过在目标区域插入标签序列（TAPE-seq、Tn5 转座等方法），更直接地追踪了 PE 本身的脱靶迹象，结果均显示 PE 的脱靶主要依赖 gRNA，与非特异性编辑基本无关。

在植物中，Jin 等对水稻进行全基因组测序，检测到的 Cas9 依赖性脱靶率仅为 0.23%，并未发现非 Cas9 依赖的脱靶，也未观察到逆转录相关机制对植物内源基因转录造成明显干扰。总体而言，多个研究小组的独立结果均表明 PE 的整体精准度高、外源毒性低，具备良好的安全性前景。

3.3.3 引导编辑在基因治疗等方面的应用

作为目前兼具碱基替换、插入及缺失等多种编辑功能的技术，PE 在动植物模型及遗传病研究等诸多领域都获得了广泛关注。它能在相对温和的条件下实现精准基因改造，因此迅速被应用于建立疾病模型、探索治疗方案。

通过在小鼠胚胎中显微注射 PE2 mRNA 和相应的 pegRNA，研究者能够靶向诱导基因突变并获得多种与人类疾病高度相似的模型。例如，针对 Hoxd13 的编辑建立了短指并指畸形模型，编辑 Tspan2 启动子使平滑肌功能受损；还可校正 α1-抗胰蛋白酶缺乏症（AATD）的致病突变或引入 Ctnnb1 S45F 以构建肝癌模型。此外，有团队利用 AAV 递送 PE2/PE3，成功纠正了小鼠的酪氨酸血症与莱伯氏黑矇症，或在胚胎水平敲除 Crygc 基因外显子以产生白内障小鼠。类似操作也拓展到兔等其他哺乳动物，如 Tay-Sachs 病模型和犬髋关节发育不良细胞的致病突变修复。

多种研究使用患者细胞系或人诱导多能干细胞（hiPSC）来源的细胞，对杜氏肌营养不良（DMD）、X 连锁色素性视网膜炎（XLRP）、ALS、SMA 等致病突变实施 PE 纠正，取得初步成功。除此之外，PE 在红细胞祖细胞系或小鼠模型中对β-地中海贫血相关突变的修复也为进一步临床应用奠定了基础。

3.4 前 景 展 望

随着基因组学与分子生物学研究的持续深入，基因编辑技术正步入一个前所未有的快速发展阶段。未来，我们将见证一系列新型基因编辑工具不断涌现，这些工具将拥有更高的特异性和更广泛的适应性，适用于不同类型的细胞和组织，同时还能显著降低潜在的免疫原性与脱靶效应。在这一过程中，传统的 CRISPR/Cas9 系统会与各类新型 Cas 蛋白（如 Cas12、Cas13 等）和创新编辑模式（如 CRISPR 组装平台的多位点同时编辑）形成强大的互补效应。除了对 DNA 的直接切割和修饰，碱基编辑（base editing）与引导编辑（prime editing）等新兴技术也将被进一步完善，大大提升对单碱基水平乃至更复杂编辑目标的精准操控能力。

在免疫原性方面，学界和产业界将致力于发掘及优化免疫反应更低的编辑工具或酶变体，例如，源自非人类常见病原体，或经过蛋白工程改造以降低与人体免疫系统识别区域相似度的 Cas 蛋白。这些改造可以通过深度学习算法辅助蛋白结构预测与定向突变实验相结合的方式来完成，最理想的结果是兼具高编辑效率与低免疫反应的编辑酶。此外，还会有越来越多的研究关注在编辑前后配合使用免疫调控手段，如联合使用免疫抑制分子、嵌合抗体或药物以短暂降低编辑过程中的免疫活性，从而安全且高效地实施体内编辑。

在提升编辑效率与降低副作用方面，科研人员将更多地利用高通量筛选手段，对不同突变位点的编辑效果进行系统评估，结合生物信息学工具去深入挖掘编辑位点与基因组稳定性的关系。通过对编辑窗口、PAM（protospacer adjacent motif）识别区域及修复路径进行精细化设计，研究者可以进一步提高编辑成功率，并减少对基因组其他区域造成的意外破坏。与此同时，为了最小化脱靶效应，各类蛋白工程与优化策略也会层出不穷，例如，采用高保真（high-fidelity）或超高保真（hyper-accurate）Cas 变体，以及将核酸酶活性限制在更短时段内的自杀开关或诱导系统等。

另外，针对不同疾病和治疗情境的应用需求，对“高效递送”这一瓶颈环节的技术创新将同样受到极大关注。病毒载体虽然在当前的临床研究中被广泛使用，但仍需进一步优化其安全性与可控性，如减少非靶向组织分布、降低潜在的整合风险，以及强化对免疫系统的规避。纳米颗粒（包括脂质纳米颗粒、聚合物纳米颗粒、金属纳米粒子等）则有望实现更灵活、更精准的体内定位，并可根据病灶特点进行表面功能化修饰，提升跨膜效率和细胞摄取效率。同时，也可能涌现更多新型生物合成材料或细胞外泌体（exosome）作为递送载体，结合组织特异性配体或适配体技术，实现对编辑工具的主动“导航”。这些方式的出现，将使体内基因编辑在复杂病灶或隐蔽部位的应用成为可能，并降低对周围正常组织的影响。

在这一系列进展的推动下，基因编辑的临床转化应用也将大放异彩。对于单基因罕见病，未来或许能直接在受影响组织内进行精准编辑，从根本上实现病因纠正；对于一些癌症和退行性疾病，基因编辑将与免疫细胞疗法、干细胞移植或再生医学紧密结合，赋予个人化治疗方案更大的灵活性和多样性。此外，随着基因编辑在农业和工业生物学中的应用不断拓展，我们也可期待大幅提升作物抗逆性、产能与营养价值，以及实现更环保高效的微生物代谢工程。

总的来说，新型基因编辑工具的挖掘与应用将主要在以下几个方面持续深化：第一，挖掘和改造拥有更优异性能、可有效规避宿主免疫识别的编辑酶；第二，通过精细化蛋白质工程与算法设计来提升编辑特异性及效率，尽量降低对非目标区域的干扰；第三，不断优化递送载体，使其能够在体内实现高效率、低免疫反应的编辑工具运输，并精准到达目标细胞或组织；第四，与其他领域（如精准医学、干细胞研究、免疫学等）深度交叉融合，为更加个性化、更广泛适应不同疾病场景的治疗方案铺平道路。

在未来，随着技术的成熟与政策法规的完善，基因编辑将为精准医疗和再生医学注入全新动能，并彻底改变我们应对遗传病、难治性癌症以及传染病的方式。凭借着持续不断的基础研究积累与临床试验实践，人类或许会真正迎来利用基因编辑实现“从病因层面治愈”的时代，让更多曾经被视为“难以攻克”的疾病得到革命性突破。

参 考 文 献

Abudayyeh O O, Gootenberg J S, Essletzbichler P, et al. 2017. RNA targeting with CRISPR-cas13. Nature, 550: 280-284.

Abudayyeh O O, Gootenberg J S, Konermann S, et al. 2016. C2c2 is a single-component programmable RNA-guided RNA-targeting CRISPR effector. Science, 353(6299): aaf5573.

Chu V T, Weber T, Wefers B, et al. 2015. Increasing the efficiency of homology-directed repair for CRISPR-Cas9-induced precise gene editing in mammalian cells. Nature Biotechnology, 33(5): 543-548.

Kannan S, Altae-Tran H, Jin X, et al. 2022. Compact RNA editors with small Cas13 proteins. Nature Biotechnology, 40(2): 194-197.

Kellner M J, Koob J G, Gootenberg J S, et al. 2019. SHERLOCK: nucleic acid detection with CRISPR nucleases. Nature Protocols, 14(10): 2986-3012.

Kleinstiver B P, Pattanayak V, Prew M S, et al. 2016. High-fidelity CRISPR-Cas9 nucleases with no detectable genome-wide off-target effects. Nature, 529(7587): 490-495.

Leung R K, Cheng Q X, Wu Z L, et al. 2022. CRISPR-Cas12-based nucleic acids detection systems. Methods, 203: 276-281.

Porto E M, Komor A C, Slaymaker I M, et al. 2020. Base editing: advances and therapeutic opportunities. Nature Reviews Drug Discovery, 19(12): 839-859.

Qu L, Yi Z Y, Zhu S Y, et al. 2019. Programmable RNA editing by recruiting endogenous ADAR using engineered RNAs. Nature Biotechnology, 37(9): 1059-1069.

Ran F A, Hsu P D, Wright J, et al. 2013. Genome engineering using the CRISPR-Cas9 system. Nature Protocols, 8(11): 2281-2308.

Saito M, Xu P Y, Faure G, et al. 2023. Fanzor is a eukaryotic programmable RNA-guided endonuclease. Nature, 620(7974): 660-668.

Vakulskas C A, Dever D P, Rettig G R, et al. 2018. A high-fidelity Cas9 mutant delivered as a ribonucleoprotein complex enables efficient gene editing in human hematopoietic stem and progenitor cells. Nature Medicine, 24(8): 1216-1224.

Wu Z W, Zhang Y F, Yu H P, et al. 2021. Programmed genome editing by a miniature CRISPR-Cas12f nuclease. Nature Chemical Biology, 17(11): 1132-1138.

Xu C L, Zhou Y S, Xiao Q Q, et al. 2021. Programmable RNA editing with compact CRISPR-Cas13 systems from uncultivated microbes. Nature Methods, 18(5): 499-506.

Zetsche B, Gootenberg J S, Abudayyeh O O, et al. 2015. Cpf1 is a single RNA-guided endonuclease of a class 2 CRISPR-cas system. Cell, 163(3): 759-771.

Zhao Z H, Shang P, Mohanraju P, et al. 2023. Prime editing: advances and therapeutic applications. Trends in Biotechnology, 41(8): 1000-1012.

第 4 章　人工基因线路

1961 年，乳糖操纵子模型的提出首次明确了基因表达调控的概念（Jacob and Monod，1961），此后越来越多科学家致力于基因表达调控的研究。20 世纪 90 年代，科学家们借鉴电磁学中描述电器元件关系的电路模型，提出了“Gene/Genetic Circuit”的概念，用以研究基因受蛋白质、RNA 等调控的关系和相应的数学模型。基因线路/回路（gene circuit），也被称为遗传线路/回路（genetic circuit）（以下统称为“基因线路”），是指通过合成生物学手段设计和构建的、能够在生物体内执行特定基因表达或调控功能的人工合成基因表达装置（区别于自然界中大量存在的天然基因线路）。多种多样基因线路的设计与构建，不仅极大地促进了人们对生命调控基本规律的认识，也丰富了人们对天然生命系统进行改造和再创造的手段，对医药健康、环境检测和代谢发酵等领域产生了巨大影响。

人工基因线路通常由感应模块、处理模块和输出模块组成（Kitada et al.，2018），如图 4-1 所示。

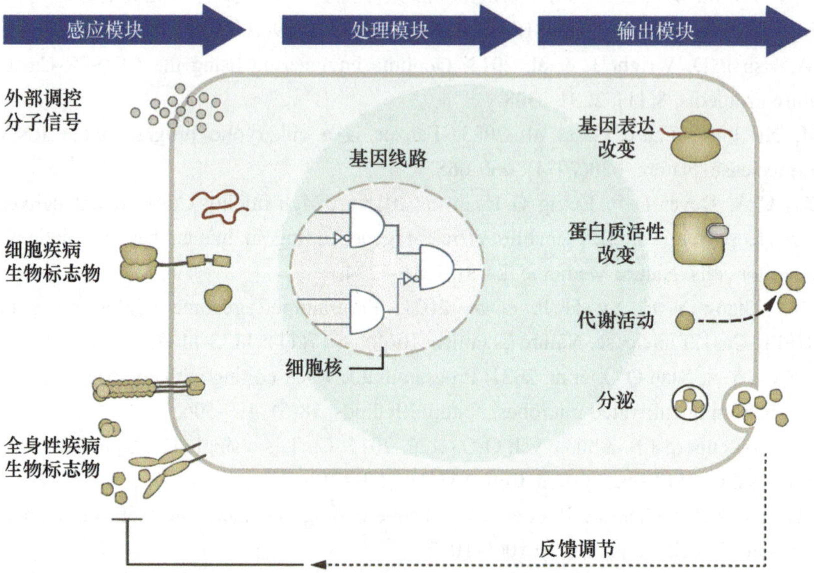

图 4-1　人工基因线路的组成模块（修改自 Kitada et al.，2018）

其中，感应模块负责识别并感知细胞内/外信号，如化学物质、温度变化或光信号，进而触发后续的一系列反应。一旦感应模块捕捉到目标信号，处理模块则根据输入进行计算与处理，该模块包含了能够执行复杂决策过程的调控网络。例如，利用两个启动子分别表达某个调控蛋白质的 N 端和 C 端，只有两个特异性输入同时满足时，才能进行“逻辑与”运算，从而形成完整的调控蛋白。最终，经过处理模块分析后的指令被传递至输出模块，后者负责产生具体的生理效应，如分泌某种酶、发光或改变细胞形态。因此，三个模块协同工作，实现了对外界信号的检测、信息处理以及响应行为的执行，实现基因线路在给定条件下定时定量表达产物以发挥调控作用。

4.1　基因线路的实现机制

4.1.1　基于启动子和终止子的转录调控

人工基因线路的理性设计离不开启动子的合理选择。启动子强度是调控基因线路表达水平的第一要素，例如，L-阿拉伯糖诱导的 PBAD 启动子的调控表达能力是 PE 启动子的 3～6 倍。在原核表达宿主大肠杆菌中，不同强度启动子被用于特定场景：P_{T7}、P_{Tac}、P_L 是三种高强度启动子，适用于目的基因的高表达；强度稍弱的诱导型启动子如 P_{lac}、P_{BAD} 等，可以有效缓解强启动子对底盘细胞代谢造成的负担，有利于实现基因表达调控及产物积累。此外，启动子的选择还必须考虑到其与目的基因之间的兼容性，以避免潜在的负反馈或不利影响。

值得一提的是，诱导型启动子不仅可以降低底盘细胞的代谢负担，而且允许研究人员根据需要精确控制基因表达的时间和水平，这是实现基因线路精准调控的重要策略。常见的化学诱导剂包括 IPTG（异丙基硫代-β-D-半乳糖苷）、四环素及其衍生物、阿拉伯糖、半乳糖等，它们各自对应着特定诱导启动子，并可分别在原核、真核细胞内使用。除了化学诱导外，温度变化、压力变化、光信号甚至电刺激都可以作为有效的触发方式，如可以在特定温度范围内被激活的热休克蛋白启动子。近期，研究人员利用经典的热休克蛋白启动子 P_{Hsp70} 实现了 CreERT2 重组酶的表达，以建立能够响应物理刺激的新型小鼠模型，从而为研究细胞和组织对物理因素的反应机制提供了新工具（Chen et al.，2024）。除了诱导型启动子之外，组织特异性启动子也是基因线路构建常用的元件，其只在特定类型细胞或组织中表达的特性对于基因线路时空调控的重要性不言而喻，特别是在保证基因线路医药领域应用的安全性和有效性方面。例如，肿瘤特异性启动子在癌症靶向治疗中具有巨大潜力，可用于驱动溶瘤病毒、自杀基因疗法及免疫疗法等多种策略。其中，P_{hTERT} 启动子在肝癌、肺癌、结直肠癌、胰腺癌等多种肿瘤细胞中高表达，但几乎不在大多数正常组织中检测到，因此成为理想的抗癌基因线路设计元件之一（Montaño-Samaniego et al.，2020）。

除了使用天然的启动子，合成生物学技术允许我们进行多种改造，研究人员可以调整其活性，增强或减弱其响应特性，以更好地满足特定需求。例如，点突变技术可以通过改变启动子序列中的关键碱基对来微调其强度；插入缺失操作则可以引入新的调控元件或者移除不必要的部分，从而显著改变启动子的行为模式。除此之外，许多天然启动子可能长达数千碱基对，许多宿主（特别是病毒宿主）难以承受。因此，研究者选择改造天然启动子或者从头合成启动子，得到最小启动子（minimal promoter），然后在启动子上游序列增加特殊调控序列以完成对启动子靶向性和可控性的改造（Schlabach et al.，2010；Cai et al.，2020）。结合最小启动子，研究人员开发出了双向启动子，即能够在同一 DNA 片段上分别向两侧反向驱动两个基因的转录，这种结构使得它可以在有限的空间内同时控制多个基因表达，极大地提高了遗传线路设计的紧凑性和效率。例如，在代谢工程中，可以通过双向启动子同步调节两个关键酶的表达水平，优化整个代谢途径。总之，不论是最小启动子还是双向启动子，它们都能减轻宿主细胞负担，对基因线路精简组装具有重大意义。

终止子是 3′非编码区基于 RNA 聚合酶转录终止信号的 DNA 序列，对基因表达调控至关重要，因此其也是基因线路调控重要的元件。通过改造天然启动子，不仅可以提高基因表达效率，还可以有效增强其表达水平。例如，连接两种已知的终止子（rrnBT1 和 T7）得到的新型终止子，其转录终止效率能达到 99%；将其转入质粒并在大肠杆菌中表达可显著减少质粒拷贝数，并明显增加目的蛋白产量（Mairhofer et al.，2015）。另外，弱强度终止子更加适用于多个目的基因的串联表达。通过弱启动子隔离相邻的目的基因，并为后面的基因插入诱导型启动子，可有效避免上游目的基因对下游目的基因的干扰。

4.1.2 基于 DNA 结合蛋白的转录调控

生物的转录不仅受 RNA 聚合酶与启动子结合的调控，还受到多种 DNA 结合蛋白的影响，其中最重要的就是转录因子（transcription factor，TF）。转录因子通过与目的基因上游的特定序列（与启动子邻近，或与启动子序列重叠）结合来开启或关闭基因线路，从而在细胞内执行复杂的调控功能。从生物学基础来看，转录因子通常包含两个主要结构域：一个是负责识别并结合到目标 DNA 上的特定位点，称为 DNA 结合域；另一个则是参与招募 RNA 聚合酶或其他辅助因子以启动或抑制转录过程的位点，称为效应域。这种双重角色使得转录因子能够响应细胞内外的各种信号变化，并将其转化为相应的基因表达模式。转录因子的调控活动依赖于其与 DNA 结合位点的高度特异性配对，确保了只有在特定条件下才会触发基因表达的变化，是基因时空精细表达的基础。

研究人员巧妙地借鉴了这些天然存在的调控机制，开发出了多种用于构建人工基因线路的方法。通过挖掘和改造作用机制明确且易于操作的转录因子及其对应的 DNA 序列对，目前研究人员常用的转录因子及其对应的 DNA 序列对包括 LacI-LacO、TetR-tetO、tTA-tetO、rtTA-tetO 和 Gal4-Gal1_USA 等。在大肠杆菌中，LacI-LacO 和 TetR-tetO 是最常见的组合；而在哺乳动物细胞中，则更多地使用 rtTA-tetO 和 Gal4-Gal1_USA 这样的系统。在经典的 TetR-tetO 可逆开关模型中，无四环素条件下，TetR 会结合到 tetO 上，阻止下游基因的表达；但添加四环素后，TetR 构象改变，不再结合 tetO，导致基因开放表达。而基于此改造得到的 tTA-tetO 和 rtTA-tetO 系统更是得到了广泛应用。其中，tTA-tetO 系统是一个经典的负调控开关，tTA（tetracycline-controlled transactivator）是四环素控制的转录激活因子，它融合了来自 HIV 的反式激活因子 VP16，以及来自大肠杆菌的四环素阻遏蛋白 TetR。在没有四环素的情况下，tTA 结合到 tetO 上并激活下游基因表达；而添加四环素后，tTA 失去活性，阻止基因表达。相比之下，rtTA-tetO 系统则是正调控开关，rtTA（reverse tetracycline-controlled transactivator）是反转四环素控制的转录激活因子，它同样是 TetR 和 VP16 的融合体，但经过突变处理后，其行为正好相反。因此，在无四环素时，rtTA 不结合 tetO，基因保持关闭；加入四环素后，rtTA 构象改变并与 tetO 紧密结合，启动目标基因的表达。通过调整四环素浓度，可实现对基因表达强度的连续调控，从而模拟自然界中的动态变化，进行基础研究和临床应用探索。上述基因表达调控机制如图 4-2 所示。

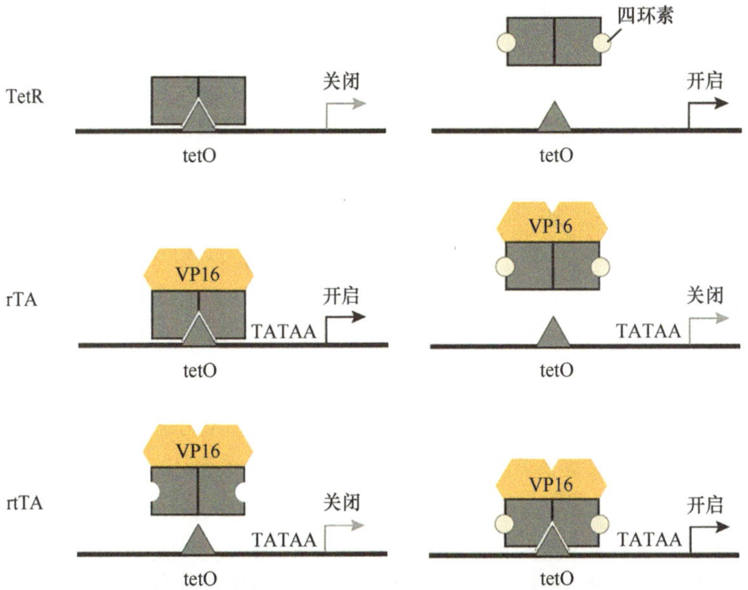

图 4-2　三类经典转录因子及其对应的 DNA 序列对的调控机制

4.1.3 基于 RNA 元件的翻译调控

近年来，基于 RNA 元件通过翻译调控进而实现人工基因线路构建的策略越来越受到欢迎，因为 RNA 元件具有设计灵活、响应快速且易于整合到现有基因线路中的优势。RNA 元件因单链而产生的特有复杂二级和三级结构，使其能够通过响应特定信号引发结构变化，或借助碱基互补配对机制来实现基因线路中的基因表达调控。

核糖开关（riboswitch）是一类位于 mRNA 5′非翻译区的 RNA 元件，其结构受小分子代谢物、金属离子、温度、pH 等因素影响，从而“开启”或“关闭”下游基因的翻译。以最常用的小分子代谢物为例，当环境中存在目标代谢物时，核糖开关会改变自身的三维结构，暴露出或隐藏核糖体结合位点（ribosome binding site，RBS），从而启动或阻止翻译过程，如图 4-3 所示。这一特性使得核糖开关成为理想的内源性感应器，可用于监测细胞内外的化学信号波动。在合成生物学的应用中，研究人员可以通过理性设计或定向进化的方法优化天然核糖开关，或者开发全新的变体，以适应特定的研究需求。例如，在一项研究中，科学家们创建了一种对腺嘌呤敏感的核糖开关，该开关能够在不同浓度的腺嘌呤条件下，精准地调控绿色荧光蛋白（GFP）的表达水平（Bédard et al.，2020）。

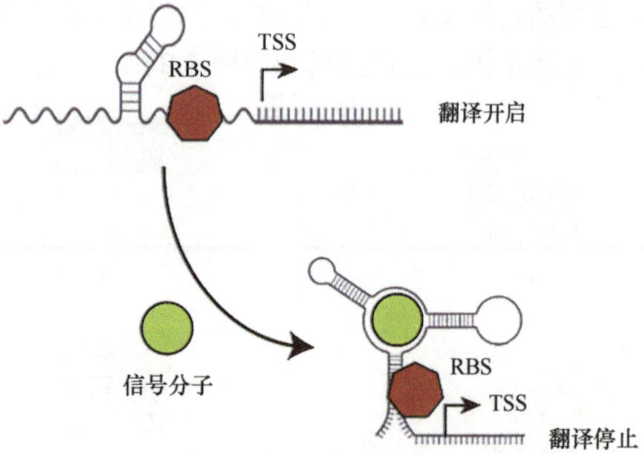

图 4-3 核糖开关调控翻译的机制

TSS，翻译起始位点

为了更便捷地进行基因线路调控，人工设计筛选的 RNA 适配体（aptamer）被开发出来，其通过指数富集配体系统进化技术（systematic evolution of ligands by exponential enrichment，SELEX）筛选而得。该技术通过多轮迭代的体外选择循环，从随机序列文库中富集能特异性结合目标分子的高亲和力适配体；每轮包括结合、分离和扩增步骤，逐步筛选出最优序列。核酸适配体由于能形成复杂的二维和三维结构，因此其配体分子更加广泛，特异性更强。基于适配体可以开发的一类基因线路元件是反式 RNA，称为反开关。例如，将茶碱适配体（theophylline aptamer）与一个反义 RNA 序列融合，该反义 RNA 序列可被设计成与编码目的基因（如荧光蛋白基因）的靶 mRNA 起始密码子附近的一个 15 个核苷酸区域匹配。那么，在 1～10 mmol/L 浓度的茶碱存在条件下，茶碱适配体构象就会发生变化，结合到靶 mRNA 的起始密码子处，从而导致该目的基因表达的急剧减少（Bayer and Smolke，2005）。

除了通过 RNA 元件的结构变化进行基因线路的调控，借助碱基互补配对机制进行调控也是另一种重要的策略，该策略下可用的 RNA 元件主要包括 miRNA、siRNA 和 shRNA，它们均通过与靶 mRNA 的精确识别和结合来进行基因调控，展现出高度特异性和有效性。其中，由于 miRNA 是内源性的调控分子且表达具有组织特异性，因此科学家们常常能够设计出针对性的基因开关，确保目的基因仅在目标细胞类型中有效表达或沉默，避免非目标细胞的误操作，从而提高生物线路的精确性和安全性。例如，在经典的细胞分类器构建中，研究人员综合利用一组内源的差异型 miRNA 为输入，实现了一个针对 HeLa 癌细胞的分类器，该分类器能特异性识别 HeLa 细胞并诱导其发生凋亡，而不影响非 HeLa 细胞的状态，从而可用于癌细胞与正常细胞的区分和后续治疗（Xie et al.，2011），如图 4-4 所示。

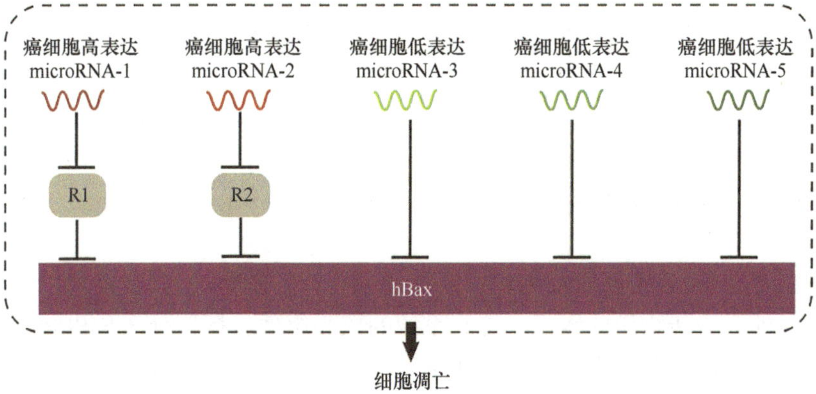

图 4-4　基因 miRNA 的癌细胞分类器（修改自 Xie et al.，2011）

4.1.4　基于重组酶的调控

重组酶（recombinase）是一种蛋白质，其通过识别特殊位点进行“剪切-粘贴”而实现 DNA 链的切除、插入和翻转，因此可以作为生物线路的构建工具。两种类型的重组酶已被用于构建基因线路。第一类是酪氨酸重组酶，包括 Cre、FLP 和 fimB/E 等，它们需要宿主特异性因子，且是可逆的，即可在两个方向翻转 DNA；

也可以是不可逆的，即仅可在单个方向翻转。第二类是丝氨酸重组酶，它催化依赖于双链断裂的 DNA 单向翻转反应，通常不需要宿主因子，且通常具有同源切除酶，可以独立表达这些切除酶以使 DNA 返回其原始方向。

因为重组酶可以翻转、切除 DNA 序列，并且一旦发生改变就不需要连续输入材料或能力来维持其新方向，所以借助重组酶可以实现记忆开关、逻辑门等多种生物线路。例如，研究人员通过小分子 AHL 或 aTc 分别控制重组酶 Bxb1 和 phiC31 的表达，在大肠杆菌中对启动子、终止子和目的基因进行翻转和剪切，实现了 16 种两输入一输出的布尔逻辑门的构建（Siuti et al.，2013）。如图 4-5 所示，以“或门”为例，只要存在任意一种小分子，绿色荧光蛋白（green fluorescent protein，GFP）上游的启动子 P_{o1} 或 P_{o2} 便可被翻转，从而启动下游荧光蛋白的正常表达。进一步地，利用正交的重组酶-识别位点系统，还可构建功能多样的多输入多输出逻辑门电路（Weinberg et al.，2017）。

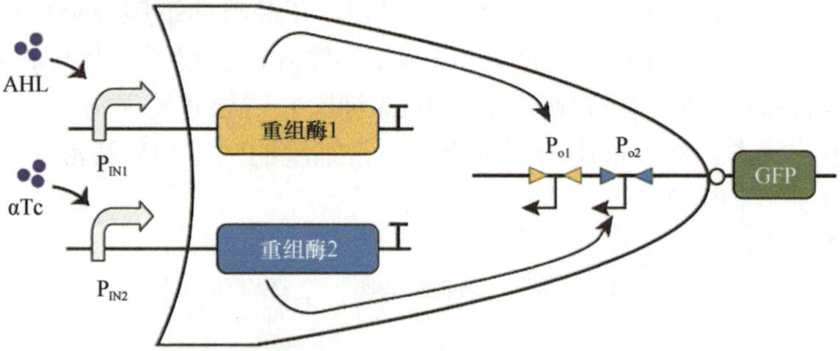

图 4-5　利用重组酶实现的“或门”电路

4.1.5　基于 CRISPR 系统的调控

CRISPR/Cas 系统源自细菌和古菌的适应性免疫机制，最初被发现用于抵御病毒和其他外来遗传物质的入侵。这一系统的核心组件包括单链 CRISPR RNA 和 Cas 核酸酶蛋白，其中最著名的是 Cas9。通过与特定序列互补配对，单链 RNA 牵引 Cas9 定位到目标 DNA 位点，并在该位置切割双链 DNA。随着 CRISPR 技术的发展，科学家们很快意识到其巨大的潜力，不仅限于基因编辑，还可用于更广泛的基因调控。通过研发改进，科研人员将单链 RNA 工程化为前端包含约 20 个碱基、后端可有效地与 Cas9 蛋白相互作用的单链引导 RNA（guide RNA）。至此，在表达 Cas9 蛋白的细胞内，只需要设计一条合适的 gRNA 即可靶向任意给定 DNA 位点，这使得它成为一种强大的工具，也是其用于基因线路构建的重要基础。

通过突变改造，科学家们得到了核酸酶剪切失活的 dCas9 蛋白（nuclease-deactivated CRISPR associated protein 9）。通过在 dCas9 或 gRNA 上加入一些促进或者阻遏基因转录的调节因子，可以实现基因表达调控的目的（Jusiak et al.，

2016)，如图 4-6 所示。例如，研究人员通过在 dCas9 上添加激活结构域（如 VP64）的工程改造，可以实现基因表达的大幅度提升。要实现这一目的，需要将 gRNA 靶向特定位置的启动子，并将它们置于转录起始位点上游约 300 个核苷酸内。在不同启动子位置结合的活化因子的协同作用下，可以促进转录活性的增强。实验表明，这种方法可以使细胞中内源基因表达增加到 300 倍以上。相反，将 dCas9 与抑制因子（如 KRAB）相连，则可以在不破坏 DNA 的情况下关闭特定基因的转录。除此之外，研究人员还将 gRNA 两个裸露在外且无明确功能的环（loop）替换成适配体，使其具有和某种特定蛋白（如 MS2）结合的能力，从而可以在该特定蛋白上进一步添加有助于转录的元件因子，如 P65 和 HSF1 等。

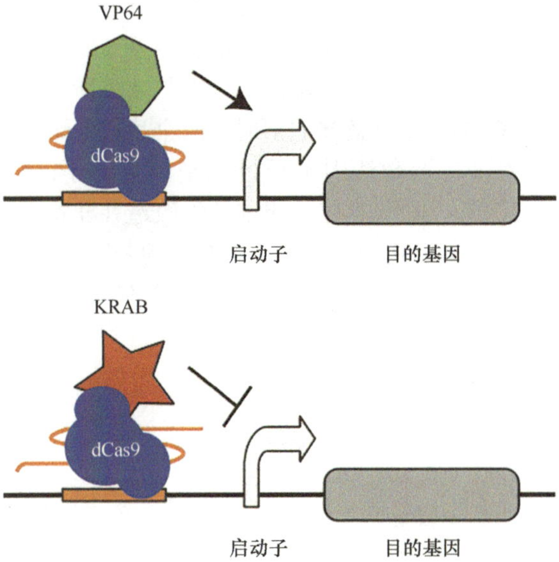

图 4-6　dCas9 与转录因子耦合用于基因表达调控

除了上述 dCas9 的功能扩展外，分离性 dCas9 系统（split dCas9 system）也为基因线路设计带来了新的解决方案。在这种系统中，完整的 dCas9 被分割成两个片段，单独一个片段不具备结合 DNA 的能力；然而，当（诱导条件存在时）它们彼此靠近，可以通过自组装恢复完整的 dCas9 功能。这种设计巧妙地解决了单个 dCas9 蛋白占用过多细胞资源的问题，并且增加了对基因表达调控的空间维度。例如，研究人员利用膀胱癌细胞特异性表达的启动子分别控制了两个组分，该线路仅在癌症细胞中实现“与门”功能，通过双抑制效应导致效应蛋白如促凋亡蛋白 hBAX、细胞周期抑制因子的表达，可有效抑制癌细胞生长并诱导细胞凋亡（Liu et al.，2014）。更进一步地，研究人员在构建利用特帕霉素药物激活转录的基因线路时，将 dCas9 的 N 端和 C 端分别命名为 Cas9（N）和 Cas9（C）并放置于两个质粒载体中。随后，将载体上分别连接到雷帕霉素靶标的两个区域：雷帕霉素结合域（FKB）和 FK506 结合蛋白域 12（FKBP）。此外，再将 Cas9（C）-FKBP 与转录刺激因子 VP64 融合。至此，该基因线路实现了基于雷帕霉素更加精准的基因表达调控（Zetsche et al.，2015）。

4.1.6 基于蛋白互作的调控

利用表达后蛋白质分子间的相互作用（protein-protein interaction，PPI）也是实现基因线路构建的重要机制。其中，具有高亲和力的抗原-抗体对、链霉亲和素-生物素短肽、分割型内含肽（split-intein）、天然二聚化蛋白和分割型蛋白等都是常用的工具。具体而言，它们或具备天然的二聚化能力，或通过引入人工设计的二聚化界面使得两个或多个蛋白质分子在特定条件下（如光催化、化学诱导等）形成稳定的二聚体，进而调控下游基因表达，如图 4-7 所示。例如，当不同的光敏蛋白（如 CRY2 和 CIB1）受到蓝光照射时，两个片段会迅速靠近并组装成完整的活性蛋白，进而招募转录激活因子至目标基因启动子区域，触发基因表达（Nihongaki et al.，2015）。除此之外，通过预先改造并在特定亚细胞结构（如细胞膜、细胞器等）上表达某一蛋白质组分，再在目的基因上融合另一蛋白质组分，借由蛋白质组分间的相互作用可以实现生物线路在空间上的精准调控（Xie and Fussenegger，2018）。

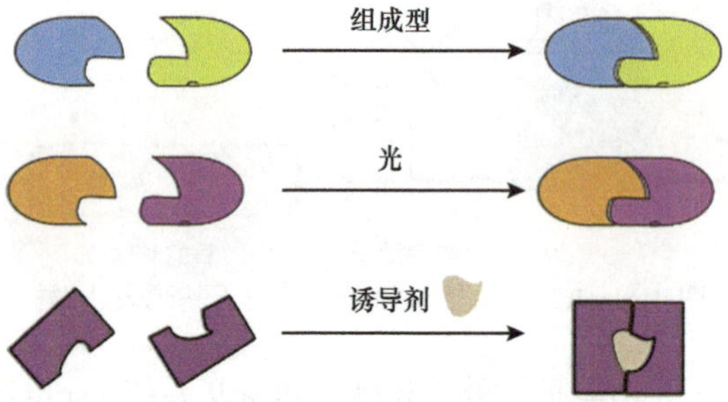

图 4-7 基于蛋白质互作的基因线路调控

4.2 基因线路的构建原则

由于生物体具有极大的复杂性和非线性，为实现细胞内基因线路在各种环境与生理条件下具备精确可控的表达，其设计和构建时需严格遵守多项原则，包括模块化、绝缘化、正交化、稳定性和鲁棒性，且每个原则都有自己的实现方式。

4.2.1 模块化

模块化是基因线路设计和构建过程中的首要基本原则，它强调将复杂的生物系统分解为若干个相对独立的功能单元，每个单元可以被单独设计、测试和优化。这种设计理念不仅简化了工程流程，还提高了系统的可预测性和鲁棒性。在合成生物学中，模块化使得研究人员能够像搭积木一样组合不同的生物组件，快速组装出具有特定功能的基因线路。通过这种方式，即使面对高度复杂的调控网络，也能够逐步实现对基因表达的时间、空间及强度等方面的精细控制。此外，模块化还有助于知识积累和技术传承，因为经过验证的模块可以在多个项目之间共享，减少了重复劳动并加速了创新步伐。

美国麻省理工学院建立的标准生物元件登记库（Registry of Standard Biological Parts）在基因线路元件模块化方面开展了许多基础研究，包括建立新载体体系、对生物元件进行标准化处理、在生物元件两端配置统一的“接口”等，这些元件及它们相互连接形成的生物模块被称为“生物砖”（BioBrick）（Peccoud et al.，2008）。迄今为止，该数据库已经收录整理了超过两万个元件，表 4-1 为常用生物砖的类型。

表 4-1　常用生物砖类型

类型图标	元件类型
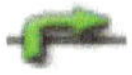	启动子（promoter）
	核糖体结合位点（ribosome binding site）
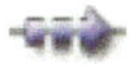	蛋白质功能域（protein domain）
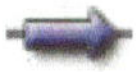	蛋白质编码序列（protein coding sequence）
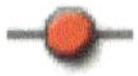	终止子（terminator）
	质粒骨架（plasmid backbone）
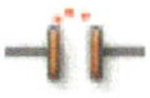	信号接收和发送模块（receiver and sensor）
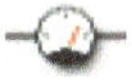	检测模块（measurement device）
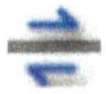	引物（primer）

生物砖的一大特点是标准化，核心元件具有普适性和通用性。标准生物元件登记库中生物砖的标准化体现在每一个 DNA 模块的结构上——除了本身的功能序列以外，它们都具有相同的前缀和后缀。每个生物砖的前缀中都包括 *Eco*RI 和 *Xba*I 两个酶切位点，后缀中包括 *Spe*I 和 *Pst*I 两个酶切位点，且经过特殊的遗传工程处理，确保真正的编码序列中不含有这四个酶切位点。生物砖被克隆在标准生物元件登记库组委会提供的质粒上，可以设计并进行剪切和拼接，图 4-8 为生物砖的结构示意图。有了上述四个标准化的酶切位点之后，需要组装的元件可以分为插入片段和载体两部分。插入片段由限制性内切核酸酶处理后可以从载体质粒上切割出来，通过琼脂糖凝胶电泳分离回收，以进行完整基因线路

的构建。

图 4-8 生物砖的结构示意图

E、X、S、P 分别代表 *Eco*RI、*Xba*I、*Spe*I 和 *Pst*I 的酶切位点

4.2.2 正交化

正交化是基因线路设计中的重要原则，它强调不同组件之间应尽可能减少相互干扰，确保每个模块在执行特定功能时不会影响其他部分的工作。这种设计理念不仅提高了系统的鲁棒性和可靠性，还为复杂调控网络的实现提供了坚实的基础。具体来说，正交化的定义是指两个或多个变量之间的关系非常微弱甚至不存在，即在一个变量变化时，另一个变量几乎不受其影响。对于基因线路而言，这意味着引入的新调控机制不应该与细胞内已有的任何天然过程产生冲突。例如，在一个多输入多输出逻辑门电路中，如果各个信号转导路径之间存在交叉反应，则可能导致错误输出或系统失灵。为了保证基因线路的正交化，传统方法依赖于正交的顺式-反式调节对；而随着技术的不断进步和改良，科学家们已经可以通过 TALE/CRIPSR 系统定制化结合域序列、重组酶和 RNA 聚合酶改造等方式实现基因线路设计的正交化。

在 TALE 的系统中，研究人员首先通过计算机辅助设计工具，针对一系列人工合成的启动子，定制了多个独特的 TALE 结合位点。每个位点都对应一个特定的 TALE 蛋白，该蛋白质由一个标准化的 DNA 结合模块和一个效应子域组成。为了测试这些 TALE 转录因子的功能及其正交性，研究人员将它们分别引入 HEK293T 细胞中，观察其对报告基因表达的影响。结果显示，所有设计的 TALE 蛋白（超过 10 个）均能有效地激活相应的启动子，并且当存在其他 TALE 蛋白时仍保持高度选择性。此外，研究人员还展示了如何将多个 TALE 系统组合起来，构建复杂的基因线路（Li et al.，2015）。

而基于重组酶的正交化基因线路依赖高度特异性的 DNA 重组酶。例如，研究人员从多种微生物中筛选并优化了 12 种丝氨酸重组酶，每种重组酶都具有独特的识别位点。为了测试这些重组酶的功能及其正交性，研究人员将它们分别引入 HEK293T 和 Jurkat T 细胞中构建了 113 个回路，并设计了一个定量的、矢量接近的度量来评估它们的性能。在 113 个电路中，有 109 个（96.5%）在未经优化的情况下正常运行，由此证实了这些重组酶能够在哺乳动物细胞中实现多路输入信号的同时处理且不会相互干扰。特别地，研究人员依赖重组酶实现了 6 输入 1 输出的“与门”基因线路设计，当且仅当 6 个输入同时存在时，该线路可以输出表达绿色荧光蛋白（green fluorescent protein，GFP），且表达量高于沉默状态 40 余倍

（Weinberg et al.，2017），如图 4-9 所示。

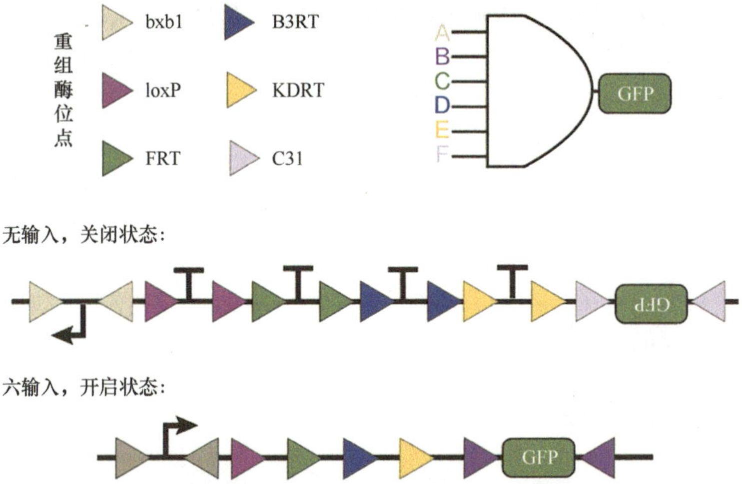

图 4-9　基于重组酶的正交性基因线路（修改自 Weinberg et al.，2017）

除此之外，近期研究人员还提出一种基于改造 RNA 聚合酶的正交化基因线路构建策略（Qin et al.，2023）。该策略旨在开发一种模块化、独立于宿主的正交型转录系统。该正交型转录系统由正交型启动子库和单体 RNA 聚合酶组成。该系统通过将 RNA 加帽酶与单体 RNAP 融合，可确保原核生物来源的单体 RNAP 在哺乳动物细胞中按照“跨域（domain）”方式实现基因转录、转录后修饰、出核和翻译等真核系统蛋白质表达的必需步骤。为了证实该系统的优势，研究人员使用定量热力学模型优化了病毒样颗粒的多个亚基的基因表达剂量。病毒样颗粒（VLP）是由多个蛋白质组成的无病原性、不能进行复制的纳米颗粒，多个蛋白质亚基的表达水平对于 VLP 的组装效率和免疫原性至关重要。因此，团队研究了表达水平的可编程性以及它对 VLP 产量的影响，其中选择了甲型流感病毒作为研究对象，它由三个关键亚单位，即血凝素（HA）、神经氨酸酶（NA）和基质蛋白 1（M1）稳定形成。通过虚拟筛选和理论分析，研究团队发现 HA 基因的高表达对产生 VLP 有害，而适当表达的三个基因则可以产生更多的 VLP 颗粒。最后，团队选择了十余组高产组合进行实验验证，结果发现所有组合都产生了更多的 VLP 颗粒，并且实验结果与预测值相符，预测值越高、实验结果越好，这为新型高效甲型流感疫苗的开发和生产提供了潜力。

4.2.3　绝缘化

基因线路的绝缘化是指通过设计和引入特定的调控元件，使得不同的基因表达模块在细胞内能够独立运作、互不干扰。这一概念的核心在于确保每部分基因线路组件仅响应预期的信号或条件。如果缺乏有效的绝缘措施，那么不同模块之间可能会发生交叉反应，导致输出结果偏离预期，甚至引发系统失灵。因此，实现基因线路的绝缘化，不仅提高了系统的鲁棒性和可靠性，还为复杂调控网络的设计提供了坚实基础。

为了实现基因线路的有效绝缘化，最常使用的手段是在基因线路的调控组件间添加绝缘子元件。绝缘子是一类特殊的 DNA 序列，能够在染色质水平上阻止增强子或沉默子等远端调控元件的影响扩散到邻近基因。通过在基因线路中插入适当的绝缘子，可以有效地屏蔽外界干扰，保护目标基因免受非特异性调控的影响。鸡 β-球蛋白绝缘子（cHS4）已被广泛应用于哺乳动物细胞中，以阻挡转录因子等对相邻基因的非特异性影响。

4.2.4 稳定性和鲁棒性

稳定性和鲁棒性是评价基因线路应对内外部扰动能力的两个核心维度。稳定性关注系统在短暂扰动过后能否迅速恢复并保持稳定功能输出的能力，此时系统也许会从一个稳态过渡到另一个稳态；鲁棒性则关注系统在面临环境条件变化时仍能维持其原来功能的性能。

为了实现这一目标，研究人员开发了多种策略和方法。首先，动态平衡调控机制是一种有效的策略，它通过引入负反馈回路来自动调整基因表达水平。例如，在一个典型的负反馈系统中，当目标蛋白积累到一定浓度时，会触发抑制自身转录的过程，从而维持稳定的输出。这种方法不仅能够防止过度表达带来的代谢负担，还能提高系统的抗干扰能力。科学家们还利用数学建模工具对负反馈回路进行优化设计，以达到最佳性能。

此外，增强启动子和终止子的功能稳定性对于提高基因线路的整体表现也有提升价值。天然存在的启动子和终止子往往受到多种因素的影响，如表观遗传修饰或染色质结构变化等，这可能导致基因表达波动。为此，研究人员致力于筛选并改造那些对环境变化不敏感的强启动子和高效终止子。例如，通过人工进化，可以筛选到在大肠杆菌中提供更加一致且高强度的转录活动的 T7 噬菌体启动子。同时，合理选择终止子也可有效降低读穿现象的发生，进一步保障下游基因的正确表达。

最后，引入时间延迟元素有助于平滑瞬态响应，并过滤掉短暂性的噪声干扰。例如，在某些情况下，可以通过延长 mRNA 或蛋白质的半衰期来实现这一点。具体做法包括：引入额外的 3′非翻译区序列，以增加 mRNA 稳定性；或者添加降解标签，调控蛋白质的降解速率。这样的设计可以在一定程度上缓解外界扰动对基因线路的影响，使其更接近理想的稳态行为。

4.3　经典的基因线路

4.3.1　逻辑门

逻辑门是数字电路的基本内容，是各种现代化高精尖数字仪器的基础部件和基本运算单元，而以布尔代数为基础的逻辑电路是计算机制造的重要基石。由于逻辑电路可以用真值表清晰、简单地描述，所以被广泛应用于很多领域的输入和输出关系描述中。逻辑门电路是基因线路中的典型线路，借鉴了电子线路和控制理论的设计规则来研究基因线路中的调控方法与逻辑关系，复杂的生物信号被抽象成空间的关系映射，有助于回路的设计和理解。

“与门”（AND gate）是常见的逻辑门之一，其逻辑计算原则是：只有输入信号全部为“真”时，才会输出“真”信号。真值表如表 4-2 所示。“与门”的设计在基因线路中非常常见。如图 4-10 所示，在沙门菌中，两个启动子 P_{BAD}、P_{Tet} 作为输入，红色荧光蛋白（red fluorescent protein，RFP）作为输出；仅当系统中加入阿拉伯糖（Ara）和无水四环素（aTc）时，转录因子和伴侣分子得以同时表达，并启动 P_D 促使荧光蛋白的表达（Moon et al.，2012）。

表 4-2　“与门”的真值表

输入 1	输入 2	输出
0	0	0
0	1	0
1	0	0
1	1	1

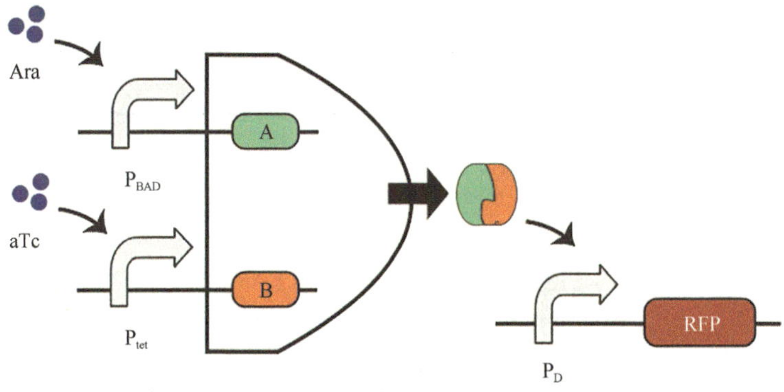

图 4-10　实现“与门”的基因线路（修改自 Moon et al.，2012）

A、B 分别代表转录因子和伴侣分子的编码基因及其对应蛋白分子；P_D 为下游启动子

“或门”（OR gate）的逻辑计算原则是输入信号中有一个为“真”，输出即为

“真”，其真值表如表 4-3 所示。在基因线路中，可以通过串联启动子来实现，如图 4-11 所示。两个启动子 P_{RHAB}、P_{BAD} 作为输入，红色荧光蛋白作为输出。由组成型启动子 P_{con} 调控表达的 RhaS 和 AraC 分别是下游启动子 P_{RHAB}、P_{BAD} 的抑制因子，当鼠李糖或阿拉伯糖存在时，可分别与其结合而解除启动子的抑制效果，从而开启下游蛋白的表达（Wong et al.，2015）。

表 4-3 “或门”的真值表

输入 1	输入 2	输出
0	0	0
0	1	1
1	0	1
1	1	1

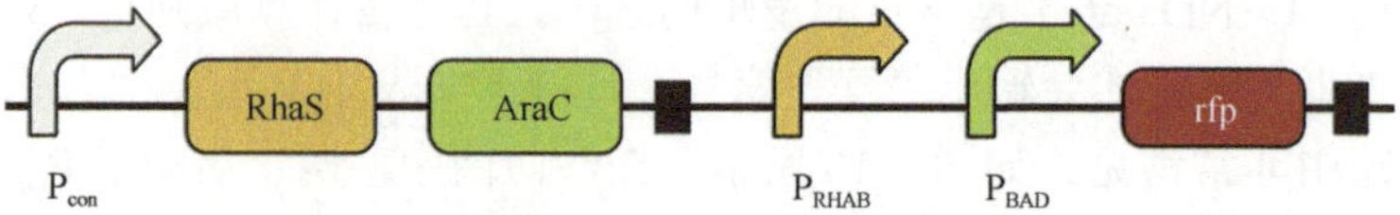

图 4-11 实现“或门”的基因线路（修改自 Wong et al.，2015）

“非门”（NOT gate）又称反相器（inverter），是实现“逻辑非”的逻辑门，其真值表如表 4-4 所示。“非门”基因线路设计时，通常由抑制因子和相关启动子共同组成，如图 4-12 所示。诱导剂 IPTG 为输入，绿色荧光蛋白（green fluorescent protein，GFP）为输出。当没有 IPTG 时，LacI 抑制启动子 P_{Lac} 的转录开启，CI 蛋白无法表达，因此荧光蛋白正常表达；而当系统中存在 IPTG 时，P_{Lac} 的转录开启，CI 蛋白表达进而抑制 P_{lam} 启动而使荧光蛋白无法表达（Wang et al.，2011）。

表 4-4 “非门”的真值表

输入	输出
0	1
1	0

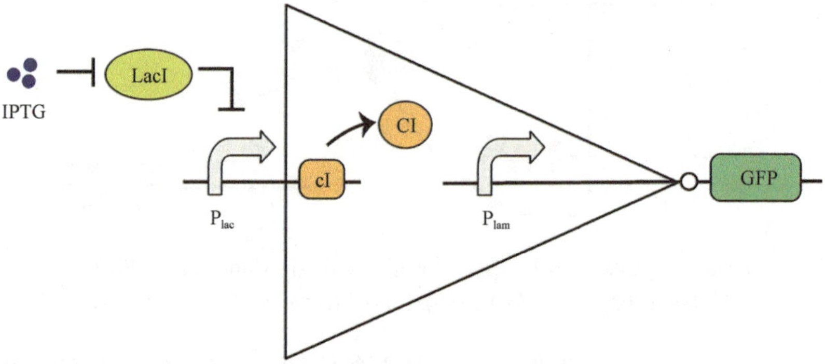

图 4-12 实现“非门”的基因线路（修改自 Wang et al.，2011）

逻辑上，基础门电路的组合可以构成诸如“或非门”（NOR gate）等新的逻辑门电路，即“或门”和“非门”的结合，将“或门”功能的结果进行“非门”运算，那么只有当输入信号同时为“假”时，输出才为“真”，其真值表如表 4-5 所示。同样地，基因线路同样可以实现“或非门”的逻辑功能（Brophy and Voigt，2014；Siuti et al.，2013），如图 4-13 所示。分子 AHL 和 aTC 可通过控制启动子 P_{IN1}、P_{IN2} 的转录控制重组酶 1 和 2 的表达，进而使下游线路上的终止子翻转而发挥转录抑制功能，当且仅当系统中不存在 AHL 和 aTc 时，下游通路因为没有终止子的阻碍，目的基因在启动子 P_{OUT} 调控下正常表达。

表 4-5 “或非门”的真值表

输入 1	输入 2	输出
0	0	1
0	1	0
1	0	0
1	1	0

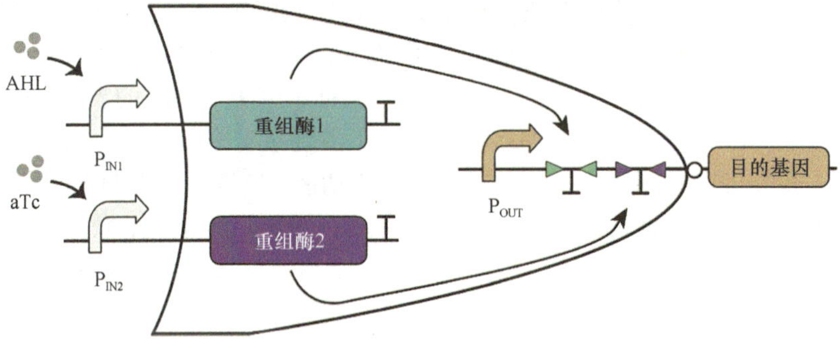

图 4-13 实现“或非门”的基因线路

除了“或非门”，还存在通过“与门”和“非门”的结合组成的“与非门”，该逻辑门是只有当输入信号同时为“真”时，输出才为“假”，其真值表如表 4-6 所示。其具体实现方式可通过线路串联实现，如图 4-14 所示，系统的输入量是 IPTG 和 Arab，输出量是绿色荧光蛋白。当系统没有输入时，启动子 P_{lac} 和 P_{BAD} 被抑制，蛋白质 HRPR 和 HRPS 无法表达，因此启动子 P_{hrpL} 仍无法启动 CI 蛋白表达，从而促使 P_{lam} 的正常启动，绿色荧光蛋白输出（Wang et al.，2011）。

表 4-6 “与非门”的真值表

输入 1	输入 2	输出
0	0	1
0	1	1
1	0	1
1	1	0

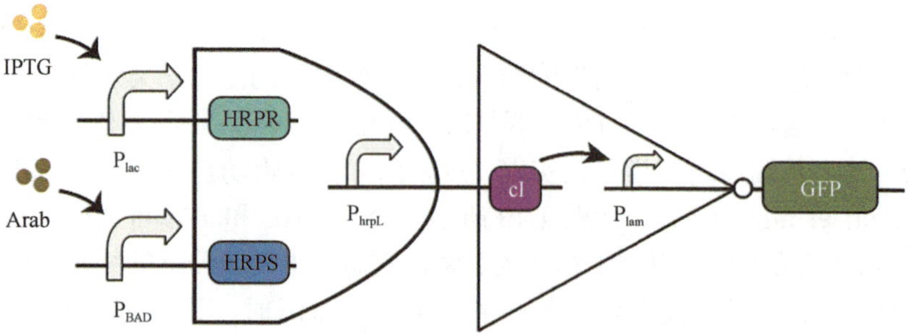

图 4-14　实现“与非门”的基因线路（修改自 Wang et al.，2011）

4.3.2　双稳态开关

双稳态开关（toggle switch）也称“拨动开关”，可通过人为调控实现基因线路在两种不同稳定状态间的切换。经典的转录水平双稳态开关由 Collins 等设计，在大肠杆菌中实现，整个线路由两个启动子组成，每个启动子的开和关状态之间有明显的界线，只有通过瞬时诱导因素的变化才能拨动开关切换至另一个状态，并在移除输入后仍维持变化后的状态不变（Gardner et al.，2000）。如图 4-15 所示，基因线路中的两个启动子 P_1 和 P_2，分别控制着抑制因子 2 和 1 的表达，该抑制因子 2 和 1 分别会抑制 P_1 和 P_2 的启动，P_2 的下游连接着报告基因；同时，系统内诱导剂 1 和 2 可以分别解除抑制因子 1 和 2 的功能。当诱导剂 1 加入时，P_1 启动，抑制因子 2 表达从而抑制 P_2，下游报告无表达；同时，诱导剂 1 撤除时该状态保持不变。随后，加入诱导剂 2，其与抑制因子 2 结合解除对 P_2 的抑制作用，从而使抑制因子 1 表达而抑制 P_1 启动，抑制因子 2 无法表达，P_2 稳定开启，下游报告基因表达；同时，诱导剂 2 撤除时该状态保持不变。

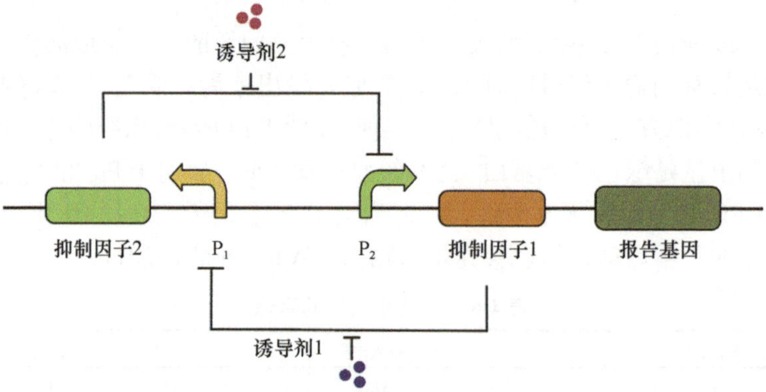

图 4-15　经典的双稳态开关线路（修改自 Gardner et al.，2000）

这项工作的重要意义在于它证明了利用简单的基因元件组合可以创造出复杂

的行为模式，进而模拟自然界中的多稳态现象。许多生物过程如细胞分化、发育以及疾病进展等都涉及多个稳定状态之间的转换。因此，双稳态开关为探索这些过程提供了新的工具和技术手段。除此之外，双稳态基因也可通过 miRNA 或 TALE 等分子工具实现，具有更好的内源响应性和可操作性。特别地，通过响应肿瘤细胞和正常细胞中内源性差异性 miRNA，双稳态开关可作为肿瘤细胞识别器，进而完成特异性杀伤的治疗目标。

4.3.3　振荡线路

基因振荡是一种基因调控机制，由振荡的幅度和周期来决定基因表达的时间，在昼夜节律、细胞周期等生物过程中具有重要作用。这种基因表达的时间控制可以在大规模基因网络中仅利用少量调控因子，实现相对较多基因的表达调控，从而完成复杂细胞行为的调节。通过合理设计，人工基因线路也可以实现。如图 4-16 所示，Elowitz 课题组通过将三个表达产物相互抑制的基因模块串联，利用基因间彼此的抑制和解抑制可以实现基因振荡（Elowitz and Leibler，2000）。当启动子 P_1 启动时，抑制因子 1 表达从而抑制启动子 P_2 的转录启动，因此由其控制的抑制因子 2 无法表达，启动子 P_3 不受抑制表达抑制因子 3，而抑制因子 3 抑制启动子 P_1 的转录；启动子 P_1 由开启变为关闭状态，经过上述循环最终又会变为开启状态。在此过程中，三种抑制因子随着循环往复表达发生振荡。因此，在另一个报告质粒上，受到启动子 P_2 调控的下游报告基因（绿色荧光蛋白）也和抑制因子 2 一样，其表达出现振荡。除此之外，由双反馈拓扑结构构成的基因线路也同样可以实现基因振荡，其关键在于所有模块需要同时被一个正反馈机制和作用相对较慢的负反馈机制同时调控（Stricker et al.，2008）。

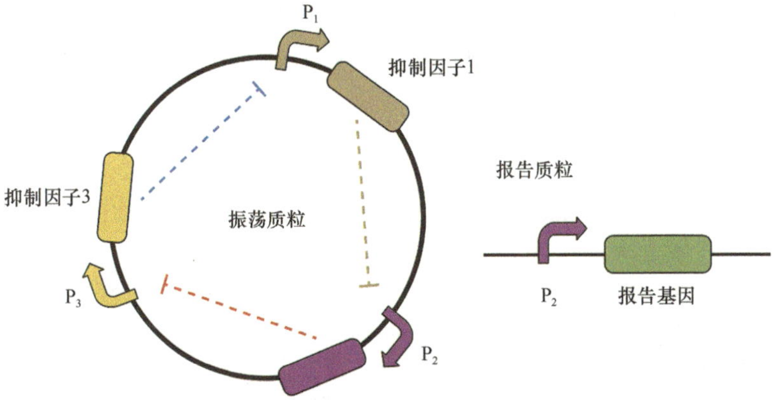

图 4-16　振荡线路（修改自 Elowitz and Leibler，2000）

人工基因振荡线路可用于多个领域，特别是医药领域。例如，基因振荡线路可用于开发智能药物递送系统，通过编程细胞或纳米载体内的基因网络，使其根据体内的特定信号（如 pH、温度变化）自动释放治疗剂，从而实现精准给药；在癌症治疗中，可以设计振荡线路来控制抗癌药物的释放频率和剂量，减少副作用并提高疗效。

4.3.4 级联线路

级联（cascade）是指在一系列连续事件中，前面的事件能激发后面事件的发生。在基因线路设计中，级联线路是指多个基因表达模块按顺序依次激活或抑制，形成一个线性的信号转导路径，每个模块的输出作为下一个模块的输入，从而实现多步骤的调控过程。这种结构模仿了自然界中的许多生物信号通路，如 MAPK 级联反应等，能够将外界刺激逐步放大并传递到细胞内部深处。具体而言，基因级联线路的作用有以下几种：①信号放大，即转导过程中原始信号逐步放大，变得更强、更具激发作用，可使细胞对内外变化作出及时响应；②信号转移，即将原始信号转移到细胞的其他部位，如从细胞膜转移到细胞核心，引起特定基因的表达；③信号分支，即将信号分开成为几种平行信号，影响多种生物途径的发生。

在生物线路的应用中，为避免不良事件的发生，往往需要 2 个以上的输出以实现多条件调控。例如，在三层级联的门控线路中，通过将上级模块的输出作用于下级模块的输入，可实现四输入共同控制的“与门”，每个“与门”的关键在于转录因子及其伴侣蛋白的多聚化（Moon et al.，2012）。

除此之外，利用小 RNA 具有的快速传播、迅速适应信号压力的能力，级联结构也被用于构建具有快响应速度的生物线路。研究人员利用以编码 RNA 为核心的碳存储调节子（carbon storage regulator，CSR）构建了多级线路，通过比较间接与直接控制荧光蛋白的开启和关闭时间的变化发现，该级联电路能有效降低基因表达的控制延迟（Adamson and Lim，2013）。

4.3.5 群体感应线路

微生物群体感应（quorum sensing，QS）是指微生物在菌体密度发生变化时，通过特定信号分子——自诱导剂（autoinducer）的分泌与接收，调控微生物群体的信息交流现象，其本质是微生物种内或种间的信息交流，它参与了微生物中许多重要的生物学过程，如孢子形成、毒性物质合成、生物被膜形成等。QS 系统主要有三种类型。

（1）以革兰氏阴性菌为主，以信号分子 *N*-乙酰基高丝氨酸内酯（*N*-acetylhomoserine，AHL）为自诱导剂的群体感应，包括 LuxI/LuxR 型、lasI/lasR

型和 rhlI/rhlR 型。其中，LuxI/LuxR 型由合成 AHL 的自诱导剂合成酶 LuxI 和 AHL 受体，即转录激活子 LuxR 组成。其他两种也是由类似合成酶和受体激活子组成。

（2）以革兰氏阳性菌为主的肽介导型群体感应，常利用修饰后的自诱导寡肽（autoinducer peptide，AIP）作为信号分子进行 QS 调控。

（3）革兰氏阴性菌和革兰氏阳性菌共有的中间 LuxS-AI-2 型群体感应，依赖于一类可以被多种细胞识别的信号分子——AI-2 信号分子。该系统的线性特点是信号分子由 LuxS 蛋白合成，不同种属细胞产生的信号分子结构类似，均属于 AI-2 家族。

研究人员借助第一类群体感应系统机制在哺乳动物细胞内实现了精准调控（You et al.，2004），如图 4-17 所示。具体过程如下：①启动子 P_1-luxR-luxI：*luxR* 基因编码 AHL 受体；*luxI* 基因编码 AHL 合成酶。LuxI 合成的 AHL 在细胞中积累并释放到环境中。②P_{luxI} 启动子-自杀基因：随着细胞合成的和环境中扩散来的 AHL 的含量增加并到达浓度阈值，AHL 和受体 LuxR 结合，活化的 AHL-LuxR 蛋白复合物同源二聚，激活启动子 P_{luxI}，诱导表达效应基因——自杀基因 E，最终诱导细胞凋亡，细胞数减少，进而降低 AHL 的合成，使得上述过程回到初始点，并由此周而复始的进行。这项研究首次证明了合成群体感应系统可以在哺乳动物细胞中成功运作，并且具有高度可编程性和灵活性。这为探索复杂的细胞间通信机制提供了新工具和技术平台，也为未来开发基于群体感应原理的智能生物材料和治疗方法奠定了基础。例如，在癌症治疗领域，该系统可用来设计只在肿瘤微环境中激活的基因疗法，以减少对健康组织的影响；在再生医学方面，则可利用该系统促进干细胞的定向分化等。

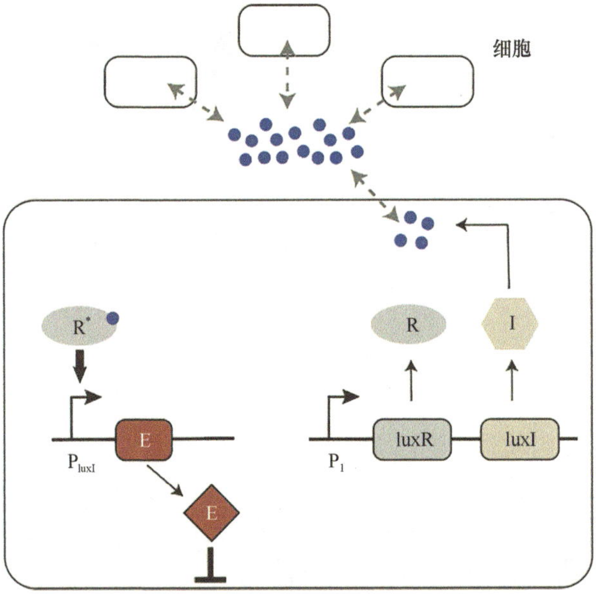

图 4-17　群体感应线路（修改自 You et al.，2004）

4.3.6 生物成像线路

生物成像线路是合成生物学领域中的一种创新工具，旨在通过设计和构建特定的基因表达模块来实现对细胞内分子事件的可视化监测。这类线路通常包含一个或多个报告基因，这些基因编码荧光蛋白、发光酶或其他可检测标记物，当它们被激活时能够产生易于观测的信号输出。与传统成像技术相比，生物成像基因线路具有高度特异性和时空分辨率的优势，因此受到科研人员的青睐。

来自美国加利福尼亚大学的科研团队利用光敏色素蛋白在大肠杆菌细胞内设计了一种生物成像线路（Levskaya et al.，2005），如图 4-18 所示。研究人员从集胞藻基因组中克隆获得了血红素氧化酶基因 *hol*、胆绿素还原酶基因 *pcyA*，并将它们转入大肠杆菌，实现了大肠杆菌内源血红素转化为对光敏感的藻蓝胆素（PCB）合成，并将其与另一光敏感素基团 *Cph1* 融合，使其在胞外共价结合；胞内则是组氨酸激酶结构域和相应调节域组成，即 Envz-OmpR。当识别环境信号后，EnvZ 通过磷酸基团转移将信号传至 OmpR 上，磷酸化的 OmpR 即可激活下游基因的转录。因此，在该基因线路中，当红光存在时，该传感器进入自磷酸化的抑制状态，ompC 关闭，*LacZ* 基因无法表达，无黑色化合物产生；相反地，当无红光照射时，传感器发生自磷酸化，ompR 与 PompC 启动子结合、*LacZ* 基因表达，此区域有黑色化合物产生，由此与周围环境产生对比，最终完成了生物成像。

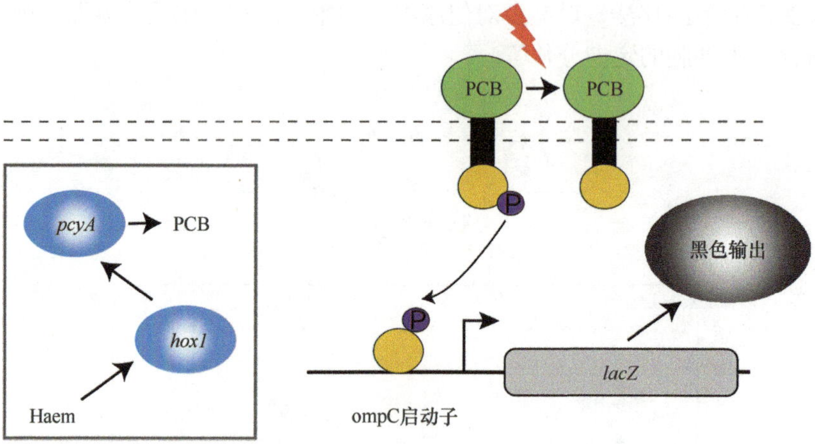

图 4-18　生物成像线路（修改自 Levskaya et al.，2005）

该类线路的应用前景广泛，尤其是在临床治疗领域具有巨大潜力。一方面，它为探索细胞内信号转导路径提供了一种非侵入性的调控手段，可以帮助科学家们更好地理解基因网络的工作机制；另一方面，由于整个过程完全依赖于外部光源的操作，因此进一步提高了安全性和可控性。

4.3.7　基因线路纠错和放大

基因线路纠错是通过检测生物体内的变化产生响应的反应，组织转录、翻译或进一步反应的进行，使其按照正确的方向进行转录或翻译。例如，RNA/DNA 嵌合寡核苷酸介导的嵌合体修复，由于 RNA 可提升同源配对效率，合成的 RNA/DNA 杂合寡核苷酸分子基因线路导入细胞后，嵌合体可有效地与基因组中同源序列配对，并在靶位点处形成错配碱基对，体内的修复机制能以导入的 RNA/DNA 寡核苷酸为模板，修改基因组中错配的同源序列，从而实现定点纠错。

生物体在生存和发展的过程中一定经历过生长及环境信号编码处理。基因线路的放大，顾名思义就是通过设计基因线路，使环境中的信号放大，能更灵敏、更准确地检测到环境中信号的变化，从而作出响应。在基因线路中常使用“正反馈”构建放大线路。如图 4-19 所示，该基因放大线路由绿色荧光蛋白（GFP）和 luxRΔ组成，它们在启动子 P_{luxI} 的控制下以双顺反子构型排列。GFP 为输出信号，为转录活性提供度量依据；luxRΔ发挥正反馈线路的功能，因为它可以结合到启动子 P_{luxI} 上以自激活自身的转录。因此，luxRΔ即使输出，也是正反馈信号。只需要在最开始添加少量的小分子 aTc 作为输入，即可开启整个放大线路（Nistala et al.，2010）。

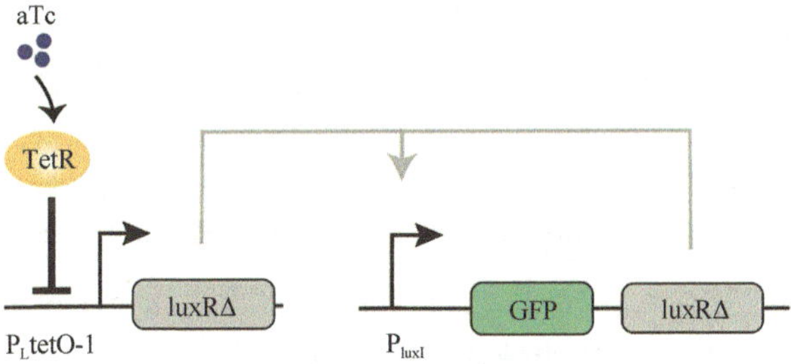

图 4-19　基因放大线路（修改自 Nistala et al.，2010）

4.3.8　计数器线路

基因线路是实现生物计算机的一种方式。通过将一些特殊的基因元件合理组合，就可以形成基因计算线路，进行加法、减法和存储功能。相对于传统的电子设备用电压作为控制信号，基因计数器则利用分子浓度来调控线路的运行。大量的研究表明，重组酶具有作为计数器工具的潜力，并且通过双向重组程序（bidirectional recombination process）还可以得到重写性存储单元。图 4-20 所示为 Colloms 团队借助重组酶实现的技术器线路（Zhao et al.，2019）。

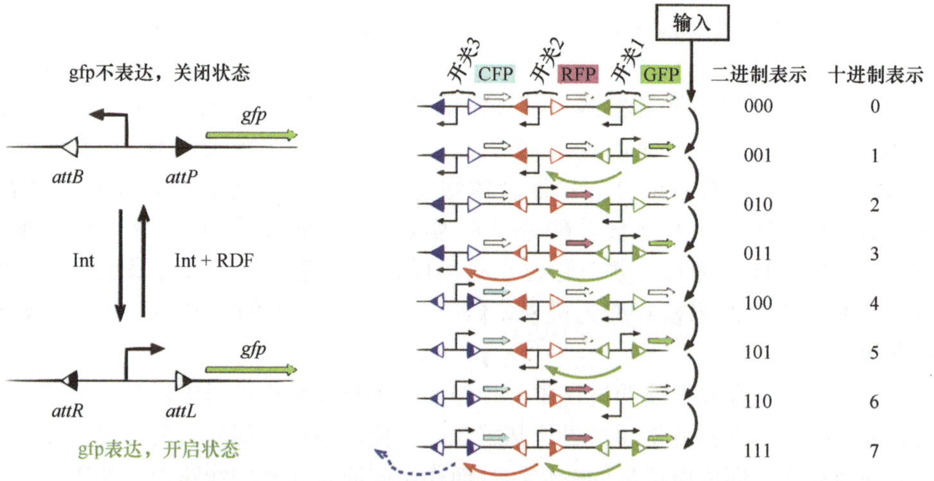

图 4-20 基于重组的计数器线路（修改自 Zhao et al.，2019）

线路中的反转开关（inversion switch）是根据重组酶机制进行的理性设计，其关键部位是位点特异性重组酶反转 DNA 片段，DNA 片段方向会被特定的整合酶（integrase，Int）反转。整合酶通过催化位点 attP 和 attB 之间（以下称 PB 状态）的 DNA 片段翻转重组，产生两个新的位点 attL 和 attR（以下称 LR 状态）。新产生的 attL 和 attR 之间的翻转重组需要在重组方向性因子（recombination directionality factor，RDF）和整合酶存在时才可执行。

由于催化位点位于启动子两侧，因此每次重组都将逆转启动子的方向，从而可以实现可逆 DNA 片段之外的基因转录控制，如翻转后表达绿色荧光蛋白（GFP），而再次翻转后则不表达绿色荧光蛋白。整合酶的表达由外部输入调节，重组方向性因子序列整合在翻转的 DNA 片段中，其受到翻转开关状态的控制，每当翻转开关接收到输入脉冲时，在整合酶表达开始几分钟的时间内发生重组，可逆的 DNA 片段方向就会在两种状态间有效切换。

通过这样的理性设计，利用 N 个正交位点特异性重组酶系统构建的翻转开关，就可以组成一个可以在 1～2^N 进行二进制异步计数的细胞计数器，正如图 4-20 下半部分所示，其为一个 0～7 的计数器。

（1）没有输入时，青色荧光蛋白（CFP）、红色荧光蛋白（RFP）和绿色荧光蛋白（GFP）均没有表达，代表 000，相当于十进制的 0。

（2）第一次输入时，开关 1 从 PB 状态变成 LR 状态，启动子序列被翻转成正常状态，从而表达 GFP 和用于控制开关 2 的新的正交重组酶，但此时新的正交重组酶的量还不足以翻转开关 2，所以 RFP 不能表达。同时，开关 3 也没开启，其控制的启动子也处于翻转状态，所以 CFP 也不能表达。因此，三个荧光蛋白的表达组合为 001，相当于十进制的 1。

（3）第二次输入时，开关 1 从 LR 状态变成 PB 状态，GFP 的启动子序列被反转，GFP 不能被表达。开关 2 在新的正交重组酶量积累下翻转，表达 RFP 和另一个正交重组酶（用于翻转开关 3）。同样地，因为开关 3 的正交重组酶量不足以开启开关 3，所以 CFP 不能表达。因此，三个荧光蛋白的表达组合为 010，相当于十进制的 2。

（4）第三次输入时，开关 1 从 PB 状态又变成了 LR 状态，GFP 的启动子序列翻转，GFP 被表达。由于此时开关 2 的正交重组酶不足以翻转开关 2，所以 RFP 继续表达。同样地，因为开关 3 的正交重组酶量不足以开启开关 3，所以 CFP 不能表达。因此，三个荧光蛋白的表达组合为 011，相当于十进制的 3。

（5）第四次输入时，开关 1 从 LR 状态变成了 PB 状态，GFP 的启动子序列变成反转状态，GFP 不能被表达。此时，开关 2 的正交重组酶量足够而激活开关 2 翻转，所以 RFP 不能表达。而开关 3 的正交重组酶量积累足够开关 3 开启，所以 CFP 表达。因此，三个荧光蛋白的表达组合为 100，相当于十进制的 4。

（6）第五次输入时，开关 1 被翻转，表达 GFP；开关 2 不能被翻转，RFP 继续保持不表达的状态。而与此同时，开关 3 仍保持正常状态不被翻转，因此 CFP 也正常表达。因此，三个荧光蛋白的表达组合为 101，相当于十进制的 5。

后续，线路的计数器功能依此类推。由此可见，上述计数器线路的实现离不开桥面的线路设计，以及合理的浓度和时间响应的信号分子选择。

4.4　计算机辅助的基因线路构建策略

4.4.1　计算机辅助的基因线路设计策略

4.4.1.1　基因线路的建模分析

借鉴电子工程中的电路设计理念，将基因元件抽象为可编程的“生物元件”，通过计算机对合成生物线路进行建模、推理、仿真，是智能化的有效途径。最初，科学家们将基因表达调控简化为逻辑门模型，将连续信号“二进制化”，通过逻辑运算提高了生物线路的鲁棒性和可预测性。随后，根据控制论和分子生物学知识，科学家们对生物线路构建了模型，利用仿真方法测试和预测线路在不同条件下的动态行为，并构建若干线路进行验证分析。随着技术进步，在前者基础上，现在能完成元件选取、组合、DNA 序列生成、模型建模和仿真的集成式工具应运而生，为生物线路的设计提供了巨大的便利。

目前，有许多方法可以用于刻画生物线路的动态行为，主要包括常微分方程（ordinary differential equation，ODE）、Logistic 模型和随机微分方程（stochastic differential equation，SDE）等，且每种方法都有自己的特点和适用场景：①常微分方程适用于描述生物系统中随时间连续变化的确定性变量间的关系，其主要特点在于明确的因果关系和确定性演化，适合处理反应产物的浓度变化等情况；②Logistic模型是一种特殊的常微分方程，常用于模拟种群在有限资源条件下的增长过程，其核心特点是内部抑制机制导致初期快速增长后趋于饱和，群体数量曲线最终呈 S 形；③随机微分方程则引入随机因素来描述生物系统中的不确定性与噪声，如基因表达噪声、环境波动等，因其能够捕捉生物过程中的随机性和时空变异性，对于理解和预测个体差异、群体异质性研究有重要意义。由于常微分方程具有连续性和适配性，在生物线路建模分析中最常用，下面将重点介绍。

常微分方程的常见模型包括质量作用定律、米氏方程和希尔方程。

质量作用定律可以表述为：由反应物分子直接作用而生成新产物的反应叫作元反应，其反应速率与各反应物浓度的幂的乘积成正比，其中各反应物浓度的幂指数即为元反应方程中该反应物的化学计量数的绝对值。例如，反应 $aA+bB\rightarrow gG+hH$，它的反应速率可表示为 $v=k\left[A\right]^m\left[B\right]^n$，其中 $\left[A\right]$、$\left[B\right]$ 分别表示反应物的浓度，m、n 是反应级数，k 是反应速率常数。虽然质量作用定律只是针对理想气体和晶体的经验法则，但是经证明细胞中进行的化学反应在相对稳定条件下仍然能使用该定律。

米氏方程（Michaelis-Menten equation）是一个基于质量作用定律，用于描述酶促反应起始浓度 V 与底物浓度 $\left[S\right]$ 之间关系的速度方程。对于简单的酶促反应，其反应速率可用下式表示，

$$V=\frac{V_{\max}\left[S\right]}{K_{\mathrm{m}}+\left[S\right]} \tag{4-1}$$

其中，K_{m} 为米氏常数，由酶的性质决定而与酶的浓度无关；$V_{\max}$ 是酶被底物饱和时的反应速率。因此，在低底物浓度时，$\left[S\right]$ 相对于 K_{m} 可以忽略不计，反应速率近似于底物浓度的一级反应（first order reaction）；而在底物浓度非常大时，K_{m} 相对于 $\left[S\right]$ 可以忽略不计，反应速率接近于 $V_{\max}$，底物再增加也对反应速度没有什么影响，被称为相对于底物的零级反应（zero order reaction）；当底物浓度处于中间状态时，反应由一级反应向零级反应过渡，可以看成是两者的混合级反应（mixed order reaction）。

希尔方程最初由 Hill 于 1910 年提出，其中正、负反馈系统分别为式（4-2）和式（4-3）。

$$\frac{\mathrm{d}A}{\mathrm{d}t}=\frac{\alpha X^m}{X^m+K^m} \tag{4-2}$$

$$\frac{\mathrm{d}A}{\mathrm{d}t}=\frac{\alpha}{1+(X/K_{\mathrm{d}})^m} \tag{4-3}$$

其中，α 为启动子最大启动能力；A 为被调控基因的蛋白浓度；X 为调控因子浓

度；m 为希尔系数；K 和 K_d 分别为调控因子激活和解离常数。在正反馈系统中模拟可知，不同 m 下反应产物 A 相对于调控因子浓度的变化情况不同：m 越大，调控因子对产物的调控越接近于阶跃开关。$m=1$时，该方程退化为米氏方程。

在最基础的蛋白质表达模型中，如图 4-21 所示，包括启动子、目的基因和终止子，通过中心法则，基因 Y 最终形成蛋白质。常微分方程可把此过程表示为

$$\frac{\mathrm{d}Y}{\mathrm{d}t}=\beta-\alpha Y \tag{4-4}$$

其中，β 和 α 分别为蛋白质 Y 的生成和降解速率。那么，该系统到达稳态时左式为零，$Y_{\text{steady}}=\beta/\alpha$。

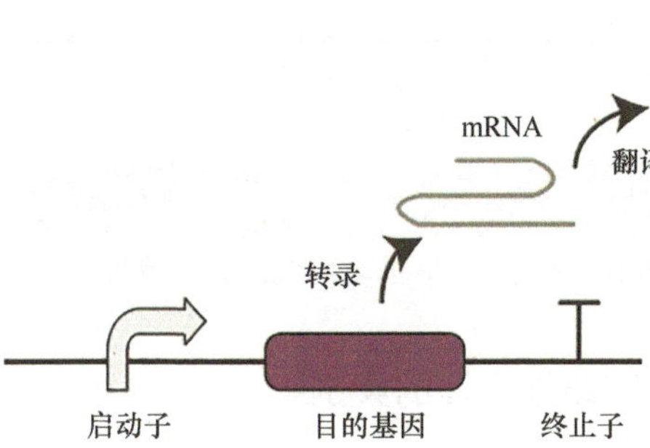

图 4-21　基础的蛋白质表达模型

4.4.1.2　计算机辅助的自动化线路设计

为了实现更高级的控制功能，人工基因线路势必变得越来越复杂，随之而来的是设计难度的迅速提升。电子线路设计领域在 20 世纪遇到过类似的问题，其解决方法是对基于计算机程序的自动化线路进行设计和模拟。因此，在合成生物领域，计算机辅助的基因线路设计与构建也应运而生，以 j5、GenoCAD、iBioSim、SBOLDesigne、SynBioSS、Cello 等为代表的一系列工具相继涌现。其中，前四个软件致力于帮助用户通过模块化的方式选取和组合 DNA 元件以便给出基因线路更优的拼接方案，SynBioSS 则主要基于 BioBricks 以对基因线路进行构建和动态建模仿真。

特别值得一提的是，2016 年由美国麻省理工学院研究团队开发的创新性基因线路构建与分析软件 Cello（cellular logic），不仅能够设计基因线路的结构，还能结合已知的生物化学参数，预测设计回路在大肠杆菌等宿主细胞内的动态行为。这极大地增强了研究人员对设计方案性能的理解和优化，从而降低了实验成本和时间（图 4-22）。这是因为该程序整合了大量转录调控元件的表征数据、生物元件组装的经验、已知元件的生物学限制条件、逻辑线路的自动编译工具等。最终，研究者利用该软件设计了 60 个人工基因线路并在大肠杆菌中正确运行了 45 个基

因线路，该测试对软件的有效性提供了支持（Nielsen et al.，2016）。

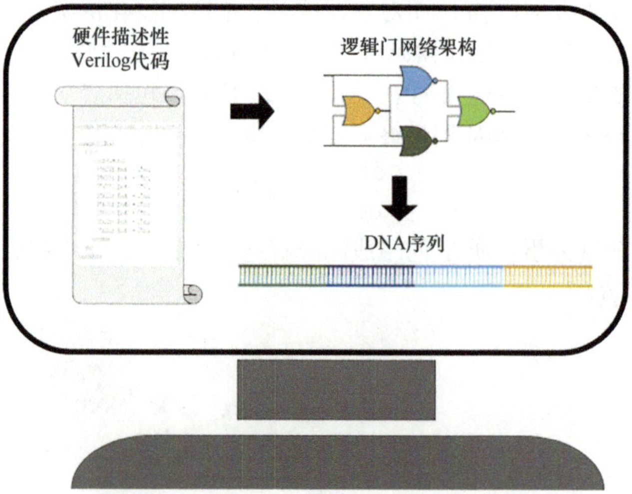

图 4-22　基于 Cello 的基因线路设计流程

4.4.2　常微分仿真辅助基因线路设计的案例

为了帮助读者更好地理解常微分方程如何用来描述基因线路行为，并辅助基因线路的构建，我们将以本章提到的三个典型基因线路为案例进行详细展示。

4.4.2.1　逻辑门模型

“与门”是常见的逻辑门线路，如图 4-10 所示，它们在细胞中的行为主要依靠蛋白质的浓度来体现，即下游报告基因的表达量，所以模型的基本结构与本节 4.4.1.1 基因线路的建模分析中的基本蛋白质模型相似。在这里，一共有三个蛋白质表达装置，故可以列出 8 个常微分方程（包括两种诱导物的浓度变化方程）。

对于输入信号 1（此处为阿拉伯糖，Ara），有以下三个方程：

$$\frac{\mathrm{d}I_1}{\mathrm{d}t} = -r_1 I_1 \tag{4-5}$$

$$\frac{\mathrm{d}m_i}{\mathrm{d}t} = a_{p_i} - r_{m_i} m_i \tag{4-6}$$

$$\frac{\mathrm{d}p_i}{\mathrm{d}t} = m_i b_{p_i} - r_{p_i} p_i \tag{4-7}$$

其中，I_1 代表诱导物 1 的浓度；m_i 代表 PBAD 启动子转录产生的 mRNA 的量；p_i 代表 PBAD 启动子产生的蛋白质的量；r_1 代表诱导物 1 的消耗速率；a_{p_i} 和 b_{p_i} 分别表示这个过程中的转录速率和翻译速率；r_{m_i} 和 r_{p_i} 分别代表 mRNA 和蛋白质降解速率。

类似地，对于输入信号 2（此处为无水四环素，aTc），线路表达也可以用三个方程式来描述，具体如下：

$$\frac{\mathrm{d}I_2}{\mathrm{d}t}=-r_2 I_2 \tag{4-8}$$

$$\frac{\mathrm{d}m_j}{\mathrm{d}t}=a_{p_j}-r_{m_j}m_j \tag{4-9}$$

$$\frac{\mathrm{d}p_j}{\mathrm{d}t}=m_j b_{p_j}-r_{p_j}p_j \tag{4-10}$$

其中，I_2 代表诱导物 2 的浓度；m_j 代表 PTet 启动子转录产生的 mRNA 的量；p_j 代表 PTet 启动子产生的蛋白质的量；r_2 代表诱导物 2 的消耗速率；a_{p_j} 和 b_{p_j} 分别表示这个过程中的转录速率和翻译速率；r_{m_j} 和 r_{p_j} 分别代表 mRNA 和蛋白质降解速率。

下游报告基因荧光蛋白的基因线路表达可以用下面两个式子表示：

$$\frac{\mathrm{d}m_r}{\mathrm{d}t}=a_{p_r}-r_{m_r}m_r \tag{4-11}$$

$$\frac{\mathrm{d}p_r}{\mathrm{d}t}=m_r b_{p_r}-r_{p_r}p_r \tag{4-12}$$

其中，m_r 代表转录产生的荧光蛋白的 mRNA 的量；p_r 代表产生的荧光蛋白的量；a_{p_r} 和 b_{p_r} 分别表示这个过程中的转录速率和翻译速率；r_{m_r} 和 r_{p_r} 分别代表荧光蛋白的 mRNA 和蛋白质降解速率。

根据所研究系统的实际情况选取合适的参数代入到模型中，使用 MATLAB 等常用的数学建模软件可以很轻易地解出上述常微分方程组，并得到三种蛋白质随时间变化的浓度曲线，从而对此逻辑门的行为进行观测。

4.4.2.2　双稳态开关模型

在图 4-15 的双稳态电路中，该系统可被常微分方程描述为式（4-13）和式（4-14）。

$$\frac{\mathrm{d}U}{\mathrm{d}t}=\frac{\alpha_1}{1+V^{\beta}}-U \tag{4-13}$$

$$\frac{\mathrm{d}V}{\mathrm{d}t}=\frac{\alpha_2}{1+U^{\gamma}}-V \tag{4-14}$$

其中，U 代表抑制因子 1 的蛋白浓度；V 代表抑制因子 2 的蛋白浓度；α_1 代表抑制因子 1 的合成速率；α_2 代表抑制因子 2 的合成速率；β 代表对启动子 2 的协同抑制效应；γ 代表对启动子 1 的协同抑制效应。特别地，参数 α_1 和 α_2 是集中参数，用于描述 RNAP 结合、开放复合物形成、转录延伸、转录种子、抑制因子结合、核糖体结合和多肽翻译的净效应；而 β 和 γ 描述的协同作用来自抑制因子的多聚化和多聚物与启动子中操作位点的协同结合。

令上述两式右侧值分别为零，即某个蛋白质浓度不再变化，双稳态电路到达稳定状态，可得到如图 4-23 的结果。当启动子强度平衡时，两抑制因子浓度的曲线有三个交点，表明此时双稳态开关可以在两个稳态中切换；而当启动子强度不平衡时，两者只有一个交点，即双稳态开关仅能实现一种稳态，无法在两种稳态间进行切换。由此，我们分析得出，启动子强度平衡是实现双稳态电路的前提。

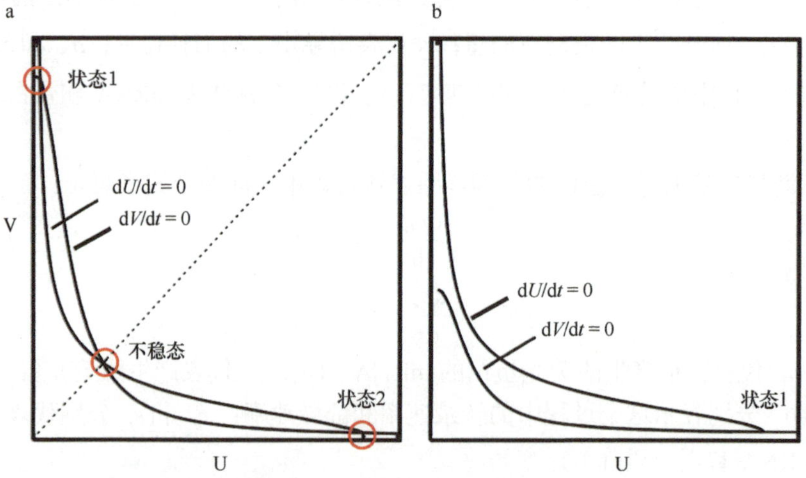

图 4-23 基于 ODE 建模的双稳态线路预测（修改自 Gardner et al.，2000）

（a）表示启动子强度平衡时的浓度变化曲线；（b）表示启动子强度不平衡时的浓度变化曲线

4.4.2.3 振荡器模型

在图 4-16 的振荡线路中，由于细胞内的分子存在相互作用难以被完全表征出来，因此本节 4.4.1.1 基因线路的建模分析中的基本蛋白质模型已经不再适用，研究人员由此提出了新的数学模型。

他们将三种阻遏蛋白浓度 p_i 及其相应的 mRNA 浓度 m_i（其中 i 为分别由启动子 1、2、3 控制表达的下游抑制因子）作为常微分方程中的连续动力学变量。这六种分子中的每一种都参与转录、翻译和降解反应。在这里，我们仅考虑所有三种阻遏相同的对称情况，除了它们的 DNA 结合规则不同。因此，系统动力学模型由 6 个耦合的一阶微分方程决定，其中每个下游抑制因子分别含有两个方程，即蛋白质和 mRNA 浓度，具体如下所示：

$$\frac{dm_i}{dt} = -m_i + \frac{\alpha}{1 + p_j^n} + \alpha_0 \tag{4-15}$$

$$\frac{dp_i}{dt} = -\beta(p_i - m_i) \tag{4-16}$$

其中，在连续生长期间由给定的启动子类型产生的每个细胞的蛋白质拷贝的数量在饱和量阻遏物（由于启动子泄露表达造成的）存在时为α_0，而在其不存在时为$\alpha_0+\alpha$；β表示蛋白质衰减速率与 mRNA 衰减速率的比值；n是希尔常数。

时间轴以 mRNA 的寿命为单位等比例调节，蛋白质浓度以 KM（对启动子起50%的抑制作用时间所需阻遏物数量）为单位，mRNA 的浓度也根据其翻译效率（每个 mRNA 分子产生的蛋白质平均数量）进行等比例调节。模型中相关参数的取值如下：启动子强度，5×10^{-4}～0.5 mRNA/s（最低值代表启动子被完全抑制，最高值代表启动子被完全激活）；平均翻译效率，每条 mRNA 转录 20 个蛋白质；希尔常数，$n=2$；蛋白质半衰期为 10 min；mRNA 半衰期为 2 min；KM，每个细胞 40 个单体。由此在 MATLAB 中建立仿真模型，可得到结果如图 4-24 所示。

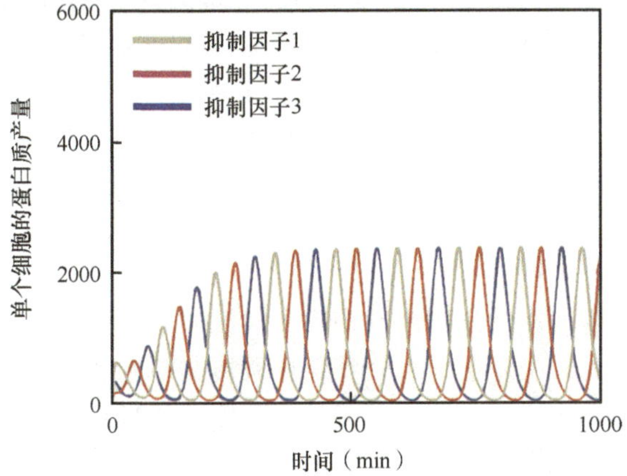

图 4-24 振荡线路模拟得到的结果（修改自 Elowitz and Leibler，2000）

上述模型稳态存在的条件是：

$$\frac{(\beta+1)^2}{\beta} > \frac{3X^2}{4+2X} \tag{4-17}$$

其中，$X = \dfrac{\alpha n p^{n-1}}{1+p^n} + \alpha_0$；$p$是方程$p = \dfrac{\alpha}{1+p^n} + \alpha_0$的解。

从模拟结果可以看到，在稳态情况下，振荡器可以持续稳定地振荡。然而，上述分析忽略了分子组分的离散型机器相互作用的随机性，而它们在实际的生化反应和基因网络中是普遍存在的。

4.4.3 计算机辅助的基因线路设计的挑战和应对

4.4.3.1 基因线路的影响因素

虽然研究人员通过标准化、正交化、绝缘化等策略尽量使得基因线路各个模块间相互独立，且能像电子元件一样按照预期组装和表达。但是生物系统毕竟和电子元件不同，其存在高度的复杂性和非线性。因此，基因线路在实际的构建和表达过程中受到了来源于元件、线路甚至是底盘细胞的不同层次影响，它们为基因线路构建带来了挑战。

1. 元件因素

启动子的转录由 RNA 聚合酶和启动子的结合速率决定。RNA 聚合酶和启动子结合速率低，抑制蛋白就会竞争性结合，启动子的表达就会受到抑制。然而，这种类型的启动子即使不受到诱导，也会有蛋白质的表达，称为启动子泄露。以目前常用的 pET 系统为例，该系统就是将目标基因置于 P_{T7} 启动子的控制下，并在启动子与起始密码子 ATG 之间插入一个乳糖操纵子区域，P_{T7} 启动子由 T7 RNA 聚合酶识别并起始转录，其转录效率是大肠杆菌内源 RNA 聚合酶的 8 倍左右。但培养大肠杆菌的 LB 培养基中含有的乳糖会导致微弱的 T7 RNA 聚合酶表达，由于 T7 RNA 聚合酶转录的高效性，目标蛋白的本底表达会很高。启动子泄露会加重底盘细胞的代谢负担，使得底盘细胞无法正常生长，影响基因线路效率，需要谨慎对待并尽可能降低。

很多基因元件需要在线路中串联使用，两侧的 DNA 序列改变可能会引起基因元件的功能变化，以及基因元件在线路中强度与单独表征测量的强度不一致等问题。例如，当启动子串联入基因线路时，两侧的 DNA 序列改变可能会导致启动子效率下降，从而削弱对逻辑门控制的基因线路的响应，导致整个线路的输出降低或改变。而这种由于两侧 DNA 序列改变导致的响应削弱现象，可通过适当添加绝缘子序列得到改善。

2. 线路因素

在使用级联基因线路时的一个常见问题是，上一级线路的输出未达到激活下一级线路所需要的动态范围。这种线路间的连通性错配（mismatching）表现为整个基因线路动态范围的减小或功能的丧失。这就要求选择基因线路时，需要选择合适的 RBS 且启动子已达到所需的表达水平，从而满足模块间信号激活的要求。

在单顺反子设计的基因线路中，每个基因都有自己的启动子和终止子。未能完全隔离单个顺反子，可能会将本该独立调节的基因表达联系起来，导致未诱导基因的泄露。因此，需要设计使用强大的终止子，以防止邻近启动子的通读。

此外，许多基因线路都使用相同的调控元件，产生相同或相似 DNA 序列之间的同源重组。同源重组会删除重复序列间的 DNA，从而导致基因线路元件的损失和功能故障。

3. 底盘因素

基因线路的运行基于底盘细胞内的生化反应。大多数基因线路使用宿主资源来发挥功能，包括转录、翻译、DNA 复制和产物代谢等。这些资源的可用性，以及不同底盘细胞的菌株背景、培养基条件、细胞生长速率，以及环境中细胞密度等因素，均会对基因线路造成很大的影响。由于细胞内的能量、资源是有限的，基因线路会与细胞内的其他生物过程产生竞争，对有限的资源进行重新分配，这不仅会影响宿主细胞的状态，也会影响人工基因线路本身的功能。

4.4.3.2 基因线路中的噪声问题

基因表达噪声是指在基因表达过程中，同一基因在相同遗传背景、相同环境条件下，其转录和翻译水平在群体细胞间呈现出的非均匀性，可分为内源噪声和外源噪声。内源噪声源自细胞内部的生物化学过程，如转录起始时间的随机性、核糖体在 mRNA 上的随机分布、mRNA 降解速率的波动等，反映了生物分子反应的随机性和生物过程的非理想性。外源噪声则源于细胞外部环境的不稳定性或异质性，包括所处微环境的波动、营养物质供应的不均匀、细胞密度差异等。尽管基因表达噪声的存在似乎与精准调控理念相悖，但其在生物体内广泛存在并具有重要作用：首先，噪声可以增强细胞群体的适应性，有利于群体在不确定环境下筛选出最优适应策略；其次，噪声有助于维持细胞间的异质性，这对于多细胞生物的发育、免疫防御及肿瘤进化等过程至关重要；最后，噪声还可以作为生物钟、振荡器等复杂动态系统的驱动力，参与调控细胞周期、昼夜节律等生物过程。随着流式细胞术、微流控和单细胞测序技术的发展，人们已经逐渐具备了测量和分析基因表达噪声的工具及能力。

正是由于基因表达噪声存在的普遍性，其对人工基因线路也有重要影响。在实践中，由于噪声的存在，合成线路的性能与设计预期之间经常显示出较大差异，甚至完全不能执行预期的功能：在利用简单的三节点环形结构设计振荡器时，统计显示仅有约 40%的细胞最终表现了振荡效果，且其振荡并不规律（Elowitz and Leibler，2000）。近年来，人们对振荡器的结构进行了诸多改进，在数学模型预测中，这些生物线路可以在较大的参数范围内稳定工作，但在实验验证时，它们在振幅和周期上仍显示出不规律性。此外，受内外源环境差异，特别是竞争性 RNA 效应，miRNA 对基因表达噪声的影响具有复杂性：基因低表达时降低噪声，高表达时提高噪声；而在表达框的 3′ UTR 放置不同 miRNA 调节位点，可以有效降低表达噪声（Schmiedel et al.，2015）。

噪声无处不在，那么如何在人工基因线路中控制甚至利用噪声就成了科学家们思考的方向。因为生命系统中，各个组分的表达量不仅仅依靠静态的浓度值调控，而是具有非常丰富的动态调控机制，例如，真核细胞中的 Ras/Erk 信号通路在接收上游信号刺激时会根据上游脉冲信号的持续时间开启不同的下游基因。因此，在人工基因线路中利用动态信号进行运算处理是抵抗外源噪声带来的不确定性的一种思路，例如，研究人员在基于 miRNA 的细胞分类器中利用基因表达噪声更好地完成了细胞状态的转换（Wei et al.，2021）。

4.4.3.3 数学模型参数获取难

在影响基因线路的众多因素之外，参数难以获取也是生物线路建模分析中的巨大挑战。为克服这个困境，科研人员采用了多种策略和方法，包括实验测定、多源数据整合及模型简化等。

实验测定无疑是最准确有效的参数确定方式。在基于生物线路改造溶瘤病毒用于免疫治疗的新方案研究中，科研人员利用实验测定了肿瘤增殖率、病毒感染率、感染肿瘤溶解率等一系列关键参数，由此对溶瘤病毒侵染肿瘤细胞并发挥裂解作用的过程进行了计算机模拟，支持了其策略对肿瘤杀伤的高效性（Huang et al.，2019）。此外，利用已有文献报道中使用的参数，或通过整合现有的公共数据库，以及数据挖掘、机器学习等手段提取和推断相关参数信息也是获取参数的重要途径。特别的，数据库 BioNumbers 汇集了大量经过验证的生物数量数据，如分子大小、酶活性、代谢率等，用户可通过关键词搜索或浏览分类目录获取所需数值而辅助生物模型构建（Milo et al.，2010）。当然，对于极其复杂的生物系统，可以采取模型简化策略，如忽略次要因素、近似处理非线性关系、使用平均场方法等，以降低参数数量和不确定性。

参 考 文 献

Adamson D N, Lim H N. 2013. Rapid and robust signaling in the CsrA cascade via RNA-protein interactions and feedback regulation. Proceedings of the National Academy of Sciences of the United States of America, 110(32): 13120-13125.

Bayer T S, Smolke C D. 2005. Programmable ligand-controlled riboregulators of eukaryotic gene expression. Nature Biotechnology, 23(3): 337-343.

Bédard A V, Hien E D M, Lafontaine D A. 2020. Riboswitch regulation mechanisms: RNA, metabolites and regulatory proteins. Biochimica et Biophysica Acta (BBA)-Gene Regulatory Mechanisms, 1863(3): 194501.

Brophy J A N, Voigt C A. 2014. Principles of genetic circuit design. Nature Methods, 11(5): 508-520.

Cai Y M, Kallam K, Tidd H, et al. 2020. Rational design of minimal synthetic promoters for plants. Nucleic Acids Research, 48(21): 11845-11856.

Chen H G, Xie Y L, Zhang M, et al. 2024. An Hsp70 promoter-based mouse for heat shock-induced gene modulation. Journal of Molecular Medicine, 102(5): 693-707.

Elowitz M B, Leibler S. 2000. A synthetic oscillatory network of transcriptional regulators. Nature, 403(6767): 335-338.

Gardner T S, Cantor C R, Collins J J. 2000. Construction of a genetic toggle switch in *Escherichia* coli. Nature, 403(6767): 339-342.

Huang H Y, Liu Y Q, Liao W X, et al. 2019. Oncolytic adenovirus programmed by synthetic gene circuit for cancer immunotherapy. Nature Communications, 10(1): 4801.

Jacob F, Monod J. 1961. Genetic regulatory mechanisms in the synthesis of proteins. Journal of Molecular Biology, 3(3): 318-356.

Jusiak B, Cleto S, Perez-Piñera P, et al. 2016. Engineering synthetic gene circuits in living cells with CRISPR technology. Trends in Biotechnology, 34(7): 535-547.

Kitada T, DiAndreth B, Teague B, et al. 2018. Programming gene and engineered-cell therapies with synthetic biology. Science, 359(6376): eaad1067.

Levskaya A, Chevalier A A, Tabor J J, et al. 2005. Engineering *Escherichia coli* to see light. Nature, 438: 441-442.

Li Y Q, Jiang Y, Chen H, et al. 2015. Modular construction of mammalian gene circuits using TALE transcriptional repressors. Nature Chemical Biology, 11(3): 207-213.

Liu Y C, Zeng Y Y, Liu L, et al. 2014. Synthesizing AND gate genetic circuits based on CRISPR-Cas9 for identification of bladder cancer cells. Nature Communications, 5: 5393.

Mairhofer J, Wittwer A, Cserjan-Puschmann M, et al. 2015. Preventing T7 RNA polymerase read-through transcription—a synthetic termination signal capable of improving bioprocess stability. ACS Synthetic Biology, 4(3): 265-273.

Milo R, Jorgensen P, Moran U, et al. 2010. BioNumbers: the database of key numbers in molecular and cell biology. Nucleic Acids Research, 38(Database issue): D750-D753.

Montaño-Samaniego M, Bravo-Estupiñan D M, Méndez-Guerrero O, et al. 2020. Strategies for targeting gene therapy in cancer cells with tumor-specific promoters. Frontiers in Oncology, 10: 605380.

Moon T S, Lou C B, Tamsir A, et al. 2012. Genetic programs constructed from layered logic gates in single cells. Nature, 491(7423): 249-253.

Nielsen A A K, Der B S, Shin J, et al. 2016. Genetic circuit design automation. Science, 352(6281): aac7341.

Nihongaki Y, Yamamoto S, Kawano F, et al. 2015. CRISPR-Cas9-based photoactivatable transcription system. Chemistry & Biology, 22(2): 169-174.

Nistala G J, Wu K, Rao C V, et al. 2010. A modular positive feedback-based gene amplifier. Journal of Biological Engineering, 4: 4.

Peccoud J, Blauvelt M F, Cai Y Z, et al. 2008. Targeted development of registries of biological parts. PLoS One, 3(7): e2671.

Qin C R, Xiang Y H, Liu J, et al. 2023. Precise programming of multigene expression stoichiometry in mammalian cells by a modular and programmable transcriptional system. Nature

Communications, 14(1): 1500.

Schlabach M R, Hu J K, Li M M, et al. 2010. Synthetic design of strong promoters. Proceedings of the National Academy of Sciences of the United States of America, 107(6): 2538-2543.

Schmiedel J M, Klemm S L, Zheng Y N, et al. 2015. microRNA control of protein expression noise. Science, 348(6230): 128-132.

Siuti P, Yazbek J, Lu T K. 2013. Synthetic circuits integrating logic and memory in living cells. Nature Biotechnology, 31(5): 448-452.

Stricker J, Cookson S, Bennett M R, et al. 2008. A fast, robust and tunable synthetic gene oscillator. Nature, 456(7221): 516-519.

Wang B J, Kitney R I, Joly N, et al. 2011. Engineering modular and orthogonal genetic logic gates for robust digital-like synthetic biology. Nature Communications, 2: 508.

Wei L, Li S L, Zhang P C, et al. 2021. Characterizing microRNA-mediated modulation of gene expression noise and its effect on synthetic gene circuits. Cell Reports, 36(8): 109573.

Weinberg B H, Hang Pham N T, Caraballo L D, et al. 2017. Large-scale design of robust genetic circuits with multiple inputs and outputs for mammalian cells. Nature Biotechnology, 35(5): 453-462.

Wong A, Wang H J, Poh C L, et al. 2015. Layering genetic circuits to build a single cell, bacterial half adder. BMC Biology, 13: 40.

Xie M Q, Fussenegger M. 2018. Designing cell function: assembly of synthetic gene circuits for cell biology applications. Nature Reviews Molecular Cell Biology, 19(8): 507-525.

Xie Z, Wroblewska L, Prochazka L, et al. 2011. Multi-input RNAi-based logic circuit for identification of specific cancer cells. Science, 333(6047): 1307-1311.

You L C, Cox R S 3rd, Weiss R, et al. 2004. Programmed population control by cell-cell communication and regulated killing. Nature, 428(6985): 868-871.

Zetsche B, Volz S E, Zhang F. 2015. A split-Cas9 architecture for inducible genome editing and transcription modulation. Nature Biotechnology, 33(2): 139-142.

Zhao J, Pokhilko A, Ebenhöh O, et al. 2019. A single-input binary counting module based on serine integrase site-specific recombination. Nucleic Acids Research, 47(9): 4896-4909.

第5章 细 胞 工 程

细胞工程作为生物医药领域的重要前沿技术，近年来在全球范围内受到广泛关注。随着基因编辑、细胞重组及合成生物学等技术的飞速发展，细胞工程不仅为我们打开了疾病治疗的新天地，还为药物生产、再生医学、精准医疗等领域带来了革命性的变革。细胞工程的核心目标是通过对细胞进行定向改造，增强其在不同生物学环境中的功能，尤其是在治疗恶性肿瘤、代谢性疾病、免疫相关疾病等方面表现出了前所未有的潜力。与此同时，细胞工程在药物生产、免疫调节、抗体研发、疫苗生产等领域的应用也日益增多，形成了一个跨学科、集成创新的技术体系。

本章将对细胞工程的各个关键技术进行详细探讨，并讨论其在临床医学、疾病治疗、药物生产等方面的广泛应用。本章首先介绍了免疫细胞工程的相关技术，重点阐述了嵌合抗原受体T细胞的研究与临床应用、在肿瘤免疫治疗中的突破性进展，以及未来发展方向；接着，讨论了工程化B细胞、巨噬细胞等新兴免疫细胞的应用前景，以及基于干细胞的细胞疗法和工程细菌；最后，展望了细胞工程的未来发展趋势，探讨其在个性化医疗、精准治疗、免疫疗法等方面的广泛应用及所面临的挑战。

5.1 免疫细胞工程

免疫细胞工程是指通过基因编辑和细胞重组技术，改造人体免疫系统中的特定细胞，以增强其识别和消灭疾病相关细胞的能力。免疫细胞工程的关键技术包括嵌合抗原受体（CAR）T 细胞、TCR-T 细胞、工程化 B 细胞、CAR-巨噬细胞等，它们被设计用于治疗癌症、自身免疫疾病、罕见病及各种传染病。这些技术不仅在提升治疗效果方面展现了潜力，还在重新定义个性化医疗和精准医学领域发挥着重要作用。

5.1.1 T 细胞工程

T 淋巴细胞（T lymphocyte）简称 T 细胞，是由来源于骨髓的淋巴干细胞在胸腺中分化、发育成熟后，通过淋巴和血液循环而分布到全身的免疫器官和组织中发挥免疫功能。T 细胞是淋巴细胞中数量最多、功能最复杂的一类细胞。它在抵御外界病原体入侵和抑制肿瘤形成中具有重要的生物学功能。T 细胞的效应形式主要有两种：一种是与靶细胞特异性结合直接杀伤靶细胞；另一种是产生多种细胞因子来扩大和增强机体的免疫反应。

工程化 T 细胞疗法起源于过继细胞输注（adoptive cell transfer，ACT）疗法。20 世纪 80 年代，Rosenberg 团队最先开发了 ACT 疗法，通过从患者原发性肿瘤中获取肿瘤浸润淋巴细胞（tumor infiltrating lymphocyte，TIL），经培养后回输至患者体内，可成功治疗转移性黑色素瘤。然而，TIL 疗法面临多重挑战。首先，由于 TIL 中大多数是非特异性的旁观者 T 细胞，只有少数具有肿瘤抗原特异性。其次，TIL 疗法目前主要适用于黑色素瘤，因为该病种的 TIL 含量较高，而其他类型肿瘤中的 TIL 培养成功率较低，这限制了其广泛应用。随着基因工程技术和合成生物学的进展，当前的 ACT 研究正转向基因工程 T 细胞，特别是具有肿瘤抗原特异性的工程化 T 细胞，以克服传统 TIL 疗法的技术瓶颈和应用限制。

最具代表性的工程化 T 细胞主要包括嵌合抗原受体 T 细胞（chimeric antigen receptor T cell，CAR-T 细胞）和 T 细胞受体基因工程 T 细胞（T-cell receptor-engineered T cell，TCR-T 细胞）。通过体外合成能够特异识别肿瘤抗原的 TCR 或 CAR 基因序列，利用病毒载体系统将其转导至原代 T 细胞中，经过扩增后再回输至患者体内，可以发挥抗肿瘤效果并达到治疗目的。

5.1.1.1 CAR-T 细胞疗法

CAR-T 细胞是通过向 T 细胞中导入一种人工设计的 CAR 分子，赋予 T 细胞靶向特定抗原的能力。天然的 T 细胞受体在识别某种靶抗原时具有 MHC 限制性，而这种人工设计的 CAR 分子不仅可以赋予免疫细胞被某个特定靶点激活的特异性，且能够在结合抗原后直接激活 T 细胞，从而高效杀伤靶细胞。

1. CAR 分子的基本结构

CAR 分子的设计是 CAR-T 细胞疗法的关键环节，CAR 的结构直接影响了 CAR-T 细胞的特异性、杀伤能力和持久性。CAR 是一种合成嵌合受体，主要由三个部分组成：胞外域、跨膜域和胞内域（图 5-1）。胞外域中的抗原结合域通常是一个来源于抗体的单链可变片段（single chain variable fragment，scFv），由可变轻链（VL）和可变重链（VH）及其间的连接区（linker）组成，通过铰链区（hinge）连接到跨膜结构域，负责特异性抗原识别。跨膜域的主要功能是将 CAR 分子牢固地锚定在细胞膜上，确保其稳定表达。胞内域包括共刺激结构域和信号转导结构域，共同促使 T 细胞活化。

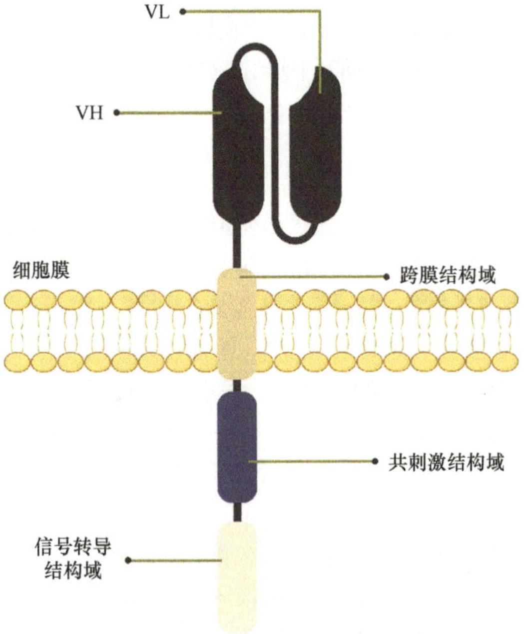

图 5-1　CAR 分子的基本结构

1）抗原结合域——scFv

通常情况下，肿瘤相关抗原（tumor associated antigen，TAA）是肿瘤免疫治疗中的主要靶点，这些靶点在肿瘤组织中高度表达，在一些健康组织中也有较低水平的表达。因此 scFv 对抗原的亲和力成为了衡量 CAR 分子优良的重要参数之一。CAR 分子的抗原结合亲和力必须适中，一方面，亲和力要足够诱导 T 细胞的活化和对肿瘤细胞的杀伤作用；另一方面，过高的亲和力又可能导致对低抗原表达的组织产生毒性，以及 CAR-T 细胞自身过度激活导致的耗竭和死亡。此外，鼠源单克隆抗体（mAb）来源的 scFv 具有较强的免疫原性，可能在治疗中引发严重的免疫疾病。因此，scFv 的人源化有助于提高 CAR-T 细胞的安全性和治疗潜力。

2）铰链区

铰链区的关键功能在于提供足够的灵活性，以克服空间障碍，确保抗原结合域能够有效地识别目标表位。铰链区的长度和组成差异直接影响 CAR 分子的表达水平、柔韧性，以及信号转导和抗原识别能力，从而直接影响 CAR 分子的整体功能。因此，为了优化 CAR 分子的设计和性能，必须根据具体的抗原结合域特性，精确定制合适的铰链区结构。

3）跨膜域

跨膜域的主要作用是连接 CAR 分子的细胞外和细胞内结构域，使得配体识别信号能够有效地传导至细胞内部。由于跨膜域常常需根据细胞外间隔区及细胞内信号转导域的具体要求而进行调整，因此在 CAR 分子的设计过程中，必须充分考虑这些因素。

4）胞内结构域

胞内结构域由共刺激结构域和信号转导结构域组成。CAR 分子的共刺激结构域能够极大地降低 T 细胞的活化阈值。其中，最常见的共刺激结构域包括 CD28 和 4-1BB。CD28 共刺激结构域能够诱导强烈的急性反应，但其作用持久性有限；而 4-1BB 结构域的激活能力相对较低，但具有较好的持久性。信号转导结构域来自 T 细胞受体（TCR）复合物的一部分，称为 CD3ζ 链，上面携带有免疫受体酪氨酸活化基序（immunoreceptor tyrosine-based activation motif，ITAM）。ITAM 在被淋巴细胞特异性蛋白酪氨酸激酶（LCK）磷酸化后，会启动下游 T 细胞的激活信号。

为提高 CAR-T 细胞的杀伤效率和持久性、降低体内毒副作用，研究者对 CAR 的结构不断进行改进和完善，到目前为止，CAR 结构一共历经了 5 代演变（图 5-2）。第一代 CAR-T 细胞由胞外抗原结合区和单一的胞内信号分子 CD3ζ 链构成，体内生存能力不强，不能产生足够的细胞因子，抗肿瘤效果有限。最大化 T 细胞激活的关键挑战是实现 CAR 信号转导的共刺激。CD28 共刺激结构在多数第二代 CAR 中被广泛采用，但也有研究使用 4-1BB 替代，以减少 T 细胞的过度激活。目前已经上市的 CAR-T 细胞药物均为第二代 CAR-T 细胞，如 Kymriah 和 Yescarta 等。第三代 CAR-T 细胞在第二代 CAR-T 细胞基础上再增加了一个共刺激分子片段，旨在进一步提升信号转导效果。实际应用中，第三代 CAR-T 细胞展示出比第二代 CAR-T 细胞更高水平的下游靶点磷酸化，但也导致其相比于第二代 CAR-T 细胞更易引发细胞因子风暴和 B 细胞缺失引起的感染风险（June et al.，2018）。

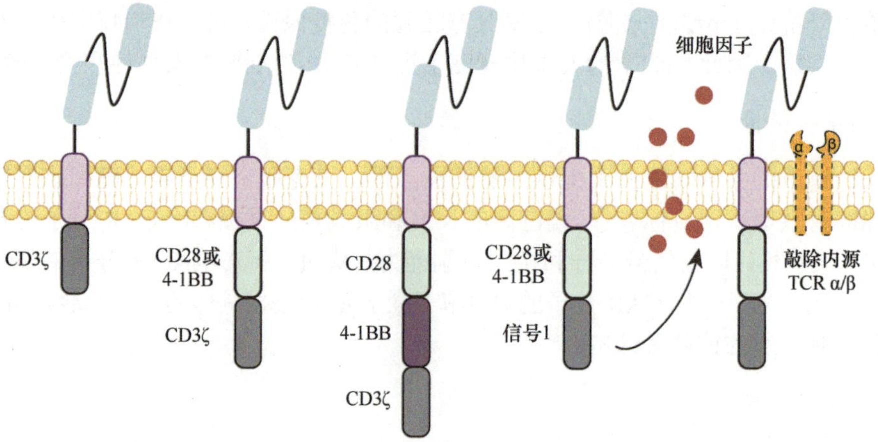

图 5-2 CAR 结构发展过程

第四代 CAR-T 细胞融合了可诱导分泌细胞因子的能力，称为重定向用于通用细胞因子杀伤的 T 细胞（T-cell redirected for universal cytokine killing，TRUCK），旨在扩展 CAR 对广泛癌症的适用性，包括实体瘤和血液恶性肿瘤。这些“装甲 CAR”T 细胞经基因工程改造，当它们的 CAR 通过靶向抗原被激活时，会释放特定的转基因因子，这种基因修饰通常诱导分泌促炎细胞因子。第五代 CAR-T 细胞也称为通用型 CAR-T 细胞，通过基因敲除技术敲除 T 细胞原有的 TCR α 链和 β 链，其最主要的优势在于可以从健康志愿者获取 T 细胞并进行基因编辑。这种即用型细胞制品也使得需要的患者减少了等待制备的时间，降低了成本。

2. CAR-T 细胞治疗血液恶性肿瘤

2017 年，美国食品药品监督管理局（FDA）批准了首个 CAR-T 细胞疗法（Kymriah），用于治疗急性淋巴细胞白血病。截至 2022 年 6 月，FDA 已批准 6 款 CAR-T 细胞产品用于不同的血液恶性肿瘤，分别是诺华公司的 Kymriah、吉利德公司的 Yescarta 和 Tecartus、百时美施贵宝公司的 Breyanzi 和 Abecma、传奇生物的 Carvykti；中国目前有 2 款 CAR-T 细胞产品实现商业化，分别为复星凯特的阿基仑赛注射液和药明巨诺的瑞基奥仑赛注射液。自 CAR-T 细胞上市以来，在血液恶性肿瘤治疗领域收获了空前的成功，均表现出较好的临床效果，特别是靶向 CD19 抗原的 CAR-T 细胞疗法，在治疗急性淋巴细胞白血病（ALL）和大 B 细胞淋巴瘤（DLBCL）等血液恶性肿瘤中展现了强大的疗效。

然而，尽管 CAR-T 细胞疗法在血液恶性肿瘤的治疗中取得了显著进展，仍面临一系列挑战和局限性。首先，CAR-T 细胞治疗的高昂成本和较长生产周期限制了其广泛应用。其次，CAR-T 细胞疗法可能引发一些副作用，最常见的包括细胞因子释放综合征（CRS）和神经毒性作用，这些不良反应可能会影响患者的治疗体验和预后。此外，CAR-T 细胞疗法在实体瘤治疗领域仍旧面临诸多挑战：①CAR-T 细胞难以浸润到肿瘤内部，肿瘤组织往往具有致密的细胞外基质构成的物理屏障，限制了免疫细胞在实体瘤中的穿透，且 CAR-T 细胞对一些肿瘤的归巢能力不足，这也限制了其杀伤活性；②免疫抑制性微环境导致 T 细胞持久性差、活性不佳、易耗竭等问题；③实体瘤抗原表达的异质性。肿瘤组织中，细胞上的肿瘤抗原表达并不是均一的，一些肿瘤细胞还会通过下调抗原表达或丢失抗原的方式逃避免疫细胞的杀伤，这使得单一靶点的 CAR-T 细胞很难杀死全部肿瘤细胞。

3. CAR-T 细胞治疗自身免疫疾病

除了肿瘤治疗领域，CAR-T 细胞疗法还被用于治疗自身免疫疾病。异常的 B 细胞也会导致自身免疫疾病，利用 CAR-T 细胞消除这些病理性 B 细胞具有治疗这些疾病的潜力。代表性疾病包括多发性硬化症、系统性红斑狼疮、肌无力等。对于这些疾病的治疗，靶向 B 细胞上的 CD19 或 B 细胞成熟抗原（BCMA）仍然是首选。在现有的治疗方案中，利妥昔单抗（Rituxan）在自身免疫病的治疗中占有重要地位。然而，抗体疗法需长期应用，这增加了患者被严重感染的风险。对此，Cartesian Therapeutics 公司设计了一种仅在患者体内短暂表达的 CAR-T 细胞。其方法是利用 mRNA 转染来驱动患者自身的 T 细胞表达 BCMA 导向的 CAR。一旦这些细胞被注入体内，将随着 T 细胞的分裂和 mRNA 降解，CAR 的表达会逐渐丧失。与永久修改细胞不同，这种方法有机会控制剂量并减少潜在的副作用，且治疗前患者不需要进行额外的淋巴细胞清除（图 5-3）。该公司的 mRNA CAR-T Descartes-08 正在进行系统性红斑狼疮（SLE）和肌无力等疾病的 II 期试验。一共有 7 名重症肌无力患者接受了一周六剂 BCMA 靶向的 mRNA CAR-T 细胞治疗，结果表明 Descartes-08 能够减轻疾病严重程度和循环自身抗体水平。随后，在为期 12 个月的随访调查中，7 名患者中有 5 名患者在一年时间内均能保持良好的治疗效果，这表明 CAR-T 细胞可以使自身免疫性疾病进入缓解状态，且 mRNA CAR-T 细胞治疗这种疾病的效果可能是持久的（Chahin et al., 2024）。此外，与癌症相比，在自身免疫性疾病中有更少的功能异常 B 细胞和更低的疾病负担，因此到目前为止 CAR-T 细胞在治疗自身免疫性疾病方面并没有出现在癌症治疗中的严重副作用，如细胞因子释放综合征和神经毒性作用。

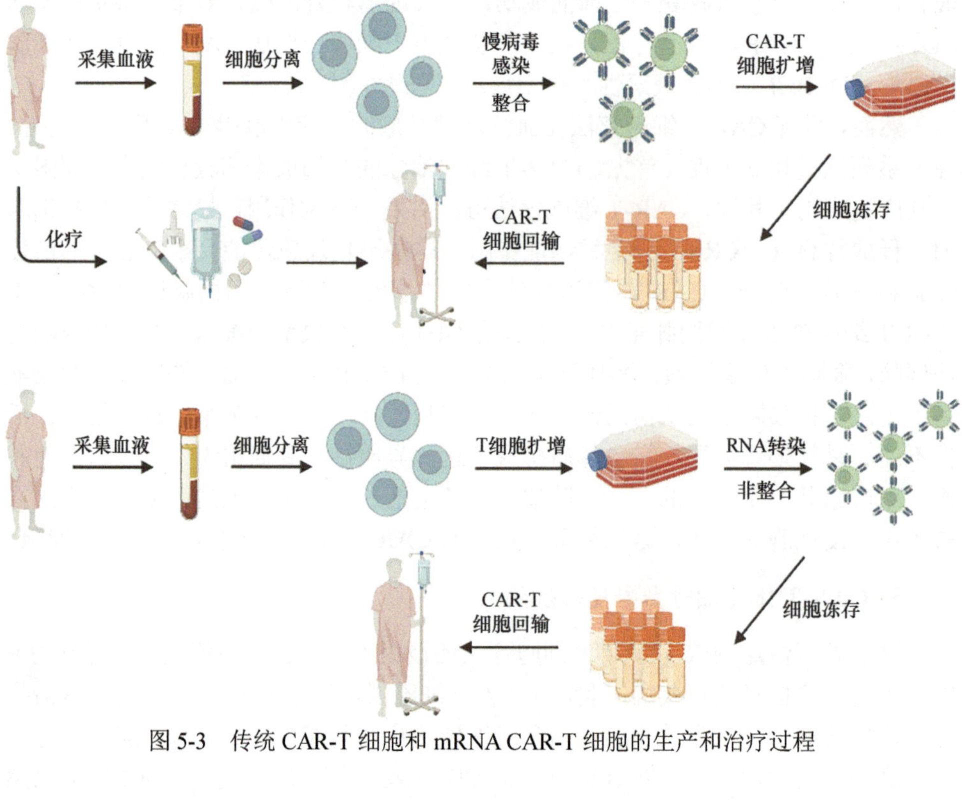

图 5-3　传统 CAR-T 细胞和 mRNA CAR-T 细胞的生产和治疗过程

多数 CAR-T 细胞疗法中修改的都是效应 T 细胞，这种 T 细胞能够对靶细胞进行破坏。除此之外，部分研究者专注于另外一个 T 细胞亚群——调节性 T 细胞，也叫 Treg 细胞。Treg 细胞发挥免疫抑制功能，在维持免疫稳态中扮演重要角色。CAR-Treg 旨在通过 CAR 将 Treg 细胞定向至炎症灶点，以增强这些细胞的作用能力。Sonoma Biotherapeutics 公司是首家专注于 CAR-Treg 疗法开发的公司，该公司的主要研发产品 SBT-77-7101 被用于治疗类风湿性关节炎和化脓性汗腺炎。SBT-77-7101 旨在选择性地靶向瓜氨酸化蛋白，瓜氨酸化蛋白是许多自身免疫和炎症疾病的标志，存在于患者发炎的疾病相关组织中。直接靶向这些瓜氨酸化蛋白旨在从源头上抑制炎症，而利用患者自身细胞的自体方法有可能恢复免疫系统的平衡并促进长期免疫耐受。

4. 提高 CAR-T 细胞疗效与安全性的工程化改造策略

随着技术的不断进步，科学家们正在致力于解决 CAR-T 细胞治疗中面临的各种问题。近期的研究集中在提高 CAR-T 细胞的持久性和抗肿瘤活性、改进其生产流程，以及减少副作用的发生。T 细胞的工程化方式会影响它们的移动、发挥作用、存活，以及最终能否治愈疾病。例如，在同一个 CAR-T 细胞治疗框架内，使用不同的共刺激信号（如 CD28 或 4-1BB）会产生不同的效果：CD28 型 CAR-T 细胞能更强地攻击癌细胞，而 4-1BB 型 CAR-T 细胞则能更长时间地存活和增殖。即使是对 T 细胞进行非常小的调整，也可能对它们的功能和持久性产生巨大的影响。因此，如何准确地调整 T 细胞，使其能应对特定的疾病环境，成为一个非常具有挑战性的任务。

在癌症治疗领域，不同患者的癌症即使是相同类型的肿瘤，也会在基因和表观遗传上有所不同，而且肿瘤随着时间的推移还会变得更加复杂，这使得 T 细胞的工程化治疗变得更加困难。前期的临床研究发现肿瘤有许多方式能逃避 T 细胞的攻击，包括肿瘤细胞采用的免疫逃逸策略，以及 T 细胞在肿瘤微环境中出现的耗竭或功能障碍。例如，肿瘤可能会下调靶向抗原的表达，从而使 CAR-T 细胞变得不那么有效；或者肿瘤可能会创造一个抑制免疫的环境，限制 T 细胞的活动。这些发现为设计“下一代”T 细胞疗法提供了依据，这些疗法可能涉及添加（装甲）或删除特定基因以克服关键的肿瘤抵抗机制。通过“装甲”T 细胞，即给 T 细胞添加额外的受体或信号分子，可以使它们更有效地识别和杀伤肿瘤细胞，或者抵御肿瘤微环境的免疫抑制效果。相反，从 T 细胞中删除某些调控因子，可以防止它们因肿瘤信号而耗尽或变得耐受，从而提高其持久性和活性。

T 细胞迁移到肿瘤部位通常需要克服多重阻碍，涉及 T 细胞上的趋化因子受体与肿瘤微环境中趋化因子的结合、T 细胞在激活内皮上的附着与滚动、外渗以及穿越肿瘤的细胞外基质。肿瘤释放的趋化因子类型与效应 T 细胞所表达的趋化因子受体之间常常存在不匹配，导致趋化吸引力减弱。此外，肿瘤相关血管的内皮通常对炎症刺激无反应，难以促进 T 细胞的附着和外渗，并且往往过度表达 FAS 配体（FASL），引发效应 T 细胞的凋亡。即便效应 T 细胞能够克服这些障碍进入肿瘤基质，通常也会面临密集的细胞外基质这一额外的物理屏障。这些障碍的最终结果是，少于 1%的过继转移 T 细胞能够成功到达作用部位，发挥药理效应（Moon et al.，2014）。通过工程化 T 细胞，使其表达能够响应肿瘤的趋化因子受体，从而促进 T 细胞有效渗透至肿瘤内部。此外，配备有 FAS 受体突变版的 T 细胞能够抵抗 FASL 引起的凋亡。另外，通过使 T 细胞过表达肝素酶，能够消化肿瘤中密集的细胞外基质（Ellis et al.，2021）。这些策略在临床前模型中均显示出良好效果。

为了应对肿瘤抗原多样性和抗原丧失问题，研究人员提出了多种策略。最简单的方式是使用“CAR 池”，即将不同特异性的 CAR-T 细胞混合使用。然而，这种方法需要分别生产每种 CAR 细胞，增加了成本。另一种方法是开发双重 CAR-T 细胞，让 T 细胞同时识别两种抗原，从而提高其活性（图 5-4A）。研究表明，双重 CAR-T 细胞比 CAR 池更有效，并且更便于制备。另外，串联 CAR（TanCAR）是一种将两种结合分子结合成一个单一 CAR 的设计，能够在同时遇到两个抗原时，提供更强的免疫反应（图 5-4B）。与双重 CAR 相比，TanCAR 需要的编码信息更少，但如果其中一个抗原发生逃逸，效果会较差。除此之外，三重 CAR-T 细胞的设计也被提出，它能识别三个独立的抗原，但增加更多的抗原靶点可能会导致更高的副作用风险。

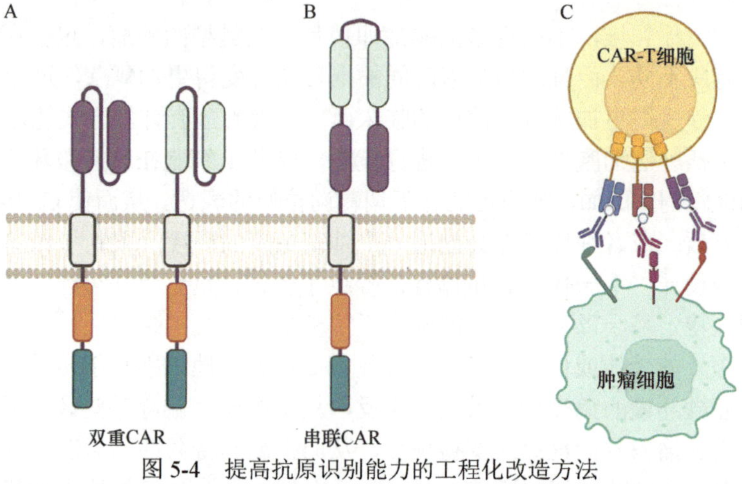

图 5-4　提高抗原识别能力的工程化改造方法

还有一种策略是使用“通用”CAR-T 细胞配合可单独注入的靶向模块。引入不同的靶向分子后，可变端识别选定的肿瘤抗原，恒定端则被通用 CAR 识别，这使得 CAR-T 细胞能够被现有的治疗性单克隆抗体（mAb）重定向（图 5-4C）。这些靶向分子可以是抗体、抗体片段或其他分子（如链霉亲和素-生物素、双特异性适配器等）。这种方法的优势在于能够灵活调整靶向抗原，但每个靶向分子需要证明其药代动力学、安全性和低免疫原性。

然而，CAR-T 细胞治疗也可能导致严重甚至致命的毒性反应。针对这些问题，已有多种解决方案，其中一些方案可以通过外源性控制（即由医生控制）来实现，而另一些方案则是通过内源性编程，使 T 细胞能够自主反应，从而避免或减少毒性反应。

利用安全标签或自杀开关，可以在出现不可接受的毒性时快速清除基因工程化 T 细胞。安全标签是与 CAR 或 TCR 一起编码的抗原，可以被已批准的单克隆抗体识别，从而通过 Fc 依赖机制清除（图 5-5A）。然而，该方法的缺点是，单克隆抗体难以穿透中枢神经系统，且作用较慢，尤其是在淋巴细胞减少的患者中（Cavaco et al.，2020）。此外，还可以通过设计小分子药物诱导的基因开关来调节 CAR 的转录、翻译或蛋白稳定性，或是诱导细胞凋亡（图 5-5A）。例如，药物诱导的开关系统（如 Tet-On 系统和多西环素诱导系统）可调控转基因的活性，但这些系统可能存在“泄漏”表达、药物撤除后表达丧失较慢等问题（Gu et al.，2018；Sakemura et al.，2016）。另一种外源控制基因工程化 T 细胞的策略是采用通用型 CAR，该策略通过结合单独注射的靶向分子来解决抗原丧失的问题。为了优化安全性，靶向分子的半衰期应有限，以便通过靶向配体的剂量和给药时间表来控制通用型 CAR-T 细胞的活性。

SynNotch CAR 系统是“IF/THEN”类型的逻辑系统，其与特定抗原或条件的接触会诱导 CAR 的功能性表达，使其能够与第二个抗原进行反应，从而触发完全的 T 细胞激活。这些系统的目标是将基因工程 T 细胞的活性局限于肿瘤，同时减少或尽可能消除在健康组织中的活性（Roybal et al.，2016）。在 SynNotch 系统中，研究表明，只要健康细胞不与肿瘤细胞共定位，就可以在动物模型中避免靶向非肿瘤毒性。然而，当健康细胞和肿瘤细胞共定位时，一旦 SynNotch CAR 激活基因工程 T 细胞，这些 T 细胞就能杀死抗原阳性的健康细胞和肿瘤细胞，这是该系统的一个缺点，需要进一步关注。此外，当前的 SynNotch 系统受到使用非人源免疫原序列的限制，可能会影响治疗产品在患者体内的持续性。

到目前为止，临床上使用的 CAR-T 细胞疗法主要依赖于 CAR 蛋白的持续表达。然而，为了应对临床上的多重挑战，如抗原逃逸、恶劣的营养环境和 T 细胞衰竭等问题，还需要开发多种基因工程技术，充分发挥基因工程 T 细胞的潜力。随着精准编辑技术、免疫调节因子的受控表达、安全开关等新工具的不断改进，我们有望实现既有效又安全的基因工程 T 细胞疗法。

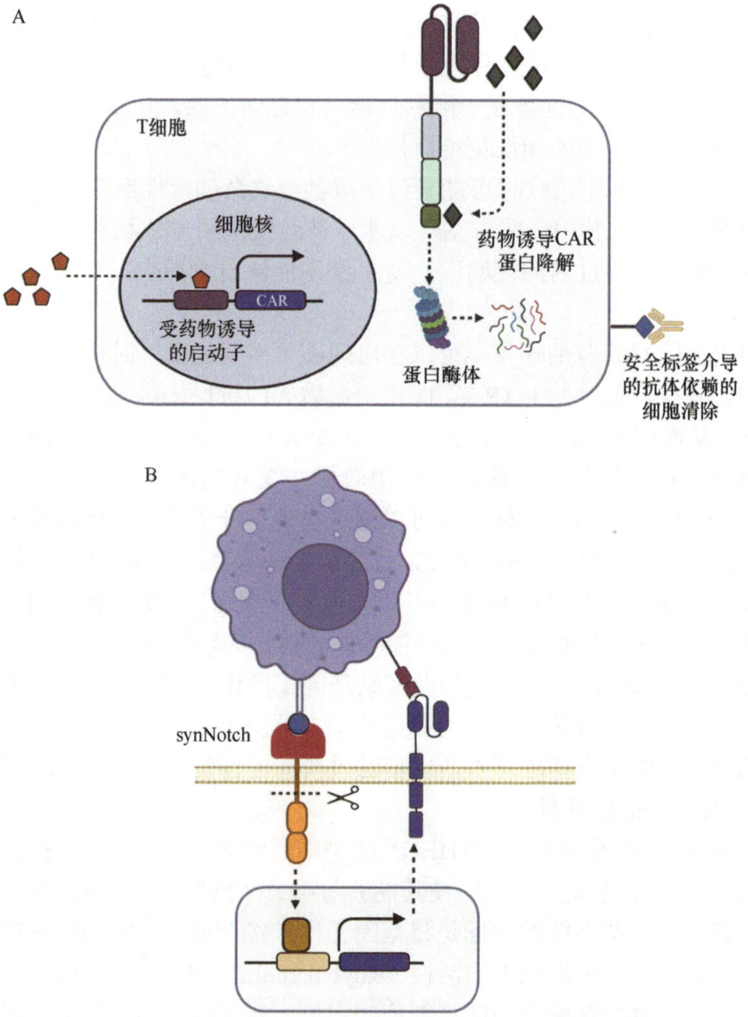

图 5-5　提高安全性的工程化改造方法

5.1.1.2　TCR-T 细胞疗法

虽然 CAR 赋予了 T 细胞强大的信号转导功能，且不受 MSC 限制，但 CAR-T 细胞只能识别细胞表面的抗原。实际应用中，只有不到 10%的抗原蛋白会在细胞表面表达，这极大地限制了 CAR-T 细胞的靶点选择范围。TCR-T 细胞可以识别所有能被 MHC 呈递的抗原，包括细胞内和细胞表面的抗原，以及肿瘤细胞突变产生的新抗原。这可能在识别和杀伤更广泛类型的癌细胞方面具有优势。

具有 αβ 型 TCR 的 T 细胞在适应性免疫中扮演重要角色。这种 TCR 是由两种多肽组成的异二聚体，即 TCR α 链和 β 链（图 5-6）。每条链由可变区域结构域（V

结构域）和恒定区域结构域（C 结构域）组成，后面跟随着一个跨膜区域（TM 区域）。每个 V 结构域包含三个互补决定区（CDR），用于识别呈递在主要组织相容性复合体（MHC）上的靶抗原衍生肽。由于 TCR 本身不具有细胞内信号转导组分，它需要与多个 CD3 信号亚单位形成复合物（即 TCR-CD3 复合物）来传递信号以激活 T 细胞。TCR-CD3 复合物由三个 CD3 二聚体组成，即 CD3γε 和 CD3δε 异二聚体及 CD3ζζ 同源二聚体。每个 CD3γ/δ/ε 亚单位包括一个细胞外免疫球蛋白（Ig）超家族结构域和一个免疫受体酪氨酸基激活基序（ITAM），CD3ζ 则具有短的细胞外结构域(ECD)和 3 个 ITAM，从而在单个 TCR-D3 复合物中总共产生 10 个 ITAM。

TCR 能与抗原肽-MHC 复合物（pMHC）结合进行抗原识别，从而启动 TCR 信号，随后 T 细胞上与 MHC 类 II 或 MHC 类 I 相互作用的共受体 CD4 或 CD8 招募激酶 LCK 对 CD3 链的细胞内结构域（ICD）中的 ITAM 进行磷酸化（第一活化信号）（图 5-6）。此外，T 细胞还需要共刺激（第二活化信号）才能实现完全激活。

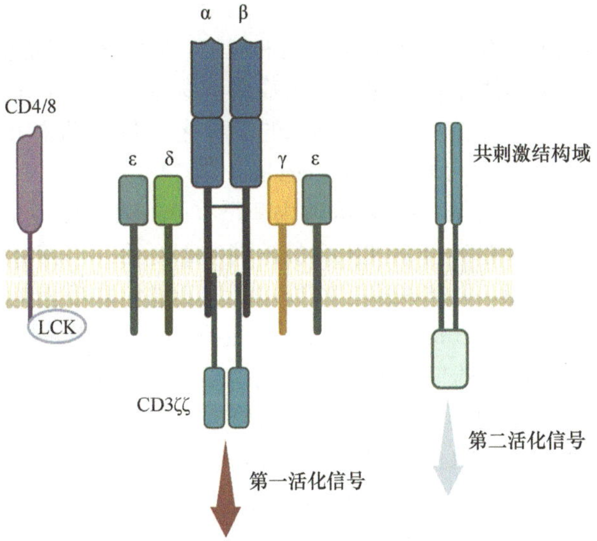

图 5-6 TCR-CD3 复合物结构

T 细胞在成熟期间会经历胸腺选择过程，在这个过程中，对自身细胞结合能力过强的 T 细胞会被消除，因此天然 TCR 通常对自身 TAA 具有较低亲和力，虽然低亲和力 TCR 安全性更高，但其抗肿瘤能力也较弱（Stone and Kranz，2013）。有研究表明，TCR 的亲和力在 Kd 5～10 μmol/L 范围内抗肿瘤效果最佳。

为了改善 TCR-T 细胞的抗肿瘤能力，有研究者通过噬菌体展示技术或计算机模拟的方式来筛选更高亲和力的 TCR，但高亲和力 TCR 展现出更强的自体毒性，这些 TCR 可能会识别自身正常组织细胞的抗原。因此，平衡 TCR 的亲和力与毒副反应是 TCR 工程化改造的关键点之一。另外，通过基因编辑技术 CRISPR/Cas9

敲除内源性 TCR 可以工程化 TCR 与内源性 TCR 的交叉反应，从而增强转入的工程化 TCR 的表达和功能。

总体而言，CAR-T 细胞和 TCR-T 细胞是两种不同设计原理及适用范围的免疫细胞治疗方法。CAR-T 细胞通过直接识别表面抗原，更适合于特定表面抗原高表达的癌症类型；TCR-T 细胞依赖于 MHC 呈递细胞内抗原肽，更适合于那些肿瘤细胞表面抗原表达较低的癌症类型。

5.1.2 B 细胞工程

B 细胞也是人体适应性免疫的重要组成部分。与 T 细胞不同的是，B 细胞通过分化成浆细胞，产生抗体来保护我们免受病原体的感染。B 细胞工程是指通过改造 B 细胞的基因组，使其能够表达多种治疗性多肽和蛋白质，包括酶、信号蛋白等。

由于 B 细胞具有产生多种类型蛋白质的能力，工程化 B 细胞被视为治疗性蛋白质的生物工厂，能够用于治疗感染、癌症或自身免疫疾病，作为某些蛋白质或酶缺乏的替代疗法。业界首个被推向临床的工程化 B 细胞药物 ISP-001 被设计用于治疗黏多糖贮积症 I 型（MPS I）（Sheridan，2024）。这是一种罕见的儿童遗传疾病，患者体内缺乏产生 α-葡萄糖醛酸内酯酶（alpha-L-iduronidase，IDUA）的能力，而 IDUA 是一种帮助分解细胞内长链糖的重要酶。当糖链不能被分解和处理时，会在细胞内蓄积，并造成进行性损害。患者通常表现为角膜浑浊（corneal opacities）、呼吸功能障碍（respiratory insufficiency）、认知障碍以及多脏器肿大。严重的患儿，确诊后的存活期很少能超过 10 年。目前，MPS I 的治疗方法主要为酶替代疗法，但由于酶的半衰期非常短，需要定期输注。因此，通过重新编程患者的 B 细胞以不断生产 IDUA，可以避免频繁输液，并有可能改善患者预后。除酶替代疗法之外，工程化 B 细胞还被用于治疗其他多种疾病，例如，Nahmad 等于 2022 年 6 月发表在 *Nature Biotechnology* 上的一项研究，对患者体内的 B 细胞进行基因工程改造使其分泌靶向病毒的广谱中和抗体，从而可以开发出针对艾滋病、自身免疫疾病和癌症等疾病的一次性注射疗法（Nahmad et al.，2022）。

工程化 B 细胞作为一种治疗性药物具有多重优势。首先，B 细胞在外周血中十分丰富，易于分离。在体外，它们可以被大量扩增。其次，B 细胞在生理上能够分化成长寿命的浆细胞，这些浆细胞可以存活多年，有些甚至能存活几十年。此外，工程化 B 细胞还可以通过在免疫球蛋白重链基因座位点插入新的单链抗体（scFv），实现多种免疫球蛋白的生产，为抗体治疗和蛋白质替代疗法提供多样化的选择。因此，工程化 B 细胞被视为一种潜在的具有持久性、可重复给药且用途广泛的药物治疗手段。

相较于 T 细胞工程而言，B 细胞工程目前受到的关注仍然较少，当下也面临诸多挑战。例如，B 细胞的外体分化效率较低，且其机制尚未完全阐明。关于长寿命浆细胞的标记仍存在不确定性和歧义。工程化 B 细胞在人体移植方面也面临多重挑战，目前尚不明确 B 细胞分化对于成功移植和细胞持久性的必要性。此外，工程化 B 细胞同样面临安全风险的考量。美国食品药品监督管理局（FDA）对改造 B 细胞的一个担忧是它们可能会癌变，导致淋巴瘤或白血病。理论上，异基因随机整合存在将新遗传物质插入致癌基因附近的风险，这也是当前 CAR-T 细胞疗法的已知风险。对此，CRISPR/Cas9 和 rAAV 被视为更有希望的基因编辑工具，能够在人类 B 细胞中实现高效的特定位点同源重组修复（HDR）。总体而言，工程化 B 细胞的潜力巨大，但在实际应用中仍需解决许多关键性问题以确保其安全性和有效性。

5.1.3　工程化巨噬细胞

在过去的十年中，对于血液癌症的 CAR-T 细胞治疗取得了显著进展。但由于 T 细胞在治疗实体瘤上的缺陷，一些研究者开始寻求更理想的治疗实体瘤的免疫细胞。巨噬细胞由于其吞噬功能、抗原呈递能力及天然的肿瘤渗透能力，成为治疗实体瘤的强有力候选者。

巨噬细胞是固有免疫系统中的一种细胞，具有多种重要功能，包括免疫应答、炎症反应、组织修复和再生等。巨噬细胞拥有多种来源，包括外周血的单核细胞、诱导多能干细胞（iPSC）和人类白血病单核细胞系 THP-1。它们通常是肿瘤中主要的浸润免疫细胞，几乎占据大多数实体瘤中细胞质量的 50%（Christofides et al.，2022）。这些浸润到肿瘤组织内部的巨噬细胞，也被称为肿瘤相关巨噬细胞（TAM）。TAM 具有高度可塑性，对肿瘤的发展起着关键作用。TAM 通常有 M1（经典活化巨噬细胞）和 M2（替代活化巨噬细胞）两种不同表型，M1 巨噬细胞可通过吞噬、在 Toll 样受体（TLR）激活后释放如超氧化物（O_2^-）、一氧化氮（NO）等活性氧（reactive oxygen species，ROS）和活性氮（reactive nitrogen species，RNS）来杀伤肿瘤细胞（Pan et al.，2020）。此外，M1 巨噬细胞还可以释放促炎性细胞因子，启动 NK 细胞的杀伤活性，并刺激 Th1 细胞和肿瘤特异性 $CD8^+$细胞毒性反应（Schildberger et al.，2013）。因此，M1 巨噬细胞也被认为是促炎型的巨噬细胞，发挥抗肿瘤作用。而 M2 巨噬细胞则主要通过分泌抗炎因子（如 IL-10、TGF-β）和抗炎代谢产物来减轻炎症反应，被认为是促肿瘤的。因此，将 M2 巨噬细胞转化为 M1 巨噬细胞是实体瘤中一种有前景的免疫治疗方法。

早在 2006 年，Biglari 等就曾工程化人类单核细胞以表达靶向 CEA 的 CAR 分子，并展示了该疗法治疗肿瘤的可行性和安全性（Biglari et al.，2006）。自那时起，人们一直在努力开发和优化 CAR 工程化的巨噬细胞。2020 年，Klichinsky 等通过向人巨噬细胞中引入 CAR 分子来治疗实体瘤，CAR-M 在体外显示出对肿瘤细胞的特异性吞噬能力。在实体瘤移植小鼠模型中，这些重新编程的巨噬细胞可以轻松渗透到肿瘤微环境（TME）中。进入肿瘤后，CAR-M 能够从内部瓦解肿瘤，并表达促炎细胞因子和趋化因子，将 TME 中的 M2 巨噬细胞转化为抗肿瘤的 M1 表型（Klichinsky et al.，2020）。这一成功案例也使得 CAR-M 成为对抗实体瘤的有力候选者。

截至 2023 年，CAR-M 已进行了几项重要的临床试验，这些试验已在 clinicaltrials.gov 上完成注册。第一项 I 期临床试验（NCT04660929）由 CARISMA Therapeutics 公司发起，研究了一种采用嵌合腺病毒载体 Ad5f35 制备的 CAR-M 工程化候选药物 CT-0508，用于靶向 HER2 阳性实体瘤。此外，其他几项临床试验还评估了靶向 GPC3、间皮素的 CAR-M 在实体瘤中的治疗应用。这些试验共同代表了 CAR-M 技术在治疗多种实体瘤类型方面的重要进展，突显了其在为患者提供更多治疗选择方面的潜力。

5.1.4 工程化 NK 细胞

自然杀伤细胞（NK 细胞）是机体固有免疫系统中的重要组成部分，在抗肿瘤、抗病毒感染和免疫调节中具有关键作用。日益发展的基因编辑技术提供了优化 NK 细胞治疗的可能，通过引入 CAR、靶向激活受体和敲除抑制性分子等修饰，可增强 NK 细胞治疗效果。

5.1.4.1 NK 细胞的来源、功能及作用机制

目前用于制造临床级 NK 细胞产品的细胞来源主要包括外周血 NK（peripheral blood NK，PB-NK）细胞、脐带血 NK（umbilical cord blood NK，UC-NK）细胞、干细胞来源 NK 细胞、胎盘来源 NK 细胞和 NK 细胞系。其中，外周血 NK 细胞是 NK 细胞疗法临床前研究中应用最多的细胞来源。在外周血中，NK 细胞占淋巴细胞的 5%～15%，主要为 CD3-CD56dim NK 细胞亚群。然而，癌症患者的自体 NK 细胞不但会被自身 MHC 沉默，而且 NK 细胞功能往往受到疾病或治疗的损害。因此，异基因 PB-NK 细胞通常是免疫治疗的首选。与 T 细胞不同，NK 细胞已被证实可以进行异体输注，这一特性弥补了 T 细胞自体来源受限和异体免疫排斥的缺陷。

NK 细胞的功能涵盖了脱颗粒、细胞因子释放和细胞毒性，这些功能受激活受体和抑制受体信号的共同调控。在机体内，NK 细胞通过“缺失自我（missing self）”的机制来杀伤靶细胞。一般情况下，表达 MHC-I 的正常健康细胞可与 NK 细胞的抑制受体形成“免疫耐受”，而低表达或不表达 MHC-I 的细胞则会被 NK 细胞识别并裂解。NK 细胞不仅通过胞吐作用释放穿孔素和颗粒酶等毒性颗粒来直接裂解靶细胞，还可以通过活化 NK 细胞表达 FASL/TRAIL 来诱导靶细胞凋亡。此外，NK 细胞能够合成和分泌 IFN-γ、TNF-α 和趋化因子，这些分子可以招募其他免疫细胞参与二次免疫反应（Zitti and Bryceson，2018）。NK 细胞的另一个重要肿瘤杀伤机制是“抗体依赖性细胞介导的细胞毒性（ADCC）”，它们通过 CD16 受体（FcγRIII）结合到抗体的 Fc 部分，从而诱导细胞毒性效应，对抗体包被的靶细胞进行清除。

5.1.4.2　NK 细胞的工程化改造策略

在 NK 细胞体外扩增中，IL-15 是影响细胞增殖和细胞毒性的重要因子。因此，通过激活 IL-15 信号通路来提高 NK 细胞的功能是一种有效的改造方式（图 5-7A）。通过让 NK 细胞表达一种由重组 IL-15 和 IL-15Rα 融合而成的复合体，可以在肿瘤免疫抑制微环境中维持 NK 细胞的增殖和持久性（Van Der Meer et al.，2021）。CIS 是 NK 细胞 IL-15 信号传导过程的抑制蛋白，因此，敲除 CIS 的编码基因能够增强 NK 细胞对 IL-15 的反应，从而增强 NK 细胞的生存、增殖和效应功能（Delconte et al.，2016）。

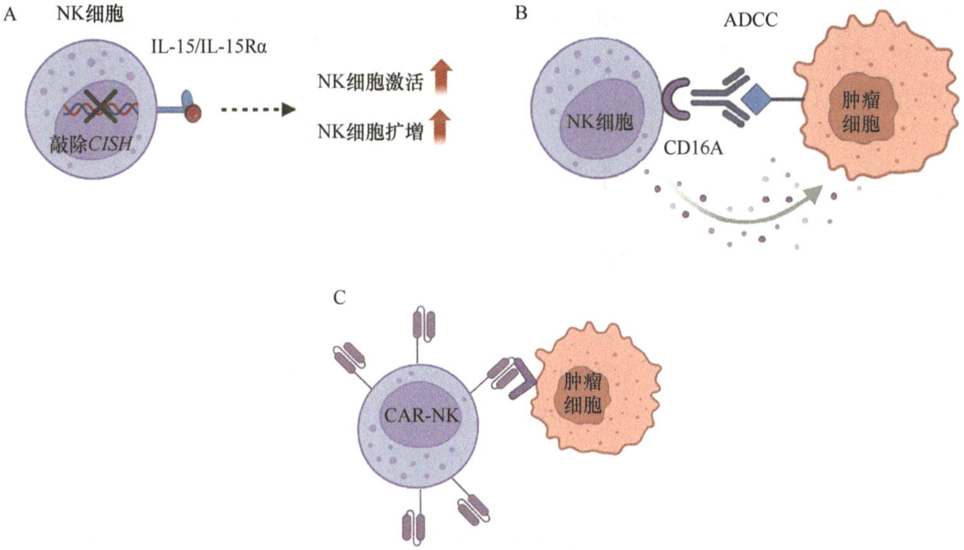

图 5-7　NK 细胞的工程化改造策略

ADCC，抗体依赖性细胞介导的细胞毒性；CAR，嵌合抗原受体；IL-15，白细胞介素 15；IL-15Rα，白细胞介素 15 受体 α

NK 细胞上的 CD16A 受体介导的 ADCC，是 NK 细胞一种重要的效应机制。然而，激活的 NK 细胞表面的 CD16A 会被 ADAM17 蛋白酶切割并从膜上脱落，从而导致 NK 细胞毒性的丧失（Romee et al.，2013）。因此，有研究通过敲除 ADAM17 基因，或通过基因工程改造 CD16A 受体使其无法被 ADAM17 蛋白酶切割，使得 NK 细胞能更有效地清除癌细胞（Jochems et al.，2016）（图 5-7B）。然而，NK 细胞上 CD16A 的脱落是 NK 细胞从一个靶细胞上脱离并进行下一个靶细胞杀伤的调节机制。对这种机制的阻断虽然能够提高 NK 细胞的毒性，但也可能导致杀伤效率降低；此外，长期持续作用的 NK 细胞会分泌大量的细胞因子，也可能会增加发生细胞因子风暴的风险。

通过给 NK 细胞转入 CAR 分子可以突破抑制性受体的限制而激活 NK 细胞，以此增强 NK 细胞对靶细胞的特异性杀伤（图 5-7C）。许多 CAR-NK 细胞的 CAR 都直接采纳了 CAR-T 细胞的设计。然而，实际上 T 细胞和 NK 细胞在激活及作用机制方面存在差异，为 T 细胞设计的 CAR 结构可能不能使 NK 细胞达到最好的疗效。为了增强 CAR-NK 细胞的抗肿瘤活性，多项研究提出通过富集与 NK 细胞信号转导相关的特定结构域来设计更适合 NK 细胞的 CAR 结构，如将 NK 特异性的 2B4 和 DNAX 激活蛋白-10 或-12（DAP-10 或 DAP-12）作为共刺激结构域。这种特异性 CAR-NK 细胞构建显示出比 CD3ζ-CAR-NK 细胞更强的细胞毒效应和更高的 IFN-γ 分泌水平（Wrona et al.，2021）。

目前的临床前和临床研究显示，研究者可以使用细胞因子诱导、联合单抗和工程化改造等方法激活 NK 细胞的抗肿瘤活性。然而，单一处理方法对于实体瘤的治疗效果依然有限，因此，结合两种或两种以上的联合疗法可能是未来发展免疫细胞工程疗法的必然趋势。

5.2 干细胞来源的细胞工程

5.2.1 诱导多能干细胞来源的免疫细胞

诱导多能干细胞（iPSC）是一种通过人工重编程技术将体细胞（如皮肤细胞或血细胞）转化为具有胚胎干细胞特性的细胞。自从 2006 年日本科学家山中伸弥首次成功重编程小鼠体细胞生成 iPSC 以来，这项技术发展迅速，成为再生医学、疾病模型和细胞治疗领域的革命性进展。在免疫治疗领域，一些因素限制了当前自体免疫细胞疗法的广泛临床应用，这些因素包括费用高昂、大规模生产困难，以及在淋巴细胞计数较低的患者中细胞获取困难。为了解决这些问题，iPSC 被认为是理想的细胞来源。iPSC 的主要优势包括其无限的扩增能力、相对简单的基因工程修改过程、在基因修饰后可以选择特定克隆的能力，以及不需要在特定时间从捐献者处采集细胞。因此，iPSC 被认为是用于同种异体细胞疗法的理想细胞来源。这些 iPSC 可以分化为免疫细胞，并可用于开发癌症疗法。

iPSC 本身具有多向分化的潜力，但为了获得特定类型的免疫细胞，必须提供适当的分化诱导信号。通过在特定的培养基中培养 iPSC，并添加诱导因子，可以促进 iPSC 向特定的免疫细胞类型分化（图 5-8）。例如，诱导 iPSC 分化为 T 细胞通常涉及多步过程，一种常见且简单的诱导 T 细胞分化的方法是共培养法，即使用基质细胞来诱导 iPSC 分化为 T 细胞。在这种方法中，源自健康体细胞的 iPSC 与小鼠骨髓基质细胞（如 C3H10T1/2 或 OP9 细胞）共培养，生成 $CD34^+$造血前体细胞（HPC）。这些 $CD34^+$ HPC 随后与过表达-like 1（DL1）或-like 4（DL4）的 OP9 细胞共培养，并添加如 IL-7 和 IL-3 等细胞因子，诱导它们分化为 T 细胞（Karanu et al.，2001；Schmitt and Zúñiga-Pflücker，2002）。此外，还可以通过人工胸腺类器官（ATO）来诱导 iPSC 分化为 T 细胞。ATO 系统模拟了胸腺的环境，使用在无血清培养基中表达人体 DL1 或 DL4 的小鼠 MS5 细胞。在之前的研究中，通过 ATO 系统生成了 TCR αβ 阳性和 CD3 阳性的 T 细胞，而无需使用抗 CD3 抗体（Seet et al.，2017）。

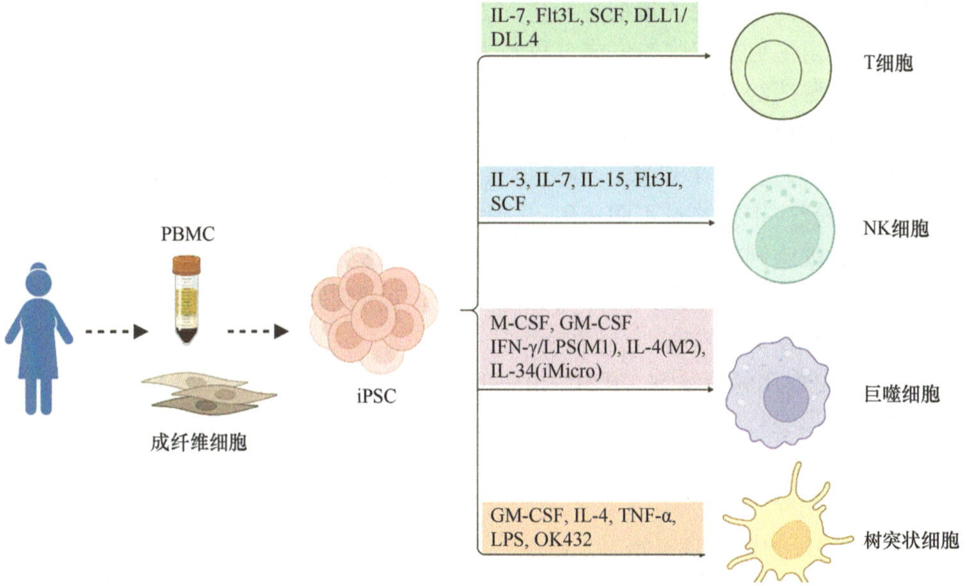

图 5-8　诱导 iPSC 分化为不同类型的免疫细胞

尽管已经有很多相关的研究方案发布，但在生成高质量、可控的分化 T 细胞方面仍然存在挑战。为了确保产品的安全性，开发 T 细胞分化方案时，必须采用无异种成分的系统。虽然一些研究者已经做出了改进，但一个主要问题仍然存在，那就是大多数现有方案仍涉及使用血清和小鼠基质细胞。此外，T 细胞免疫治疗依赖于 T 细胞对特定肿瘤抗原的识别能力，这种能力来自 T 细胞受体（TCR）α 链和 β 链上特定的基因重排。但当 T 细胞通过 iPSC 生成时，TCRα 和 β 链的随机重排可能导致产生的 T 细胞具有未知的特异性（Timmermans et al., 2009）。总体而言，从 iPSC 诱导 T 细胞的过程是复杂且多步骤的，每个步骤的效率也可能不同。

除了分化诱导外，基因编辑技术（如 CRISPR/Cas9）被广泛应用于 iPSC 衍生免疫细胞的工程化。通过精确的基因修改，研究人员可以增强免疫细胞的功能。①嵌合抗原受体（CAR）的引入：在 T 细胞和 NK 细胞中，可以通过基因工程添加 CAR，使其能够识别肿瘤细胞上的特定抗原。②免疫检查点抑制：通过删除或沉默免疫检查点基因（如 PD-1、CTLA-4 等），可以增强 iPSC 衍生免疫细胞的活性和持久性，从而提高其在肿瘤微环境中的抗肿瘤效果。

此外，iPSC 衍生免疫细胞在癌症免疫治疗和其他免疫治疗领域具有诸多独特的优势，主要体现在以下几个方面。

（1）无限增殖和规模化生产。iPSC 具有无限的增殖能力，通过大规模扩增 iPSC 细胞群体，可以获得大量的免疫细胞。这对于细胞治疗而言是一个至关重要的优势，尤其是在需要大量细胞的情况下，如 CAR-T 细胞治疗和免疫细胞疗法。此外，iPSC 衍生免疫细胞的生成过程较为标准化，生产过程中的批次间差异较小，有利于实现临床级别的细胞产品生产。

（2）多样化的免疫细胞类型。iPSC 具有多向分化的能力，可以生成多种类型的免疫细胞，包括 T 细胞、NK 细胞、树突状细胞和巨噬细胞等。这些细胞在不同的免疫反应中扮演着不同角色。例如，T 细胞在特异性免疫反应中发挥核心作用，NK 细胞则在快速反应中杀伤肿瘤和病毒感染细胞，而树突状细胞则在抗原呈递和免疫调节中起到关键作用。iPSC 衍生免疫细胞的多样性使其能够灵活应对不同的临床需求。

（3）个性化和普适性。iPSC 衍生的免疫细胞不仅能够为个体化治疗提供支持，而且可以进行普适化改造，成为“即用型”细胞产品。对于癌症免疫治疗，iPSC 衍生免疫细胞可以通过标准化生产，满足不同患者的治疗需求，从而避免传统免疫细胞治疗中由于 HLA 匹配问题产生的种种困难。

（4）治疗效果的多重增强。通过将不同类型的免疫细胞结合使用，可以实现协同作用，增强整体治疗效果。例如，将 iPSC 衍生的 T 细胞与 NK 细胞、树突状细胞等联合应用，可以在肿瘤微环境中发挥更强的抗肿瘤效应。此外，通过代谢重编程等技术，iPSC 衍生免疫细胞可以进一步增强其在肿瘤微环境中的生存能力和功能。

iPSC 衍生免疫细胞工程作为癌症免疫治疗和再生医学的前沿领域，具备巨大的临床潜力。通过精确控制分化过程和基因编辑，可以获得多种类型的免疫细胞，这些细胞不仅具有无限增殖的能力，还能够通过低免疫原性和多样化的细胞类型提供更安全、有效、持久的治疗效果。随着技术的进步和临床试验的开展，iPSC 衍生免疫细胞有望在未来为癌症、感染性疾病和自体免疫病的治疗提供新的治疗方案。

5.2.2 基于干细胞工程化改造的红细胞疗法

红细胞疗法（red-cell therapeutics，RCT）是一种新兴的细胞治疗技术，利用工程化改造的红细胞作为药物传递载体，将治疗性分子直接递送到目标位置。近年来，随着干细胞技术的发展，基于干细胞的红细胞工程化改造技术得到了显著突破，为药物递送和细胞治疗领域开辟了新的方向。干细胞工程化红细胞疗法的核心思想是利用干细胞的多能性和自我更新能力，通过体外诱导将其分化成红细胞，并在分化过程中或分化后进行基因改造，使得红细胞能够载荷特定的治疗性分子。经过工程化改造的红细胞可以携带蛋白质、酶、抗体或其他药物，长时间在体内循环，靶向递送至特定的病灶区域，从而发挥治疗效果。这一疗法的独特优势在于，红细胞本身作为天然的运输工具，能够在体内稳定存在而不易被免疫系统识别为外来物质，从而避免了传统治疗方法中常见的免疫排斥反应。此外，红细胞无核的特性可确保其在药物装载后不会发生基因突变或自我复制，从而减少了潜在的副作用或不良反应。因此，工程化红细胞不仅能够作为载体承载各种药物，还能为个性化治疗和精准医疗提供更具可操作性的方案。

5.2.2.1 用于实体瘤治疗的 RTX-240

Rubius Therapeutics 公司是红细胞疗法的先驱，利用其创新的工程化红细胞平台开发了多种针对不同疾病的治疗产品。特别是在抗肿瘤领域，该公司推出了 RTX-240，这是一种用于治疗实体瘤的红细胞疗法，能够通过红细胞载体共表达免疫刺激因子 4-1BB 配体（4-1BBL）和细胞因子 IL-15TP。4-1BBL 与自然杀伤细胞（NK 细胞）、$CD4^+$和 $CD8^+$ T 细胞的增殖与激活密切相关，而 IL-15TP（由 IL-15 和 IL-15 受体 α 融合而成的分子）在 $CD8^+$ T 细胞和 NK 细胞之间起到桥接作用，促进免疫细胞的活化和增殖。这种双重免疫激活机制使 RTX-240 在抗肿瘤治疗中具备了强大的潜力，能够激活多种免疫途径，增强对肿瘤细胞的清除能力。Rubius 在早期的动物实验中已验证了 RTX-240 的抗肿瘤效果，显示出在转移性葡萄膜黑色素瘤等“冷肿瘤”中的疗效。此外，RTX-240 还在临床试验中取得了积极进展，当前正在进行实体瘤和成人急性髓性白血病（AML）适应证的临床试验（NCT04372706）。初步试验数据表明，该疗法在改善转移性葡萄膜黑色素瘤患者的治疗反应方面具有显著效果，且其安全性良好。

Rubius Therapeutics 公司的 RTX-240 代表了 RCT 技术的前沿应用，通过工程化改造红细胞，能够为癌症患者提供更加精准和持久的免疫疗法。这一创新疗法不仅在肿瘤免疫治疗中展现了良好的疗效，同时也为其他类型的疾病治疗开辟了新的方向，推动了干细胞工程化红细胞技术向临床应用的迈进。

5.2.2.2 干细胞诱导生成红细胞的方法与挑战

在血液生成过程中，红细胞（RBC）由造血干细胞（HSC）分化而来，承担着氧气和二氧化碳运输的关键作用。成熟红细胞缺乏细胞核，因而具备高效的运输能力。然而，随着临床研究对红细胞的需求不断增加，传统的红细胞生产方式已难以满足供给需求。近年来，研究者们致力于探索通过干细胞，特别是人类诱导多能干细胞（hiPSC）进行体外大规模红细胞生产的可行性。

红细胞的体外生成多依赖模仿胚胎发育过程的策略。早期研究采用胚体（EB）诱导法，将 hiPSC 转化为胚体，再通过细胞因子的刺激使其进一步分化为红细胞。例如，Lapillonne 等（2010）采用两步法，通过胚体生成并添加细胞因子，使 hiPSC 成功分化为成熟的红细胞。然而，这一方法的去核能力较低，且在规模化生产上存在挑战。为克服这一问题，Smith 等提出了无血清、无基质的化学定义培养系统，通过使用 BMP4、VEGF、WNT3A 等细胞因子，成功扩增造血祖细胞并诱导其分化为红细胞（Chou et al.，2013）。此后，研究者们不断优化培养方案以提高 hiPSC 衍生红细胞的产量。

尽管 hiPSC 衍生红细胞技术取得了显著进展，但仍面临一些关键挑战。

（1）β-珠蛋白的表达与成人血红蛋白的合成。成人血红蛋白（HbA）由 α-珠蛋白和 β-珠蛋白构成，β-珠蛋白的表达对于 hiPSC 衍生红细胞的功能至关重要。然而，研究发现 hiPSC 衍生红细胞中，β-珠蛋白的表达水平较低，影响了其功能。胎儿红细胞主要表达胎儿血红蛋白（HbF），而成人红细胞则表达 HbA。通过转录因子如 MYB、SOX6 和 GATA1 的调控，可以激活 KLF1，进一步激活 BCL11A，抑制 γ-珠蛋白的表达并促进 β-珠蛋白的合成。因此，BCL11A 在血红蛋白转换中的调控作用成为研究的焦点，解决这一问题将有助于提升 hiPSC 衍生红细胞的功能性。

（2）红细胞去核的挑战。红细胞去核是其成熟过程中的关键步骤，涉及细胞周期阻滞、染色质凝缩及核极化等多个复杂的生物学过程。然而，hiPSC 衍生红细胞的去核率通常较低，影响其应用。Dorn 等（2015）的研究表明，hiPSC 衍生红细胞的去核率为 21%～29%。为此，研究者们通过优化培养条件，尝试提高去核率。例如，Olivier 等（2019）通过无白蛋白化学定义培养体系，成功将去核率提升至 42%，并进一步通过细胞纯化实现了 94%的去核率。尽管如此，如何在大规模生产中保持稳定且高效的去核过程仍是一个关键挑战。为此，开发符合 GMP（良好生产规范）标准的生产系统将是确保安全性和可重复性的关键。

（3）大规模生产与临床应用的挑战。尽管目前的研究已取得了初步进展，但将 hiPSC 衍生红细胞应用于临床仍面临诸多挑战，尤其是在大规模生产方面。传统的细胞培养方法，如使用 BSA 或基质细胞，可能导致生产过程的不稳定。为了提高生产的稳定性和效率，生物反应器等技术的引入成为解决这一问题的潜在途径。同时，开发高密度、高效率且成本低廉的培养协议也将是关键。尽管已有进展，但要将 hiPSC 衍生红细胞广泛应用于临床，仍需进一步优化生产流程，确保安全性、提高生产效率并降低成本（Lim et al.，2021）。

5.2.3　诱导干细胞定向分化为胰岛 β 细胞

糖尿病是全球最重要的公共卫生问题之一。2019 年，全球有 4.63 亿人患有糖尿病，预计到 2045 年这一数字将增加到 7 亿（Saeedi et al.，2019）。糖尿病的特点是血糖调节异常，导致长时间高血糖，并伴有严重的长期健康并发症。1 型糖尿病（T1DM）是由于胰岛中产生胰岛素的 β 细胞发生自身免疫性破坏所致；而 2 型糖尿病的特点是外周胰岛素抵抗，以及无法产生足够的胰岛素来克服这种抵抗。

目前 1 型糖尿病治疗的核心是注射外源性胰岛素，这种方法可以在一定程度上控制血糖水平，并显著降低糖尿病发病率。但即使在最佳情况下，血糖监测和胰岛素注射也无法完全弥补 β 细胞的损失。虽然血糖监测仪和胰岛素泵的技术进步可能会改善外源性胰岛素的输送工作，但更符合生理学的解决方案是用整个胰腺或胰岛移植替代 β 细胞。由于长期缺乏捐赠者，胰腺或胰岛移植无法大规模使用。干细胞移植技术在治疗 1 型糖尿病患者方面具有巨大潜力，干细胞可以诱导分化为胰岛素分泌细胞（insulin-producing cell，IPC），以促进胰腺再生并减轻胰岛素抵抗，为胰岛细胞移植提供替代选择。

目前诱导细胞定向分化为胰岛 β 细胞最常用的方案包括如下几种：①干细胞转染胰岛发育相关的关键性转录因子（如 Pdx1、Pax4 等）；②在培养体系中序贯添加生长因子或信号通路激活剂或抑制剂，模拟胰岛的体内胚胎发育过程（如经定型内胚层的诱导分化途径等）；③利用胎儿胰岛、发育增殖中的胰腺组织制备条件培养基，或将干细胞与上述组织细胞共培养或共移植，模拟体内胰岛微环境。在上述三种方案中，传统基因转染技术需要病毒载体或基因修饰，存在一定的安全隐患；共培养或共移植存在机制不明、难以规模化生产、体内成瘤等难题。因此，越来越多的研究通过筛选生长因子、药物、小分子物质等来诱导干细胞定向分化，故第二种分化方案成为目前研究的主流和未来发展的趋势。随着体外培养方案的不断改进，ES 细胞和 iPS 细胞体外诱导分化的效率明显提高，这两类干细胞来源的 β 细胞在基因表达谱、C 肽阳性细胞比例、胰岛素分泌颗粒的超微结构等方面均与成熟 β 细胞非常相似，并且在 T1DM 动物模型的体内移植试验中显示了良好的降糖效果（Pagliuca et al.，2014）。

由 Vertex Pharmaceuticals 公司开发的干细胞疗法 VX-880 是近年来备受关注的一款干细胞治疗在研产品。VX-880 是一种用于治疗 1 型糖尿病的同种异体干细胞，可分化成胰岛细胞，通过肝门静脉输注后可定居于肝脏，并分泌胰岛素，从而补充 1 型糖尿病患者胰岛素绝对缺乏的情况。2024 年 6 月，Vertex Pharmaceuticals 公司宣布了干细胞疗法 VX-880 的 1/2 期临床试验新数据：在接受单次全剂量 VX-880 输注后的 90 天内，所有 1 型糖尿病（T1DM）患者都显示出胰岛细胞移植成功，并且能够生成对葡萄糖有反应的胰岛素。在最后一次随访中，12 名患者中有 11 名减少或不再使用外源性胰岛素。

尽管自体移植中使用来源于诱导多能干细胞的胰岛素分泌细胞已成为一种有前景的策略，但这一方法仍面临自身免疫问题。免疫抑制剂对 β 细胞移植患者的负面影响已经被广泛报道，且与移植后糖尿病新发并发症相关。与使用免疫抑制策略相比，封装技术目前被认为是最有前途的替代方案。通过为移植的 IPC 细胞提供物理屏障，可以在保留其物理特性和功能完整性的基础上有效减轻宿主免疫系统对新移植细胞的负面影响。Vegas 等（2016）在免疫功能正常的小鼠中进行了一项长期评估，研究了封装的干细胞衍生 β 细胞，结果表明，在没有免疫抑制治疗的情况下，干细胞衍生的 β 细胞能够在免疫功能正常的糖尿病小鼠中长期维持血糖的正常水平（174 天）。还有研究者将人 ES 细胞来源的胰腺前体细胞装入一种特制的包囊（Encaptra，TheraCyte）内再进行移植。这种细长型的包囊有双层膜，生物相容性良好，在允许氧气和营养物质自由交换的同时，具有免疫隔离作用，并可消除移植后细胞成瘤的担忧。动物实验显示，该方法可恢复糖尿病模型动物的内源性胰岛素分泌，并纠正高血糖状态（Kirk et al.，2014）。2014 年 8 月，美国食品药品监督管理局（FDA）批准了 ViaCyte 公司利用 Encaptra 装置进行人 ES 细胞来源的胰腺前体细胞移植治疗 T1DM 的临床试验，这是胰岛 β 细胞再生治疗的一个重要里程碑。

干细胞衍生治疗产品面临的另外一个重要问题是存在未分化或部分分化的细胞，这些细胞不仅会干扰所需细胞的功能，还可能导致肿瘤形成。因此，优化体外分化过程以最大限度减少不必要细胞的生成是至关重要的，这也是验证该技术临床应用的关键。消除未分化细胞的其他方法包括使用抗体-毒素分子或结合物来选择性杀死未分化细胞。此外，封装技术也可以用于确保移植细胞在体内的精确定位，并且在移植失败或出现其他并发症时可以进行回收（Agulnick et al.，2015）。

总体而言，干细胞诱导分化技术为干细胞来源的胰岛细胞移植奠定了坚实的基础。体外诱导干细胞定向分化为成熟 β 细胞仍存在某些亟待解决的技术难题，距离临床应用尚有一定的距离。不过令人欣喜的是，干细胞治疗 T1DM 患者的临床试验正在逐步开展，这是推动胰岛 β 细胞再生治疗最终走向临床应用的必由之路。随着技术的不断进步，胰岛 β 细胞再生治疗将有望成为战胜糖尿病的有力手段。

5.3 细 菌 工 程

细菌工程利用基因工程技术修改细菌的基因组序列。这些经过改造的细菌能够产生被修饰的蛋白质、肽、核酸等生物分子，用于疾病治疗。工程改造后的细菌能够靶向病变组织或器官，检测疾病环境中特定的生物标志物。此外，具有特定组织趋向性的工程细菌还可以作为药物递送的载体，精确地将药物负载递送到病变组织或器官中。随着 DNA 合成技术的进步和成本的降低，以及新工具的发展，大规模遗传操作变得更加便捷高效，细菌工程的应用范围也在不断扩展。这些工程化的细菌有望在医药领域发挥重要作用。

5.3.1 工程细菌用于疾病诊断和监测

细菌可设计为用于检测和报告人类疾病的诊断工具。有研究通过给大肠杆菌引入记忆回路，使工程改造后的大肠杆菌能够感知在肠道炎症期间短暂存在的硫代硫酸盐，并持续记录这一信息（Winter et al.，2010），这项研究证明了工程细菌可以作为体内瞬时事件的非侵入性报告系统。另一项研究则利用流式细胞术测量荧光蛋白的表达，使工程化的 Nissle 1917 大肠杆菌能够在小鼠的化学性结肠炎模型中检测硫代硫酸盐，从而作为炎症的标志物（Daeffler et al.，2017）。哥伦比亚大学的研究团队曾开发了一种肠道活细菌"记录仪"，能够实现在肠道内检测多种代谢物。该团队改造了一段 DNA 质粒，使其在肠道微生物宿主中响应外部信号时能够创建更多的自身拷贝。同时，使用另一个独立的记录质粒（recording plasmid）来标记时间，该质粒表达了 CRISPR/Cas 系统组件。在没有外部信号的环境中，仅记录质粒会发挥作用，细胞会将间隔序列拷贝插入基因组中的 CRISPR 位点。响应外部信号的 DNA 质粒只有在检测到特定代谢物（外部信号）时才会启动，创建更多的自身拷贝。这样，混合而成的背景序列就富含了时间和信号信息。研究人员可以通过检查细菌的各个 CRISPR 位点，使用计算机工具读取细菌所经历的过程。该研究证明，该系统至少能处理三个同步信号，并储存宿主肠道中三天的数据信息（Sheth et al.，2017）。

此外，研究人员还探索了细菌在肿瘤检测中的潜力。一些研究测试了口服给予的益生菌型 Nissle 1917 大肠杆菌，它们能够定位并优先在小鼠肝转移性肿瘤内生长。这些细菌被改造以表达特定的酶，当系统内给予底物后，会引发尿液颜色变化，可能表明肿瘤的存在（Danino et al.，2015）。

5.3.2 工程细菌用于肿瘤治疗

实验证据表明，一些微生物会在肿瘤中定植，人们正在利用合成生物学工具将细菌改造为靶向肿瘤的药物递送载体，通过结合免疫、基因、化学疗法等治疗手段，达到治疗肿瘤的目的。然而这些细菌仍有可能在健康器官中存活或生长，因此需要进行基因减毒以降低其固有的毒性。目前这种肿瘤细菌疗法存在的主要问题是难以兼顾安全性和治疗效果（Toso et al.，2002）。

1. 肿瘤靶向性

提高细菌肿瘤特异性的策略包括诱变和定向进化，从而筛选能在肿瘤中生长更快的营养缺陷型菌株。该菌株可在肿瘤微环境中获得相应的氨基酸、嘌呤、嘧啶或其他生长因子，在正常组织中则由于缺乏营养而无法长期保留，从而达到选择性攻击肿瘤的目的，同时也降低了对正常组织的毒性。也可在细菌表面融合肿瘤黏附肽，例如，将 RGD 多肽与细菌外膜蛋白 A（OmpA）融合，该肽能够与肿瘤细胞上广泛过表达的 αvβ3 整合素结合，从而与正常组织相比增加了细菌对肿瘤细胞的黏附性（Park et al.，2016）。提高肿瘤趋向性的另一种方法是利用人工基因线路将细菌生长与肿瘤特征（如高浓度乳酸、低氧含量和低 pH）结合起来。在这些传感电路中，细菌生长必需基因的转录由响应这些环境线索的细菌启动子控制，从而限制细菌在肿瘤中的生长（Yu et al.，2012）。

2. 重新编程免疫系统

在定植肿瘤的早期阶段，细菌可作为免疫佐剂，刺激单核细胞、巨噬细胞和中性粒细胞的募集与活化。这些先天免疫细胞通过吞噬作用参与肿瘤定植细菌的溶解和清除，由它们表达的 Toll 样受体（TLR）在检测到细菌成分时会产生炎性细胞因子。随着先天免疫反应的持续，抗原呈递细胞（APC）将进入肿瘤并吞噬死亡的肿瘤细胞和肿瘤内细菌，从而提供进一步的相互作用，这些相互作用可进行精确调节，以增强抗肿瘤反应。当 APC 吞噬细胞时，它们可以呈递新的抗原并刺激适应性免疫反应（图 5-9）。

除了利用其固有免疫原性来调节肿瘤微环境外，工程化改造的细菌还可以提供额外的免疫调节剂。在一项研究中，多种新抗原肽通过基质金属蛋白酶（MMP）靶序列束缚在鼠伤寒沙门菌外部膜上，一旦工程细菌进入肿瘤，肿瘤中大量存在

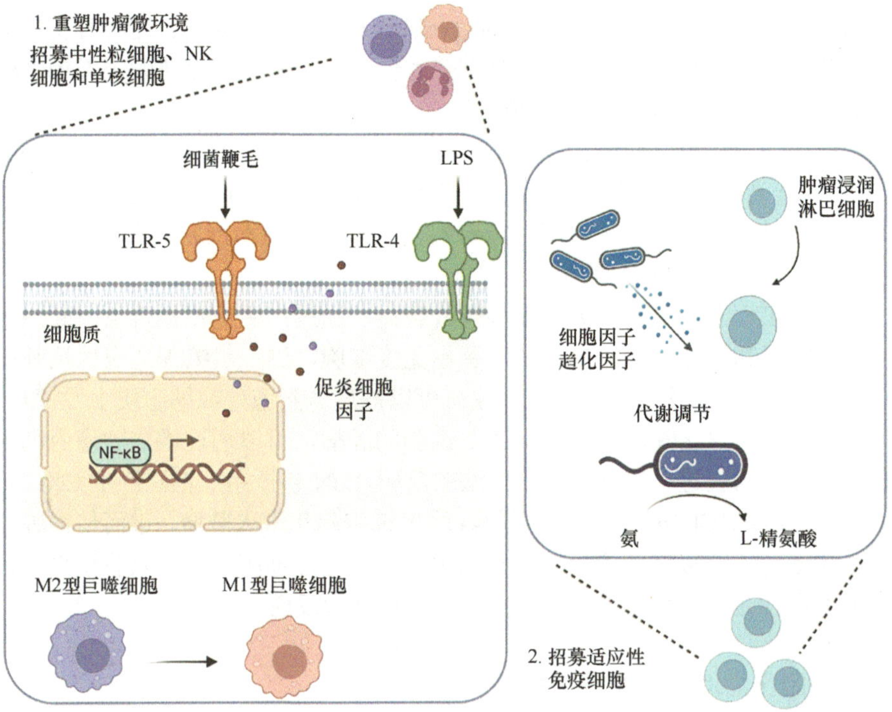

图 5-9　工程细菌能够重新编程免疫系统

细菌具有免疫原性，并且可以通过与 TLR-4 和 TLR-5 的结合重塑肿瘤微环境（TME）。TLR-4 和 TLR-5 分别在细菌 LPS 和鞭毛的刺激下，招募中性粒细胞、自然杀伤细胞和单核细胞等天然免疫细胞涌入肿瘤，并改变驻留巨噬细胞的表型。细菌还可以通过产生免疫调节因子如细胞因子和趋化因子，招募肿瘤浸润淋巴细胞（TIL）。此外，除了直接产生免疫调节物外，细菌还被工程化以将肿瘤代谢废物（如氨）转化为代谢产物（如 L-精氨酸），这些代谢产物的增加与肿瘤浸润淋巴细胞频率的增加相关，从而重塑肿瘤微环境

的蛋白酶就会将新抗原从细菌中裂解出来，并将其释放到 TME 中，用于位点特异性募集和淋巴细胞激活（Hyun et al.，2021）。工程细菌还可以用于呈递肿瘤相关抗原（TAA），Deng 等（2018）设计了一种表达肿瘤抗原肽的工程化李斯特菌，能将肿瘤免疫抑制微环境转变为炎症微环境，并激活全身性肿瘤特异性 $CD8^+$T 细胞对肿瘤造成杀伤，而且这些 $CD8^+$T 细胞在消除肿瘤后还可在体内持续存在 2 个月以上，形成长期免疫记忆。

除了通过抗原呈递影响免疫反应，工程化细菌还可通过调控关键细胞因子信号通路重塑肿瘤免疫微环境。最新研究显示，工程化沙门氏菌株 DB1 通过 IL-10 受体（IL-10R）的滞后效应实现双重免疫调节：在肿瘤早期定植阶段，细菌诱导肿瘤相关巨噬细胞（TAM）通过 TLR4/IL-10R 双通路持续分泌 IL-10，该细胞因子通过正反馈循环驱动肿瘤浸润 $CD8^+$ T 细胞进入 IL-10R 高表达状态。这种滞后特性使 T 细胞在低 IL-10 浓度下仍维持激活状态，显著提升 PD-1+TIM-3+组织驻留记忆 T 细胞（TRM）的扩增与杀伤功能。同时，IL-10 通过抑制中性粒细胞趋

化作用形成“吞噬逃逸屏障”，促使细菌在肿瘤核心区稳定定植。这种时空精准的免疫调节策略在多种人类实体瘤中具有普适性，为克服细菌疗法的先天免疫清除难题提供了新机制（Chang et al., 2025）。

肿瘤内细菌还可以通过代谢调节间接增强适应性免疫反应。大肠杆菌 Nissle 1917（EcN）被改造成将氨（肿瘤中的代谢废物）转化为 L-精氨酸。通过提高瘤内 L-精氨酸浓度，与抗 PD-L1 抗体（一种免疫检查点阻断剂）联合使用，会导致肿瘤浸润淋巴细胞（TIL）的增加，增强总体治疗效果。

此外，工程细菌还可以编码多种有效载荷，通过产生免疫检查点阻断纳米抗体、细胞因子和趋化因子等来激活和募集免疫细胞，进一步编程适应性抗肿瘤免疫反应。根据需要和分子特性，这些载荷可以被递送到胞外或细胞质中发挥功能。例如，研究表明缺乏浸润性细胞毒性 T 细胞的肿瘤，可以通过增加肿瘤内细胞因子和趋化因子的表达来增强对免疫疗法的反应。EcN 曾被用于编码产生 CXC 趋化因子配体 16（CXCL16），并促进细胞毒性 T 细胞趋化进入肿瘤，进而使得肿瘤消退（Savage et al.，2022）。总之，这些研究表明，通过细菌产生有效载荷来与特定免疫细胞进行通信，可以重新编程更有效的抗肿瘤反应。

5.3.3 细菌作为治疗药物递送系统

细菌已被用来将治疗药物输送到人体。细菌载体能够将那些在血液中或胃肠道中迅速降解的药物有效地送达至目标部位，如结肠或肿瘤中心，这些部位通常难以通过传统药物途径抵达。例如，有研究利用细菌向肠道递送类胰高血糖素 1（GLP1）。GLP1 是一种肽类激素，其活性形式 GLP1（7–37）能够增加胰岛素分泌，而全长蛋白 GLP1（1–37）则能够重编程肠道上皮细胞对葡萄糖的反应，并诱导产生胰岛素。研究发现，分泌 GLP1（1–37）的加氏乳杆菌（*Lactobacillus gasseri*）能够促进大鼠上皮细胞向功能性葡萄糖响应型胰岛素产生细胞的分化，从而显著改善糖尿病模型大鼠的血糖。与之前直接注射 GLP1 的方法相比，细菌递送在转化上皮细胞方面更为有效，这可能是因为该肽在血液中的半衰期较短，从而导致作用于上皮细胞的局部浓度相对更低（Baggio and Drucker，2007）。

细菌递送的最大优势之一是局部靶向，从而减少某些药物在全身系统性给药中的毒性。一个突出的案例是通过口服能够分泌 IL-10 的乳酸乳球菌（*L. lactis*）来治疗结肠炎。有研究发现高 IL-10 水平可能诱导促炎性细胞因子 γ 干扰素（IFN-γ）的有害反应。相比之下，乳酸乳球菌在小鼠体内达到了与系统给药重组 IL-10 同等的疗效，但 IL-10 暴露量降低了 99.99%。这表明细菌递送或许比直接蛋白质给药更有效、副作用更少。类似的案例还包括分泌抗肿瘤坏死因子（TNF）纳米抗体或 IL-27 的乳酸乳球菌，二者都比全身给药时能更有效地减少小鼠肠道的炎症（Vandenbroucke et al.，2010）。

5.4 小　　结

细胞工程，作为生物医药领域的重要技术，涉及通过基因编辑、细胞重组，以及其他分子生物学手段，对细胞进行定向改造，从而实现细胞在多种应用场景中的功能增强，尤其是在疾病治疗和药物生产方面。随着基因编辑技术的发展，细胞工程在免疫治疗、代谢病治疗、基因治疗等领域的应用逐步得到验证。免疫细胞工程特别在癌症治疗中表现出了巨大的潜力，例如，具有代表性CAR-T细胞治疗，已经在血液肿瘤治疗中取得了显著的临床疗效。此外，工程化B细胞、NK细胞及巨噬细胞等的应用也正处于迅速发展之中。目前已经发展出了许多不同的工程化改造方式以实现不同免疫细胞的功能增强，例如，在CAR-T细胞治疗中，细胞因子的设计和生产至关重要，改造T细胞使其在体内分泌特定的免疫刺激因子，可以显著增强其抗肿瘤能力。除了癌症治疗，免疫细胞在其他免疫相关疾病、感染性疾病及自身免疫疾病的治疗中同样展示了巨大前景。例如，基因工程化的NK细胞和巨噬细胞被用来对抗各种病毒感染、清除病原微生物，甚至在疫苗开发中也发挥着重要作用。在自身免疫性疾病中，通过重编程或基因编辑改造的免疫细胞，能够调节过度活跃的免疫反应，恢复免疫系统的平衡，减轻患者的症状并减少药物的依赖性。

基于干细胞的细胞疗法是细胞工程领域的另一个重要方向。干细胞是具有自我复制和多向分化潜能的特殊细胞，能够分化为多种类型的功能细胞。它们在再生医学和细胞疗法中扮演着重要角色，尤其是在人类组织和器官损伤修复、退行性疾病治疗及免疫疗法等方面，展现出广阔的应用前景。然而，尽管干细胞疗法具有巨大的临床应用潜力，但在临床转化的过程中，仍面临诸多挑战。首先，干细胞的分化能力、增殖能力，以及在体内的存活时间仍然是关键问题。例如，如何在体内促进干细胞的稳定分化，防止其变异为肿瘤细胞，是干细胞治疗面临的重要安全问题。此外，干细胞的来源、伦理问题及免疫排斥反应也是目前研究的热点。为了应对这些挑战，研究人员正在尝试通过更精确的基因编辑技术，提高干细胞的分化效率和功能表现；同时，可通过诱导干细胞的定向分化，避免其不必要的分化潜力，从而减少肿瘤风险。此外，利用组织工程技术，如3D生物打印技术，结合干细胞和支架材料的应用，有望提供更为理想的治疗方案，促进干细胞在体内的修复作用。

此外，细胞工程不仅限于改造细胞本身用于疾病治疗，其在药物生产和代谢调控方面的潜力也日益被重视。通过改造细胞代谢途径和细胞内的分子网络，使细胞能够高效地生产目标药物或治疗性蛋白，这种技术被称为细胞代谢工程。细胞代谢工程不仅应用于传统的生物制药领域，也被广泛应用于环境污染治理和农业改良等多个领域。作为细胞工程的重要组成部分之一，细胞代谢工程的核心在于通过基因编辑与代谢途径重构，使细胞能够高效地合成和分泌目标分子，尤其是复杂的治疗性蛋白质、酶类、抗体及小分子药物。与传统的化学合成药物不同，细胞代谢工程利用细胞的生物合成功能，降低了生产成本，提高了生产的可控性与效率。细胞代谢工程的成功应用之一便是重组蛋白的生产。通过将目标基因导入到宿主细胞（如大肠杆菌、酵母或哺乳动物细胞）中，并优化其代谢途径，使得细胞能够大量生产特定的蛋白质。这一技术已经广泛应用于抗体药物、疫苗和酶替代疗法的生产中。

尽管细胞工程在许多领域取得了显著的进展，但它们在临床和工业化应用中依然面临一些共性问题。以下是当前细胞治疗领域存在的几个关键问题。

（1）细胞的安全性和潜在副作用。细胞治疗的安全性问题是目前免疫细胞治疗应用中最大的挑战之一。以CAR-T细胞治疗为例，虽然其在血液癌症治疗中取得了显著成果，但免疫过度反应（如细胞因子风暴）和肿瘤溶解综合征等副作用仍然是不可忽视的问题。这些副作用不仅可能导致患者的死亡，还会影响细胞治疗的临床应用。因此，在治疗过程中，如何监测和控制细胞反应、避免过度激活免疫反应成为研究的关键。此外，工程化细胞的长期安全性问题也需要深入评估，如它们是否会在体内发生不期望的变异或引发癌变。

（2）细胞的生产和质量控制问题。细胞治疗涉及复杂的细胞培养和加工过程，如何确保生产过程中细胞的质量和一致性是一个重要问题。当前，大规模生产的挑战主要集中在如何维持细胞的稳定性、扩增速度和功能，同时避免因培养过程中的污染或细胞衰退而降低治疗效果。此外，细胞质量控制、细胞制备的标准化和自动化仍是亟待解决的问题，尤其是当治疗需要大量高质量细胞时，如何保障每一批细胞治疗的效果成为关键。

（3）细胞的存活与持久性。细胞疗法中的另一大问题是细胞的存活与持久性，尤其是在体内长期发挥治疗效果的问题。例如，工程化T细胞在体内的持久性和抗肿瘤能力会随着时间的推移而逐渐减弱。这种细胞的短暂性可能会影响治疗的长期效果，导致患者在治疗一段时间后复发。因此，提高治疗细胞在体内的存活时间和功能，是细胞治疗领域的另一个重要研究方向。

（4）细胞的免疫排斥反应。尽管免疫细胞工程的技术突破使得细胞治疗具有了更广泛的应用前景，但异体细胞（来自他人的细胞）的应用仍然面临免疫排斥问题。即便是自体细胞治疗，也有可能在改造过程中导致细胞特性发生变化，从而引发免疫系统的排斥反应。因此，如何避免细胞治疗中的免疫排斥反应、提高自体细胞治疗的效果，仍是当前技术面临的重要挑战。

为了克服这些挑战，未来的研究将更加注重技术的创新与优化，细胞工程的未来发展也将朝着更加多元化和个性化的方向迈进。其中非常重要的一点是细胞工程与精准医疗的结合。精准医疗的核心是根据个体的基因组信息、生活习惯及环境因素，量身定制治疗方案。细胞工程技术将成为精准医疗的重要组成部分，特别是在细胞疗法中，通过工程化细胞的设计和改造，实现对特定病理过程的精准干预。通过基因组学、蛋白质组学及单细胞分析技术的深入应用，科学家可以更加精准地选择和设计细胞治疗方案，提升治疗的效果并减少副作用。例如，在肿瘤免疫治疗中，未来可能会根据肿瘤的基因突变谱，个性化设计适合特定肿瘤类型的免疫细胞疗法，以更高效地对抗癌症。此外，细胞工程技术的发展还将推动免疫细胞的多样化应用，以满足不同疾病类型的治疗需求。对于一些复杂的疾病，可能需要多种细胞的联合治疗，这要求细胞工程技术不仅在单一细胞类型上有所突破，还要在细胞群体的协同作用上进行创新。此外，免疫细胞的体外培养和扩增技术也将不断完善，以满足大规模临床治疗的需求，确保治疗方案能够以更高的效益实现。在组织修复和再生医学领域，细胞工程也将迎来新的机遇。通过 3D 打印和生物打印技术，未来可能会实现全功能组织和器官的打印与再生，推动再生医学进入新的阶段。干细胞及其衍生的工程化细胞将成为这些技术的基础，细胞工程技术的不断发展能够帮助解决传统移植中面临的免疫排斥、器官短缺等问题，开启个性化、定制化的组织与器官修复新模式。

随着免疫疗法和基因疗法的进展，细菌工程作为现代生物技术的重要分支，正逐步拓展其临床应用。与哺乳动物细胞工程不同，细菌工程主要利用细菌作为载体，通过基因改造和功能增强，推动药物递送、疫苗开发和环境治理等领域的发展。两者各自展现了强大潜力，但在技术实现和应用场景上存在明显差异。

与细菌工程相比，哺乳动物细胞工程的成本较高，细胞培养过程要求严格，需要复杂的营养物质和生长因子，因此，细胞治疗和蛋白质生产的成本较为昂贵。尽管细菌工程在生产效率和成本控制方面具有优势，但其在安全性和稳定性方面仍面临挑战。虽然 CRISPR/Cas9 等基因编辑技术大大提升了细菌基因组改造的效率，但在某些细菌种类中，靶向精准性仍有待提高。同时，细菌的生物安全性、稳定性及长期使用中的潜在生态影响需要进一步评估。

随着合成生物学的发展，细菌工程的前景更加广阔。未来，细菌基因组的改造将不再局限于静态改变，还可能涉及智能细菌的设计。例如，引入反馈调控系统，使细菌能够根据环境变化或内部信号自我调节，从而实现药物合成等功能的自动化。智能细菌的出现，将推动细菌工程向更灵活和高效的应用阶段迈进。此外，复合功能细菌的开发将成为重要方向，结合代谢工程和催化功能的细菌将能够在同一过程中执行多重任务，如药物合成、废物降解和能量生产等。这种复合功能细菌将在环境治理、能源生产和药物开发等领域提供更多应用可能性。尽管细菌工程的应用前景广阔，但安全性、伦理和生态影响等问题仍需解决；推动技术创新的同时，必须加强对技术的规范和监管。通过跨学科合作，细菌工程有望成为解决全球性挑战的重要手段。

总体来看，哺乳动物细胞工程和细菌工程各有优势，适用于不同的领域。细胞工程在治疗性蛋白质和抗体生产、免疫治疗和再生医学中具有显著优势，尤其在个性化治疗和精准医疗中展现了巨大潜力。然而，成本高、细胞存活性差及免疫排斥问题仍是挑战。相比之下，细菌工程在生产效率、成本控制和环境适应性方面具有优势，特别适用于小分子药物、疫苗生产和环境治理。尽管细菌基因编辑精度、安全性和伦理问题仍需克服，随着技术的优化和智能细菌的开发，细菌工程有望在医疗和环境保护领域实现更广泛应用。细胞工程和细菌工程并非对立技术，二者可以互补，共同推动生物医药和环境治理领域的技术革新。

参 考 文 献

Agulnick A D, Ambruzs D M, Moorman M A, et al. 2015. Insulin-producing endocrine cells differentiated in vitro from human embryonic stem cells function in macroencapsulation devices *in vivo*. Stem Cells Translational Medicine, 4(10): 1214-1222.

Baggio L L, Drucker D J. 2007. Biology of incretins: GLP-1 and GIP. Gastroenterology, 132(6): 2131-2157.

Biglari A, Southgate T D, Fairbairn L J, et al. 2006. Human monocytes expressing a CEA-specific chimeric CD64 receptor specifically target CEA-expressing tumour cells in vitro and *in vivo*. Gene Therapy, 13(7): 602-610.

Cavaco M, Gaspar D, Arb Castanho M, et al. 2020. Antibodies for the treatment of brain metastases, a dream or a reality? Pharmaceutics, 12(1): 62.

Chahin N, Sahagian G, Feinberg M H, et al. 2024. Twelve-month follow-up of patients with generalized myasthenia gravis receiving BCMA-directed mRNA cell therapy. Neurology [2025-01-25].

Chou S T, Jackson T, Vege S, et al. 2013. High prevalence of red blood cell alloimmunization in sickle cell disease despite transfusion from Rh-matched minority donors. Blood, 122(6): 1062-1071.

Christofides A, Strauss L, Yeo A, et al. 2022. The complex role of tumor-infiltrating macrophages. Nature Immunology, 23(8): 1148-1156.

Daeffler K N, Galley J D, Sheth R U, et al. 2017. Engineering bacterial thiosulfate and tetrathionate sensors for detecting gut inflammation. Molecular Systems Biology, 13(4): 923.

Danino T, Prindle A, Kwong G A, et al. 2015. Programmable probiotics for detection of cancer in urine. Science Translational Medicine, 7(289): 289ra84.

Delconte R B, Kolesnik T B, Dagley L F, et al. 2016. CIS is a potent checkpoint in NK cell-mediated tumor immunity. Nature Immunology, 17(7): 816-824.

Deng W W, Lira V, Hudson T E, et al. 2018. Recombinant *Listeria* promotes tumor rejection by CD8+ T cell-dependent remodeling of the tumor microenvironment. Proceedings of the National Academy of Sciences of the United States of America, 115(32): 8179-8184.

Dorn I, Klich K, Arauzo-Bravo M J, et al. 2015. Erythroid differentiation of human induced pluripotent stem cells is independent of donor cell type of origin. Haematologica, 100(1): 32-41.

Ellis G I, Sheppard N C, Riley J L. 2021. Genetic engineering of T cells for immunotherapy. Nature Reviews Genetics, 22(7): 427-447.

Gu X J, He D Y, Li C X, et al. 2018. Development of inducible CD19-CAR T cells with a Tet-on system for controlled activity and enhanced clinical safety. International Journal of Molecular Sciences, 19(11): 3455.

Hyun J, Jun S, Lim H, et al. 2021. Engineered attenuated Salmonella typhimurium expressing neoantigen has anticancer effects. ACS Synthetic Biology, 10(10): 2478-2487.

Jochems C, Hodge J W, Fantini M, et al. 2016. An NK cell line (haNK) expressing high levels of granzyme and engineered to express the high affinity CD16 allele. Oncotarget, 7(52): 86359-86373.

June C H, O'Connor R S, Kawalekar O U, et al. 2018. CAR T cell immunotherapy for human cancer. Science, 359(6382): 1361-1365.

Karanu F N, Murdoch B, Miyabayashi T, et al. 2001. Human homologues of Delta-1 and Delta-4 function as mitogenic regulators of primitive human hematopoietic cells. Blood, 97(7): 1960-1967.

Kirk K, Hao E G, Lahmy R, et al. 2014. Human embryonic stem cell derived islet progenitors mature inside an encapsulation device without evidence of increased biomass or cell escape. Stem Cell Research, 12(3): 807-814.

Klichinsky M, Ruella M, Shestova O, et al. 2020. Human chimeric antigen receptor macrophages for cancer immunotherapy. Nature Biotechnology, 38(8): 947-953.

Lapillonne H, Kobari L, Mazurier C, et al. 2010. Red blood cell generation from human induced pluripotent stem cells: perspectives for transfusion medicine. Haematologica, 95(10): 1651-1659.

Lim Z R, Vassilev S, Leong Y W, et al. 2021. Industrially compatible transfusable iPSC-derived RBCs: progress, challenges and prospective solutions. International Journal of Molecular Sciences, 22(18): 9808.

Moon E K, Wang L C, Dolfi D V, et al. 2014. Multifactorial T-cell hypofunction that is reversible can limit the efficacy of chimeric antigen receptor-transduced human T cells in solid tumors. Clinical Cancer Research, 20(16): 4262-4273.

Nahmad A D, Lazzarotto C R, Zelikson N, et al. 2022. *In vivo* engineered B cells secrete high titers of broadly neutralizing anti-HIV antibodies in mice. Nature Biotechnology, 40(8): 1241-1249.

Olivier E N, Zhang S P, Yan Z, et al. 2019. PSC-RED and MNC-RED: albumin-free and low-transferrin robust erythroid differentiation protocols to produce human enucleated red blood cells. Experimental Hematology, 75: 31-52.e15.

Pagliuca F W, Millman J R, Gürtler M, et al. 2014. Generation of functional human pancreatic β cells in vitro. Cell, 159(2): 428-439.

Pan Y Y, Yu Y D, Wang X J, et al. 2020. Tumor-associated macrophages in tumor immunity. Frontiers in Immunology, 11: 583084.

Park S H, Zheng J H, Nguyen V H, et al. 2016. RGD peptide cell-surface display enhances the targeting and therapeutic efficacy of attenuated Salmonella-mediated cancer therapy. Theranostics, 6(10): 1672-1682.

Romee R, Foley B, Lenvik T, et al. 2013. NK cell CD16 surface expression and function is regulated by a disintegrin and metalloprotease-17 (ADAM17). Blood, 121(18): 3599-3608.

Roybal K T, Rupp L J, Morsut L, et al. 2016. Precision tumor recognition by T cells with combinatorial antigen-sensing circuits. Cell, 164(4): 770-779.

Saeedi P, Petersohn I, Salpea P, et al. 2019. Global and regional diabetes prevalence estimates for 2019 and projections for 2030 and 2045: Results from the International Diabetes Federation Diabetes Atlas, 9th edition. Diabetes Research and Clinical Practice, 157: 107843.

Sakemura R, Terakura S, Watanabe K, et al. 2016. A Tet-on inducible system for controlling CD19-chimeric antigen receptor expression upon drug administration. Cancer Immunology Research, 4(8): 658-668.

Savage T M, Vincent R L, Rae S S, et al. 2022. Engineered bacteria recruit and orchestrate anti-tumor immunity. Cancer Biology[2025-01-25]. doi:10.1101/2022.06.16.496462.

Schildberger A, Rossmanith E, Eichhorn T, et al. 2013. Monocytes, peripheral blood mononuclear cells, and THP-1 cells exhibit different cytokine expression patterns following stimulation with lipopolysaccharide. Mediators of Inflammation, 2013(1): 697972.

Schmitt T M, Zúñiga-Pflücker J C. 2002. Induction of T cell development from hematopoietic progenitor cells by delta-like-1 in vitro. Immunity, 17(6): 749-756.

Seet C S, He C B, Bethune M T, et al. 2017. Generation of mature T cells from human hematopoietic stem and progenitor cells in artificial thymic organoids. Nature Methods, 14(5): 521-530.

Sheridan C. 2024. B cells as drug factories. Nature Biotechnology, 42(6): 823-826.

Sheth R U, Yim S S, Wu F L, et al. 2017. Multiplex recording of cellular events over time on CRISPR biological tape. Science, 358(6369): 1457-1461.

Stone J D, Kranz D M. 2013. Role of T cell receptor affinity in the efficacy and specificity of adoptive T cell therapies. Frontiers in Immunology, 4: 244.

Timmermans F, Velghe I, Vanwalleghem L, et al. 2009. Generation of T cells from human embryonic stem cell-derived hematopoietic zones. Journal of Immunology, 182(11): 6879-6888.

Toso J F, Gill V J, Hwu P, et al. 2002. Phase I study of the intravenous administration of attenuated Salmonella typhimurium to patients with metastatic melanoma. Journal of Clinical Oncology, 20(1): 142-152.

Van der Meer J R, Maas R A, Guldevall K, et al. 2021. IL-15 superagonist N-803 improves IFNγ production and killing of leukemia and ovarian cancer cells by $CD34^+$ progenitor-derived NK cells. Cancer Immunology, Immunotherapy, 70(5): 1305-1321.

Vandenbroucke K, de Haard H, Beirnaert E, et al. 2010. Orally administered *L. lactis* secreting an anti-TNF Nanobody demonstrate efficacy in chronic colitis. Mucosal Immunology, 3(1): 49-56.

Vegas A J, Veiseh O, Gürtler M, et al. 2016. Long-term glycemic control using polymer-encapsulated human stem cell-derived beta cells in immune-competent mice. Nature Medicine, 22(3): 306-311.

Winter S E, Thiennimitr P, Winter M G, et al. 2010. Gut inflammation provides a respiratory electron acceptor for Salmonella. Nature, 467(7314): 426-429.

Wrona E, Borowiec M, Potemski P. 2021. CAR-NK cells in the treatment of solid tumors. International Journal of Molecular Sciences, 22(11): 5899.

Yu B, Yang M, Shi L, et al. 2012. Explicit hypoxia targeting with tumor suppression by creating an "obligate" anaerobic Salmonella Typhimurium strain. Scientific Reports, 2: 436.

Zitti B, Bryceson Y T. 2018. Natural killer cells in inflammation and autoimmunity. Cytokine & Growth Factor Reviews, 42: 37-46.

第 6 章 人工生物分子的递送系统

6.1 病毒递送载体

6.1.1 腺相关病毒载体

基因治疗（gene therapy）旨在改变或纠正异常基因表达以治疗疾病，美国食品药品监督管理局（FDA）将其定义为利用核酸、病毒或基因工程微生物将遗传物质导入或整合到宿主基因组中以治疗疾病的产品。载体能够高效地将基因治疗药物递送至目标组织或器官，是基因治疗成功的关键。腺相关病毒（adeno-associated virus，AAV）因安全性高、稳定性强、组织靶向性好且免疫原性低，已被广泛应用于基因治疗。多款基于 AAV 载体的基因治疗药物已上市，不断开发的新型 AAV 载体也提高了针对特定组织器官的递送能力，为治疗其他不同疾病提供了可能的基因递送技术路径（Mendell et al.，2021）。

AAV 自被发现至今已有 60 多年历史，最初在制备腺病毒过程中被意外发现，其基本生物学特性（基因组组成、结构和功能等）随后逐渐被解析。AAV 感染宿主细胞后通常处于静默状态，只有在辅助病毒（如腺病毒或疱疹病毒）存在时才可进行自我复制。它可转导分裂和非分裂细胞，并在非分裂细胞中长期表达。AAV 存在于多种脊椎动物中，包括人类和非人灵长类动物。20 世纪 80 年代，研究者在大肠杆菌中成功完成了 AAV2 的感染性克隆，并测定其 DNA 序列。AAV 病毒颗粒直径约 26 nm，含有约 4.7 kb 的单链 DNA，两端为反向末端重复序列（ITR）、中间包含 REP 和 CAP 基因，还包含组装激活蛋白（AAP）。AAV 基因组在细胞核中主要以游离环状 dsDNA 形式存在，能稳定维持基因表达（Dong et al.， 1996）。

目前已知的 AAV 超过 200 种，多数源自灵长类。根据血清型差异，这些 AAV 病毒被编码为 AAV1～AAV13 等血清型（表 6-1）。部分血清型在人体中有较高的预存抗体。不同血清型因识别不同细胞表面受体而展现多种嗜性：AAV1 和 AAV6 对骨骼肌、心肌具有组织嗜性，AAV2 靶向肝脏、视网膜及中枢神经系统，AAV9 适用于神经和心血管疾病研究，AAV8 对肝脏具有组织嗜性，AAV5 则靶向视网膜细胞及呼吸道上皮细胞（Li and Samulski，2020）。

表 6-1 不同血清型 AAV 的细胞受体与组织嗜性

血清型	主要受体	次级受体	嗜性组织/器官/系统	嗜性细胞
AAV1	唾液酸	腺相关病毒受体（AAVR）	骨骼肌/心脏	小鼠胶质细胞和室管膜细胞/内皮细胞/血管平滑肌细胞/视网膜细胞
AAV2	硫酸肝素蛋白多糖（HSPG）	FGFR1、整合素 αVβ5、αVβ1、HGFR、LamR	肾脏/肝脏/视网膜/中枢神经系统	非分裂期细胞/骨骼肌细胞
AAV3	HSPG	FGFR1	人与非人灵长类肝脏细胞	小鼠耳蜗内毛细胞
AAV4	唾液酸	—	肝脏/哺乳动物中枢神经系统/小鼠肾脏、肺、心脏	—
AAV5	唾液酸	血小板衍生生长因子受体（PDGFR）	—	小鼠视网膜细胞、呼吸道上皮细胞、肝脏细胞等
AAV6	唾液酸、HSPG	表皮细胞生长因子受体（EGFR）	犬骨骼肌、心肌	小鼠呼吸道上皮细胞、肝脏细胞、骨骼肌细胞等
AAV7	—	—	小鼠骨骼肌、肝脏、中枢神经系统	血管内皮细胞、心外膜细胞/人肝脏细胞
AAV8	层粘连蛋白受体（LamR）	—	犬肝脏/小鼠骨骼肌、心肌、胰腺、肾脏、肝脏	视网膜细胞
AAV9	半乳糖（Gal）	整合素、LamR	小鼠中枢神经系统、视网膜、骨骼肌、肝脏、胰腺、睾丸	非人灵长类星形胶质细胞、视网膜感受器细胞、心肌细胞
AAV10	—	—	非人灵长类肠、肝脏、淋巴/小鼠肠、肺、肾脏、胰腺	非人灵长类视网膜细胞、肝脏细胞
AAV11	—	—	非人灵长类肠、肝脏、淋巴	小鼠投射神经元细胞、星形胶质细胞
AAV12	甘露糖-甘露糖胺复合受体（MRC）	—	小鼠唾液腺、肌肉	—
AAV13	—	HSPG	—	—

为了将野生型 AAV 变成适合体内基因递送的重组型 AAV 载体，研究人员对其进行了一系列的遗传改造。重组型 AAV（recombinant AAV，rAAV）载体的病毒衣壳依然沿用野生型 AAV 的序列与构造，但是病毒衣壳内部的基因组被完全剔除了 rep 基因和 cap 基因，仅仅保留有了负责引导病毒载体基因组复制和包装的 ITR 序列（图 6-1）。rep 基因和 cap 基因的位置被需要递送的基因及表达调控元件所替代，与野生型 AAV 相比，这种改造在很大程度上提高了 AAV 载体的装载量并极大地降低了体内免疫原性和毒性。重组型 AAV 的启动子选择决定基因表达效率和特异性，可选用 CMV、CAG、EF1α、SV40、UBC 等广谱性启动子，或神经特异性 Syn、骨骼肌特异性 MHCk7、肝脏特异性 TBG 等组织特异性启动子。内含子、WPRE、Kozak 序列等调控元件有助于提高转录和翻译效率，增强子（如

TREEE）能在心脏受损区域特异性提高基因表达（Buning and Srivastava，2019）。

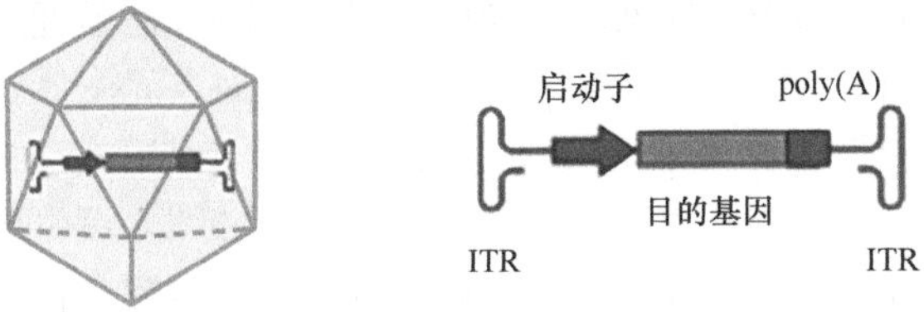

图 6-1 重组型腺相关病毒基因组示意图
ITR，反向末端重复序列；poly（A），多腺苷酸尾

AAV 的基因组大小为 4.7～4.8 kb，超出此包装能力的超大型载体会导致包装片段化的基因组。为克服这一包装限制并允许通过拆分转基因序列到两个甚至三个 AAV 载体来转移大型编码序列，研究者们已探索了几种策略。跨剪接载体是第一种策略，这种策略包括：第一个 AAV 载体包含递送基因的一半，以内含子剪接供体序列结束；第二个载体携带递送基因的后半部分，以内含子剪接受体位点开始。全长转基因通过两个载体在目标细胞中的 ITR 之间的分子重组重组成，ITR-ITR 连接通过内含子剪接从成熟的 mRNA 中移除。第二种策略利用重叠的 AAV 载体，它们共享转基因中部的共同序列，允许在目标细胞中通过同源重组，重组成全长转基因。除了跨剪接和重叠载体之外，还可以利用分裂内含子在蛋白质水平上通过蛋白质跨剪接重组成全长转基因产物。

6.1.1.1 AAV 的衣壳工程化改造

AAV 的衣壳在基因治疗中至关重要，不仅决定病毒对目标细胞和组织的识别能力，也直接影响基因递送效率和免疫原性。绝大多数天然 AAV 血清型在肝脏中具有较高的蓄积，从而限制了它们在非肝脏疾病治疗中的应用；同时，AAV 衣壳在人体内可能引发免疫反应，这也是基因治疗的主要瓶颈之一。通过衣壳工程，研究者可在不破坏病毒基本结构的前提下改造其天然特性，增强靶向性、降低免疫原性并提高基因转导效率。常用策略包括：理性设计、定向进化、计算机辅助设计。

理性设计是将功能性多肽序列插入到 AAV 衣壳的关键部位，赋予病毒新的靶向能力。AAV 通过与初级受体或辅助受体结合而附着在细胞表面；插入多肽序列可改变此结合过程。例如，在 AAV9 衣壳的 588/589 位点插入细胞穿膜肽（CPPs）序列，可使 AAV 跨越血脑屏障，在小鼠中展现显著的神经系统靶向递送能力。该过程需要平衡插入序列与衣壳稳定性、原有功能之间的关系；也可利用定点突变破坏 AAV 与宿主细胞表面受体的结合位点，从而减少免疫反应并提升特异性。此外，通过调整衣壳表面关键氨基酸，能降低细胞对病毒的降解，提高递送效率

（Kelemen et al.，2016）。

定向进化无需对 AAV 衣壳结构和功能有全面认识，而是通过人为施加选择压力，多轮筛选适应性突变，从而得到满足特定需求的衣壳变体。研究人员通常先构建带有多样化序列的 AAV 衣壳文库，再在目标细胞或模式动物中筛选出高效变异体。通过易错 PCR、DNA 随机重组及基因合成等技术，可生成多样性衣壳基因突变文库，由于 AAV 衣壳的三重对称轴的突起区域与靶向性及免疫原性密切相关，该区域常被选作插入或变异筛选的关键位点。AAV 衣壳定向进化中最常见的方法之一是在 VP 环[例如，AAV2 中 VP1 的第 587、588 位氨基酸之间（图 6-2），以及其他血清型中的等效位点]中插入随机肽（通常为 7 个氨基酸的长度）以生成随机衣壳库，然后使用这个库来执行选择所需表型的操作，通常与特定的趋向性或逃避预存中和抗体有关。还有通过在动物体内进行定向进化的筛选方法，例如，有研究者在 AAV9 中通过构建突变文库并进行动物体内筛选，得到了对骨骼肌高度靶向的 MyoAAV 变体，大幅提升了肌肉组织的基因转导效率（Tabebordbar et al.，2021）。

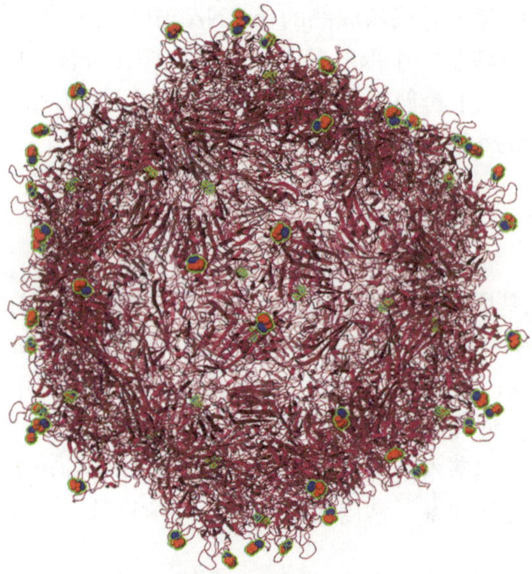

图 6-2 AAV9 病毒衣壳结构（PDB：7WJW）
第 587、588 位氨基酸分别以蓝色、红色的球形标识

随着生物信息学和人工智能的发展，计算机辅助设计在 AAV 衣壳优化中愈发重要。对不同血清型 AAV 的序列和蛋白结构进行比对，可预测并设计出具备特殊功能的病毒变体；深度学习等算法还可评估衣壳与受体的结合模式，以及改造后对病毒稳定性和功能的影响。有研究团队利用深度学习模型生成了数十万个 AAV 衣壳变体，经过计算机虚拟筛选和实验验证，发现其中不少变体的功能多样性显

著高于天然血清型。美国生物技术公司 Dyno Therapeutics 开发的 CapsidMap 平台，运用 AI 技术设计了多款新型 AAV 载体，主要用于治疗眼部、神经肌肉和心血管疾病。最近，美国麻省理工学院（MIT）和哈佛大学 Broad 研究所的研究人员开发了一种用于系统性设计多特征 AAV 衣壳的通用机器学习方法 Fit4Function，模型预测具有多种预期功能 AAV 变体的成功率近 90%，其中表现最佳的候选衣壳的产量也更高，对肝脏细胞的转染效率提升数百倍。这些基于人工智能算法的新型 AAV 衣壳快速开发不仅缩短了研究周期，也降低了研发成本，标志着 AAV 衣壳工程迈入智能化设计的新阶段（Bryant et al.，2021）。

6.1.1.2　AAV 的制备流程与质量控制

AAV 载体从设计到应用需经过复杂的制备、纯化和质控过程，其安全性和有效性与生产流程紧密相关，因此制备流程和质量控制成为关键。规范的制备流程与严格的质量检测可确保 AAV 产品满足临床要求。目前主流的 AAV 生产方法是三质粒瞬时转染法，以 HEK293 细胞为宿主，通过共转染辅助质粒、衣壳质粒和目的基因质粒来生成病毒。该方法广泛应用但产量相对较低，为提高产毒效率，杆状病毒-SF9 系统被作为替代技术，可显著提升病毒产量并用于商业化生产，如 BioMarin 公司利用此系统制备了血友病基因治疗药物 Roctavian。另一种新兴技术是基于腺病毒改造的 Tessa 载体，通过腺病毒促进 AAV 自主复制，可进一步降低成本。

AAV 制备流程包括细胞培养、质粒转染、病毒收获与纯化、超滤换液、除菌过滤及最终制剂包装。纯化过程运用离子交换、亲和层析或超速离心等方法去除宿主蛋白、DNA 及空壳病毒等杂质，最终将高纯度 AAV 制备成临床或研究用制剂。AAV 的质量控制主要针对含量、理化性质、纯度、效价和杂质。含量用蛋白定量方法测定；理化性质包括 pH、渗透压、粒径等；纯度检测常用 SDS-PAGE 和 HPLC 来分析空壳率及蛋白杂质；效价涉及基因组滴度、衣壳滴度、感染性及基因表达水平；杂质检测主要针对宿主蛋白、宿主 DNA 等残留。由于生产成本高，加上患者群体规模有限，AAV 药物价格通常较高，例如，以 AAV9 递送的 Zolgensma 单剂价格曾达数百万美元。未来需要不断优化生产工艺，以提高产能并降低成本（Joiner et al.，2022）。

6.1.1.3　AAV 载体在实际应用中的优势与挑战

AAV 载体作为基因治疗最主流的应用载体，其优势包括以下几个方面。①较高的安全性：迄今从未发现野生型 AAV 对人体致病，重组 AAV 是三质粒系统，基因组序列上去除了大部分的野生型 AAV 基因组元件，只有 ITR 序列，其他各个基因由独立的质粒表达，进一步保证了安全性。②较低的免疫原性：AAV 进行动物实验时造成的免疫反应小，AAV 感染组织后通常不会被免疫系统清除。③宿主范围广：可以感染广泛的哺乳动物，并且成功应用于人类和非人类蛋白的表达，不仅可转染分裂细胞，也可转染非分裂细胞。④多种血清型提供多样的组织靶向性：AAV1～AAV9 以及 DJ、DJ/8、Rh10 等多种血清型，不同血清型的 AAV 可以靶向不同的细胞和组织。⑤表达稳定、持续时间长：不整合到宿主基因组，可长期稳定表达外源基因，在宿主细胞中形成附加体（episome）而存在于细胞核中，体内可持续表达 6 个月以上。⑥可穿透血脑屏障，递送药物至脑部：与慢病毒和腺病毒等其他病毒载体相比，一些血清型的 AAV 可以穿透血脑屏障，最适合用来感染神经元和胶质细胞。

然而，AAV 载体在实际应用中仍存在诸多挑战。①载体基因组较小：野生型 AAV 具有 4.7 kb 的单链 DNA 基因组，基于重组 AAV 的基因传递载体已被证明能够在接近野生型滴度和转染效率的情况下包装形成至多 5 kb 的基因组，但是超过此水平，包装效率将显著下降，截短形式的基因组会被错误地包装进入病毒衣壳内，从而影响转染滴度。②免疫屏障：一些重组 AAV 载体可能会遇到在人群中广泛存在的中和抗体，这会极大地影响基因的传递效率。此外，重组 AAV 载体也会诱导衣壳特异性抗体的产生。重组 AAV 的衣壳和基因组可能通过 TLR2 和 TLR9 受体来触发先天性免疫。衣壳经过蛋白酶体降解而产生的肽由主要组织相容性复合体 MHC I 类分子提供给 CD8 T 细胞，CD8 T 细胞可发挥破坏性的细胞毒性作用来消除 AAV 转导的细胞，导致转基因表达的丧失。转基因产物也可以引发体液免疫反应，从而产生转基因产物特异性抗体，从而破坏治疗效果。③对于分裂细胞的疗效较差：在分裂活跃的细胞或组织中，随着细胞周期进行，AAV 递送的外源基因会逐渐被稀释。因此，如何在提高 AAV 载体的基因携带容量、降低免疫原性以及增强分裂细胞中的长期表达等方面进一步改进，依然是当前研究的重点。

6.1.1.4 AAV 载体在不同应用场景下的给药方式

腺相关病毒（AAV）的体内注射可分为系统性给药和局部给药两大类。系统性给药方式主要包括尾静脉、颈静脉、眼眶静脉或腹腔静脉注射，注射体积通常较大，病毒会随血液循环到全身各处，操作相对简单便捷，但往往对肝脏转导效率最佳，其他组织的感染效率可能略逊一筹。局部给药则更具靶向性，注射体积通常较少，对病毒滴度要求更高，常见方式有脑立体定位注射、肌肉定点注射、心肌原位注射、玻璃体注射及关节腔注射等。这种直接将 AAV 送至目标组织的方法往往感染效率更高，免疫原性也更小，特别适合某些精准治疗场景。

在小鼠研究中，整体注射最常见的是经尾静脉注射：通常选用高滴度（$>1\times10^{13}$ v.g./mL）的病毒，注射体积为 100～200 μL。此外，还有 E16 胚胎期注射（10～15 μL/胚胎）、滴鼻给药（50 μL PBS 中含总量$>10^{11}$ v.g.，可加神经氨酸酶以提升感染效率）等方式。一般而言，系统性给药和局部给药两种方法可针对不同需求进行选择：系统性给药能更好地实现广谱分布；局部给药则更适合高效导入特定部位。

对于大脑，AAV 的注射方式多为脑立体定位注射，可根据实验目的选择侧脑室、特定脑核团等。对于视网膜，注射方式为视网膜下注射或玻璃体注射，通常注射量为 0.5 μL 左右，滴度 1.5×10^{7} GC/mL；需注意降低眼部炎症和损伤（如术后使用 1%阿托品、眼膏等）。对于肝脏，静脉注射部位包括门静脉、外周静脉、尾静脉等。小鼠常用剂量约 1×10^{11} GC/只（50～100 μL 尾静脉注射），2 周左右可检测到明显表达。对于心脏与动脉，常用的给药方式有冠状动脉、主动脉、心肌注射或尾静脉注射，剂量可选 10^{10}～10^{12} GC/mL 范围，根据动物大小酌情调整体积（如小鼠常在 50～250 μL）。对于肺部，常用的给药方式有滴鼻、雾化吸入或气管内注射。常用病毒滴度 10^{12} GC/mL，约 3 μL 滴鼻注射，2 周后可检测表达。对于肾脏组织，常用的给药方式包括肾动脉、肾静脉、左侧髂动脉、腹主动脉注射等，滴度（1～5）$\times10^{11}$ GC/mL，2 周后可检测。对于肌肉组织，常用的给药方式包括肌肉局部注射，可根据小鼠大小、发育阶段调整注射剂量（幼鼠与成年鼠需求量不同），2 周后开始检测。对于肠道组织，常用给药方式包括口服、灌肠、腹腔注射、肠系膜动脉注射等，常用滴度 1×10^{11} GC/mL 左右，100 μL，2 周后可检测。

腺相关病毒在基因治疗中的应用潜力仍在不断挖掘。现有多款基于 AAV 的基因治疗药物已实现临床转化，在肝脏、神经、肌肉和眼科疾病方面取得重要进展。尽管面临衣壳免疫反应、组织靶向性不足、生产成本过高等挑战，AAV 载体仍是最具前景的基因治疗工具之一。未来将通过衣壳改造、人工智能和计算生物学辅助设计进一步提升病毒的特异性及转导效率，结合基因编辑技术，可望实现针对更多遗传疾病的根治。同时，优化生产工艺与质控体系也将显著降低成本，推动基因治疗的普及与发展。

6.1.2　腺病毒载体

腺病毒（adenovirus，Ad）是一种无包膜的双链 DNA 病毒，直径为 70～100 nm，病毒颗粒呈二十面体对称结构。腺病毒衣壳的主要结构蛋白包括六邻体（hexon）、五邻体基底（penton base）、纤突（fiber）、衣壳蛋白前体（如 pIIIa、pVI、pVIII）

及病毒核心蛋白（V、VII和X）等。纤突远端负责与宿主细胞受体的结合，是腺病毒感染机制的关键部位，同时具有血清特异性抗原位点。腺病毒基因组为 26～45 kb 的线性双链 DNA，包含两个末端反向重复（inverted terminal repeat，ITR）和病毒包装信号，具有较高的基因组稳定性。基因组包括早期基因（*E1*～*E4*）和晚期基因（*L1*～*L5*），前者主要调控病毒复制、免疫逃逸和细胞功能改变，后者编码衣壳结构蛋白。E1A 是病毒感染后首先被转录的基因，负责激活其他早期基因及晚期基因的转录，为病毒复制提供必要条件。腺病毒分为 7 个亚群（A～G），目前已鉴定出 100 多种基因型。最常研究的是 C 亚群的 5 型腺病毒（Ad5），它主要感染呼吸道和胃肠道细胞。腺病毒感染宿主细胞的机制包括纤维突蛋白与宿主细胞表面的柯萨奇病毒-腺病毒受体（Coxsackievirus-adenovirus receptor，CAR）结合，其后通过整合素介导内化进入细胞。病毒基因组随后被释放到细胞核中，但不会整合入宿主基因组，从而极大地降低了插入突变的风险。腺病毒感染广泛，不仅能够感染分裂细胞，还能感染非分裂细胞。其感染宿主的过程不仅触发宿主细胞的先天免疫应答，还通过激活 Toll 样受体（TLR）及其他模式识别受体（pattern recognition receptor，PRR），释放干扰素（interferon，IFN）和促炎细胞因子（如 IL-6、IL-12 等），诱导强烈的免疫应答。腺病毒的衣壳蛋白还可作为强力免疫佐剂，进一步促进抗原特异性适应性免疫的产生。腺病毒因其基因组稳定、易于改造和宿主范围广泛的特性而成为理想的载体工具。它可携带较大的外源基因，能够在高滴度下快速增殖，且能够适应不同的递送途径（如肌肉注射、鼻腔喷雾等）。然而，腺病毒感染人群广泛，大多数人携带针对 Ad5 的中和抗体，这在一定程度上限制了其作为载体的广泛应用（Tatsis and Ertl，2004）。

6.1.2.1 腺病毒载体的发展历程

自腺病毒载体被发明应用于基因治疗以来，人们为提高其基因容量、感染效率、基因转导持续时间和安全性，对腺病毒载体持续进行改造（图 6-3）。早期的腺病毒载体是将 *E1A* 和 *E1B* 基因删除构建而成的复制缺陷病毒，可以搭载约 4.5 kb 的外源基因。生产该类病毒时需要使用稳定表达 *E1A* 和 *E1B* 基因的细胞系。非必需基因 *E3* 的敲除使得 *E1*/*E3* 双敲除病毒拥有更大的转基因空间 （Danthinne and Imperiale，2000）。为克服早期腺病毒载体引起宿主强烈免疫应答的缺点，研究人员进一步删除了其他早期基因，并扩展转基因空间至 10.5 kb。这些载体包括 *E2A* 删除的温度敏感载体、*E2B* 删除以及 *E4* 删除的载体。改造后的病毒载体的晚期基因表达和宿主细胞毒性 T 淋巴细胞反应明显降低，体内的基因转导时限显著延长。然而，*E2* 和（或）*E4* 基因的缺失会导致生产病毒滴度降低。后来研究者们又进一步改造腺病毒载体的基因组，只保留了 ITR 和包装信号序列，因此可容纳约 36

kb 的外源基因，被称为“高容量”腺病毒载体（high capacity Ad，HCAd）。由于删除了大部分必需的病毒基因，生产过程中需要引入表达腺病毒装配所需基因产物的辅助病毒，以帮助其组装。为避免辅助病毒对载体病毒的污染，辅助病毒自身包装信号序列两侧插入了 loxP 位点。在可稳定表达 Cre 酶的病毒生产细胞系中，辅助病毒基因组因 Cre 对 loxP 位点的切割无法进行组装。相较早期的腺病毒载体，HCAd 的免疫原性大大降低，在宿主细胞内的转导时间更长，可容纳多个基因元件（Ng et al.，2001）。

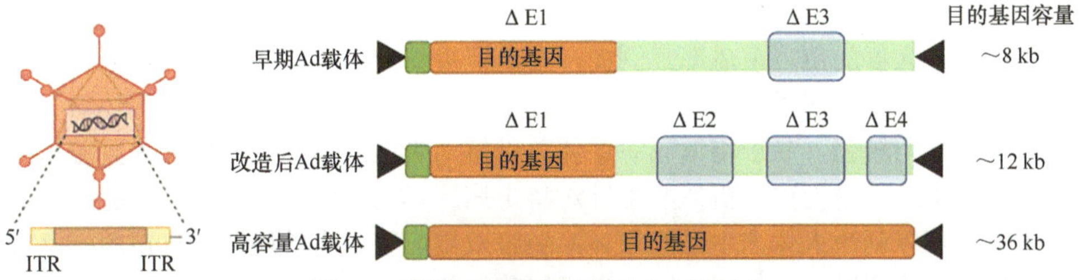

图 6-3　腺病毒载体基因组的工程化改造

另一类腺病毒载体被称为选择性复制的腺病毒载体（conditionally replicating adenovirus，CRAd）。如前所述，腺病毒 *E1B* 基因产物通过结合和灭活宿主表达的 p53 蛋白促进病毒在正常细胞内扩增，而大多数肿瘤细胞中的 p53 基因处于失活状态，可容许 E1B 缺失的腺病毒扩增。研究者们据此研发出可以选择性地在肿瘤细胞中扩增的 CRAd。最初的 CRAd 载体是将 E1B 序列部分删除，选择性扩增的 CRAd 最终会通过溶瘤作用杀伤肿瘤细胞，释放新生病毒，进而感染剩余的肿瘤细胞。新一代的 CRAd 则是通过删除 E1A 蛋白中 CR2 结构域的 24 个氨基酸而产生 AdΔ24 载体。CR2 可与视网膜母细胞瘤蛋白（retinoblastoma protein，pRb）结合以释放病毒在正常细胞复制所需的 S 期激活转录因子（S-phase-activating transcription factor，E2F），由于癌细胞通常表达过量的 E2F，删除 CR2 结构域的 AdΔ24 无需结合 pRb 便能获得足够的 E2F，因此在各类肿瘤细胞中均表现出较高的复制能力和选择性（Vogels et al.，2003）。

腺病毒作为递送载体具有以下优势与局限。首先，腺病毒载体基因转染效率较高，在体外实验时能够达到接近 100%的转导效率。其次，腺病毒载体可转导不同类型的人组织细胞，无论靶细胞是处于分裂状态还是静止状态，都能够被其感染。像造血干细胞这类静止细胞，腺病毒也能够对其进行基因转导，极大地拓宽了其在基因治疗中的应用范围，可以针对多种组织来源的病变细胞开展治疗工作。再者，腺病毒载体容易制得高滴度病毒载体，在细胞培养物中重组病毒滴度可达（10^{11}/mL），高滴度的病毒载体意味着在实际应用时可以用相对较少的剂量达到理想的基因转导效果，也便于进行大规模的基因治疗应用及后续的产业化生产等。

最后，腺病毒载体进入细胞后并不整合到宿主基因组中，只是进行瞬间表达。这样带来了很高的安全性，避免了像一些可整合到宿主基因组的病毒载体那样，可能会引起插入突变、激活原癌基因等风险，在完成目的基因的表达任务后，腺病毒载体会逐渐被机体清除，不会长期影响宿主细胞的基因组稳定性，所以在基因治疗领域应用前景广阔，已成为继逆转录病毒载体之后广泛应用且极具发展前景的病毒载体。

腺病毒载体在疫苗应用方面同样具备显著优势，在应对突发公共卫生事件、需要短时间内建立群体免疫屏障时，腺病毒载体疫苗能够发挥重要作用，可高效快速地提升人群的免疫覆盖率。例如，在新冠疫情期间，腺病毒载体新冠疫苗在全球多个国家和地区投入使用，助力抗疫工作的开展。另外，腺病毒载体对外源基因容载能力较强，易于将编码病原体关键抗原蛋白的基因完整地插入到腺病毒载体基因组中，进而诱导机体产生针对特定病原体的免疫应答。此外，腺病毒载体本身还可以刺激人体产生细胞和体液免疫双重应答，有的还能通过口服、鼻吸入等接种方式刺激黏膜免疫，进一步增强整体的免疫防御能力。

目前种类繁多的腺病毒载体正被用于各类临床试验中，显示出令人鼓舞的安全性和有效性。但是，腺病毒基因治疗载体的主要挑战是克服在人群中广泛存在的抗腺病毒免疫机制、对病毒衣壳蛋白强大的固有免疫反应，以及新合成的病毒和转基因产物引起的获得性免疫反应。由于自然条件下腺病毒的广泛流行，受试者体内存在的中和抗体可显著削弱 HAd5 载体的基因转导能力，严重影响包括 HAd5 在内的人腺病毒载体的应用。目前大多数的腺病毒载体疫苗基于 Ad5 载体。许多研究报告称，由于 Ad5 的自然感染率较高，成人中 Ad5 的血清流行率很高。事实上，80%以上的成年人有抗 Ad5 抗体。抗 Ad5 中和抗体通过抑制腺病毒载体与受体结合并促进腺病毒载体的蛋白酶降解来抑制腺病毒载体的转导，从而导致低水平的疫苗效果。因此，正确控制宿主免疫应答是确保该疗法成功的关键。近年来，研究者尝试开发基于“稀有”血清型的人腺病毒作为基因治疗用载体来规避人群中存在的 HAd5 中和抗体。同时，开发非人类腺病毒载体（如黑猩猩腺病毒 ChAd3）也成为主要的研究方向。此外，高容量 HCAd 载体因可最大限度地限制病毒蛋白的残留表达从而抑制宿主的免疫反应，使其可以在体内实现长期的转基因表达，也将是该领域的发展方向。HCAd 载体还因巨大的装载容量，可以搭载目前被广泛应用的基因编辑系统，如 CRISPR/Cas9、ZFN 和 TALEN 等，以实现对致病基因的精准编辑和改造（Mennechet et al.，2019）。

6.1.2.2 给药方式

腺病毒载体在临床和科研领域具有广泛应用，其给药方式主要取决于疾病类型、治疗目标、免疫学背景和安全性等多重因素。通过静脉注射给药能够实现全身分布，适合对弥散性肿瘤或全身遗传病进行基因治疗，但会因普遍存在的中和抗体而面临免疫清除及炎症反应等挑战；肌肉注射则更常用于疫苗开发，通过在局部肌肉诱导免疫应答进而激发全身防御，如强生公司（Johnson & Johnson）的 Ad26.COV2.S、阿斯利康（AstraZeneca）的 ChAdOx1 nCoV-19 ，以及针对埃博拉病毒的重组腺病毒疫苗就是典型代表，该途径对操作及安全性相对友好。对于实体瘤等局部病变，瘤内（或病灶内）注射可在肿瘤部位维持高浓度的载体，同时减少全身副作用，例如，在中国获批上市的溶瘤腺病毒药物安柯瑞（Oncorine，H101）和携带野生型 p53 基因的今又生（Gendicine）均采用此方式，常与放化疗联合增强溶瘤和免疫效应。针对呼吸系统疾病，如囊性纤维化（Cystic Fibrosis）或慢性阻塞性肺病（COPD），则可采用气雾/吸入给药，使腺病毒载体直接作用于肺和气道上皮，但需克服呼吸道黏液屏障及免疫反应导致的基因表达效率不佳等问题；鼻腔滴注/喷雾的思路与之类似，主要利用刺激黏膜免疫来预防呼吸道病毒感染，一些减毒活疫苗的研发也会尝试这一途径，以期在黏膜部位激发有效的防护。此外，在关节内注射（如类风湿关节炎）、眼内注射（如遗传性视网膜病变）、腹腔注射（如腹腔转移性肿瘤）等局部部位也可实现良好的靶向性和药物利用率，从而降低全身毒性。总体来看，腺病毒载体的选择与给药方式息息相关，既要兼顾有效性和安全性，也要考虑机体对腺病毒的免疫学反应。随着对血清型、外壳蛋白及基因组的改造不断深入，腺病毒载体在基因治疗、肿瘤免疫疗法及疫苗开发等领域的应用前景将持续拓展。

6.1.3　逆转录病毒载体

逆转录病毒（retrovirus，RV）是一类带包膜的单股 RNA 病毒，基因组为二倍体 ssRNA，包括 *gag*、*pro*、*pol* 和 *env* 等基因。*gag* 编码初级结构蛋白，组装非传染性、未成熟的病毒样颗粒；*pro* 编码蛋白酶，促进病毒样颗粒成熟；*pol* 编码逆转录酶、RNase H 和整合酶等；*env* 编码病毒表面和跨膜糖蛋白，负责与宿主细胞受体结合及膜融合。常见 RV 载体通常基于 Moloney 鼠白血病病毒（MLV）改造而来，敲除 *gag*、*pol*、*env* 等复制相关基因，仅保留顺式作用元件（如 LTR），能感染细胞但丧失了复制能力，从而降低了潜在的病毒安全风险。RV 载体可将 ssRNA 转化为 dsDNA 并稳定整合至宿主细胞基因组，实现长期有效的基因表达，但其基因容量有限，不适合插入大片段外源基因。

本节以慢病毒载体作为代表介绍逆转录病毒载体。慢病毒（lentivirus，LV）属于逆转录病毒科，包括人类免疫缺陷病毒（HIV-1/2）、猿类免疫缺陷病毒等。慢病毒原发感染多见于淋巴细胞和巨噬细胞，经过较长潜伏期后缓慢发病。慢病毒载体通过分子生物学手段删除毒力基因、保留必要元件并插入外源基因，可对分裂与非分裂细胞均有效感染，且能将外源基因稳定整合至宿主染色体中并长期表达。2017 年 CAR-T 细胞治疗产品的上市进一步推动了慢病毒载体在临床试验中的应用，全球已有百余项慢病毒载体相关的临床试验陆续开展，适应证覆盖 β-地中海贫血、多发性骨髓瘤、实体瘤及 COVID-19 等（Naldini et al.，1996）。

慢病毒基因组 DNA 全长约 9.7 kb，两端分别是 LTR 序列，包装信号（ψ）位于 5′ LTR 和编码基因之间，引导病毒基因组进入衣壳。*gag* 可编码核心蛋白并被蛋白酶切割成 MA、CA、NC 及 p6 等；*pol* 编码蛋白酶（PR）、逆转录酶（RT）和整合酶（IN）；*env* 编码表面糖蛋白 gp120 和跨膜蛋白 gp41，实现吸附与膜融合。另有 Tat 和 Rev 等调节蛋白，以及 Vif、Vpr、Vpu、Nef 等辅助蛋白，可干扰宿主免疫。病毒感染细胞时，gp120 先与 CD4 结合，同时需 CXCR4 或 CCR5 作为辅助受体，gp41 随后促成膜融合。病毒进入细胞后 RNA 被逆转录为 cDNA，再合成双链 DNA，与病毒蛋白形成预整合复合体，经整合酶作用随机插入细胞基因组，随后在 LTR 区域驱动下进行转录和蛋白质翻译，最终通过出芽和蛋白酶切割过程生成成熟病毒（Escors and Breckpot，2010）。

早期的慢病毒载体始于 1989 年，将目的基因插入复制型 HIV-1 基因组，用于抗病毒药物筛选和体内感染示踪。此后，研究者发现 HIV-1 高致病性和高突变重组率会带来安全隐患，尤其是在载体制备时可能出现重组型病毒。为此，科学家将病毒各基因组元件拆分到不同质粒以提高安全性，例如，将 *env* 基因与其他辅助基因分离，并可对 env 进行假型包装（如用水疱性口炎病毒 G 蛋白 VSV-G 替换 HIV-1 原有 env），从而扩展其感染宿主范围并提升稳定性。通过这一策略，人们成功在包括造血干细胞在内的多种细胞中实现了外源基因高效转导与表达，也为慢病毒载体在基因治疗和细胞工程等领域的广泛应用奠定了基础（Wang et al.，2021）。

自 20 世纪 90 年代以来，科学家们持续围绕如何提高慢病毒载体的生物安全性进行了多次改造与优化（图 6-4）。研究人员首先将慢病毒基因组元件分离到三个表达载体中：包装质粒用于表达 Gag、Pol、辅助与调节蛋白，并删除了包装信号（Ψ）；包膜蛋白质粒用 VSV-G 取代了原本的 *env* 基因；穿梭质粒则包含 5′LTR、3′LTR、带有内部启动子的目的基因，以及截断 *gag* 基因的包装信号（Ψ）、RRE 等元件。由于包装质粒和包膜质粒均不含 LTR 与 Ψ 序列，被包装成复制型病毒（RCL）的概率有所降低；与此同时，穿梭质粒未保留 *tat* 基因，5′LTR 本身转录活性较弱，故在 LTR 区额外插入了 CMV 启动子来表达外源基因。不过，若三质粒之间发生同源重组，仍可能产生 RCL 风险（Page et al.，1990）。

在后续改进中，人们在保留三质粒系统框架的同时，删除了与免疫逃逸和病毒毒力关系密切的 Vif、Vpr、Vpu、Nef 等辅助蛋白，仅保留 Gag、Pol、Tat 和

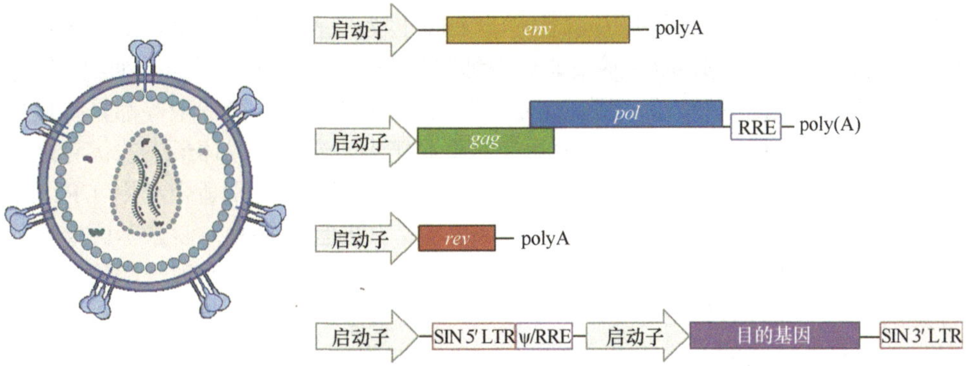

图 6-4　慢病毒载体包装系统

env：包膜蛋白基因；*gag*：群特异性抗原基因；*pol*：聚合酶基因；*rev*：调节基因；ψ：包装信号

Rev，使整体载体在失去部分辅助蛋白后，仍能在体外维持正常复制并降低致病性；同时，用 VSV-G 替代 Env，可使系统更为安全。虽然仍存在重组导致 RCL 的可能，但风险已显著降低。之后，有研究者发现，当整合发生在宿主原癌基因附近时，早期穿梭质粒 5′LTR 的 U3 区可能诱发癌变，于是对 LTR 区进行了自失活（SIN）修饰，并删除了 *tat* 基因。*rev* 则被拆分到独立质粒中，从而形成了一个更为安全的多质粒包装体系。这样一来，整合进宿主基因组的前病毒 LTR 不再具备激活下游基因转录的能力，极大地降低了致癌风险；即使发生多次重组，因 LTR 缺乏启动子，也难以产生可扩增的复制型慢病毒。虽然这种做法会略微降低病毒产量，但可引入 cPPT、WPRE 等顺式作用元件以提升转导效率与滴度。值得注意的是，WPRE 源自木瓜花叶病毒的 X 基因区域，最初可能存在安全隐患，后来人们通过定点突变降低了相关风险（Sakuma et al.，2012）。

在进一步的改进中，为减少包装质粒与穿梭质粒间的同源序列并摆脱对 Rev/RRE 的依赖，研究者尝试将人源密码子优化的 *gag-pol* 基因整合到体系中，以消除抑制性序列，实现在无 Rev 条件下也能高效表达。不过，这类方法在实际生产中滴度并不理想，尚未得到广泛应用。也有人提出将 Ψ 和 RRE 放置于 3′LTR 下游，让其在病毒颗粒形成过程中被有效包装，但在靶细胞经逆转录后可“移除”这两个元件，避免其整合到宿主基因组。此举能够产生高滴度并实现长期稳定表达，安全性与先前的改造思路相当，但如何进一步提高大规模生产水平，仍是当前亟待攻克的难点。通过以上多轮改造，慢病毒载体在安全性和转导效率方面均得到了显著提升，因而成为了基因治疗和基础研究中应用最为广泛的工具之一（Ferreira et al.，2021）。

慢病毒载体系统由于兼具对目的基因和启动子的选择灵活性，以及能够广泛转染多种细胞类型的特点，成为备受欢迎的外源基因表达工具，不仅常用于肿瘤与细胞功能研究领域，在临床上也被广泛用于体外基因编辑，如对造血干细胞

（HSC）和 T 细胞等进行基因递送。以 HIV-1 为代表的慢病毒可在细胞周期的 G_0/G_1 期高效转导细胞，能够感染非分裂细胞和分裂细胞，因此对原代细胞、细胞系、神经元、免疫细胞、肝细胞、心肌细胞、肌细胞和视网膜细胞等都具有良好的嗜性，这些细胞类型恰恰是基因治疗的重要靶点。慢病毒载体最大的优势之一是其具有较大容量，可容纳 8～11 kb 的外源基因，因此特别适合利用 CRISPR 技术进行多基因编辑（如同时携带多个 sgRNA 表达盒），满足对复杂基因操作的需求。相比快病毒，慢病毒在宿主细胞中的复制速度较慢，可实现长期稳定的外源基因表达，而且载体相对安全、免疫反应小，能够将目的基因整合至宿主基因组，从而获得持久的表达效果。凭借广谱的感染效率、良好的细胞嗜性、对分裂及非分裂细胞的转导能力，慢病毒载体不仅在科研上广泛用作基因研究工具（帮助揭示肿瘤发生、细胞功能及发育等生命科学问题），而且在临床基因治疗中展现出巨大的潜力，包括用于造血干细胞、T 细胞的编辑和修饰，为遗传病、恶性肿瘤和免疫疾病等提供了更多治疗选择。

逆转录病毒载体在基因治疗领域虽具有广谱转导、较大容量和持久表达等显著优点，但同时也面临一系列劣势与挑战。第一，慢病毒载体的基因整合特性可带来插入突变风险，尤其当整合位点邻近原癌基因或肿瘤抑制基因时，可能诱发不良转化或基因失活，从而产生潜在致瘤性。此外，即使进行自失活修饰并删除多种辅助蛋白，仍无法彻底杜绝重组导致复制型慢病毒生成的可能性，生产和应用过程中需严格检测与控制。第二，慢病毒载体的包装容量虽相对较大，但若外源基因及其调控元件超过此范围，转导效率和病毒滴度都会显著下降，对于更复杂的基因操作需谨慎取舍。第三，慢病毒载体制备与纯化流程相对烦琐，往往需要多质粒共转染和大量细胞培养，产率与稳定性受多重因素影响，放大生产难度和成本较高；针对特定患者定制化生产时，批次间的质量均一性也难以保证。第四，由于载体中常使用外源启动子、增强子，以及源自其他病毒的顺式作用元件，仍存在一定程度的免疫原性与炎症反应风险，如抗病毒免疫或炎症因子上调，可能降低治疗细胞的存活率或影响长期治疗效果。第五，慢病毒载体依赖高效感染分裂及非分裂细胞的能力，虽能覆盖多种组织类型，但在体内应用时仍需考虑细胞增殖活性、血脑屏障等屏障因素，以及不同患者的免疫学差异，从而对适应症范围和疗效预期提出了更高要求。综合来看，逆转录病毒载体虽为基因治疗提供了不可或缺的基础，但其在安全性、产量、免疫学影响和适应证范围等方面的局限性，仍需要通过技术改进和更严格的质量控制不断加以克服。

逆转录病毒载体在基因治疗中经常用于实现目的基因的稳定整合与长期表达，其给药方式可分为 *ex vivo* 和 *in vivo* 两大类。*ex vivo* 模式中，通常先从患者体内采集造血干细胞或免疫细胞，再利用逆转录病毒载体对其进行体外转导并扩增，最后将修饰后的细胞回输至患者体内，从而在血液系统或肿瘤免疫治疗（如

CAR-T 细胞治疗等）中获得稳定且持久的基因表达。该模式虽然操作流程较为复杂，但可在体外优化并检测细胞质量，减少体内随机整合带来的安全风险。在此基础上，近年来也有公司探索 *in vivo* 给药方式，让逆转录病毒载体直接注入机体，通过血液循环或局部注射将目标基因导入体内 T 细胞或其他分裂活跃的细胞，从而省去体外操作并提高应用可及性。例如，Umoja Biopharma 致力于开发 *in vivo* CAR-T 技术，通过其 VivoVec™平台将 *CAR* 基因递送至患者体内，从而使 T 细胞在体内“就地”表达 CAR，这些研究结果也曾在血液学权威期刊 *Blood* 上发表。针对这些 *in vivo* 给药策略，最常见的仍是静脉注射，但如何进一步提高病毒在 T 细胞中的特异转导效率、避免随机整合诱发潜在致瘤风险、克服宿主对病毒外壳蛋白的中和抗体等问题，仍是技术瓶颈。局部及靶向注射（如向骨髓或肿瘤局部注射）则可在一定程度上提升病毒与目标细胞的相遇效率并降低全身毒性，但需要精准操作和严格安全评估。随着病毒外壳假型化、纳米颗粒包裹及抗体或配体引导等先进递送手段的不断发展，逆转录病毒载体在 *in vivo* 模式下的基因治疗或体内 CAR-T 细胞治疗应用有望取得突破，为造血系统遗传病和肿瘤免疫治疗等领域提供更高效、安全且可规模化的治疗方案（Parker et al.，2023）。

慢病毒载体经三十年的改进已成基因治疗领域的主要力量，多质粒系统、高效转导、低 RCL 检出率以及成熟的安全管控使其广受关注。然而，只要存在重组风险，便无法完全排除 RCL 产生的可能，因此慢病毒载体质量控制和 RCL 检测仍是临床应用中必须严格把控的环节。未来，随着新的载体技术及相应检测方法不断涌现，慢病毒载体有望在更多领域展现潜能。

6.1.4　正链 RNA 病毒载体

甲病毒（alphavirus）是一类单股正链 RNA 病毒，其独特的自复制 RNA 机制和高效的基因表达能力，使其成为生物大分子递送领域的重要工具。甲病毒家族包括辛德毕斯病毒（Sindbis virus，SINV）、塞姆利基森林病毒（Semliki forest virus，SFV）和委内瑞拉马脑炎病毒（Venezuelan equine encephalitis virus，VEEV）等，这些病毒在自然界中主要通过蚊虫传播，但其工程化改造后的载体已在疫苗开发、肿瘤免疫治疗及基因编辑领域展现出巨大潜力。甲病毒载体的核心优势在于其自复制 RNA（self-amplify RNA）系统，能够在宿主细胞质内自主扩增，短时间内实现外源基因的爆发式表达，同时避免基因组整合风险，为瞬时高剂量蛋白表达或免疫激活提供了理想平台（Frolov et al.，1996）。

甲病毒基因组为单股正链 RNA，全长 11～12 kb，包含两个开放阅读框（ORF）。5′端约 2/3 的序列编码非结构蛋白（nsP1、nsP2、nsP3、nsP4），这些蛋白质共同构成病毒 RNA 复制复合体（图 6-5）。其中，nsP1 负责 RNA 加帽和膜锚定，nsP2

具有RNA解旋酶、蛋白酶和RNA聚合酶活性，nsP3参与复制复合体的组装和宿主因子互作，nsP4则是RNA依赖的RNA聚合酶（RdRp）核心亚基。3′端的结构蛋白区域编码衣壳蛋白（C）和包膜糖蛋白（E3、E2、6K、E1），负责病毒颗粒的包装和宿主细胞入侵（Rayner et al.，2002）。

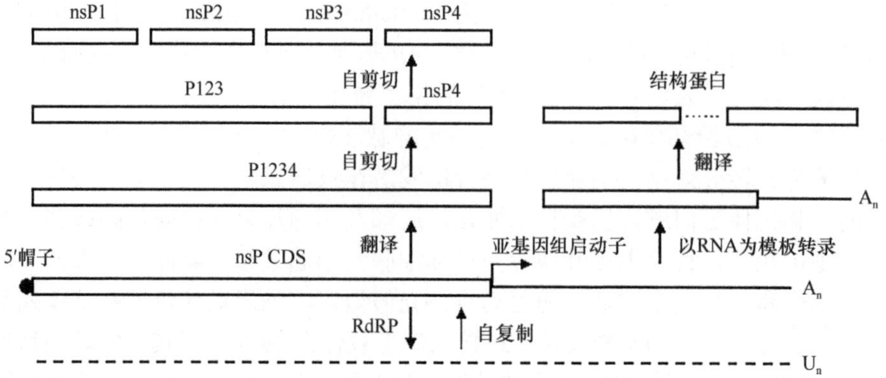

图6-5 甲病毒基因组RNA自复制过程

在基因递送应用中，甲病毒通常被改造为“复制子”（replicon）形式。构建复制子时，通常删除全部或部分结构蛋白基因，仅保留非结构蛋白区域和必要的顺式作用元件（如5′端保守序列元件、亚基因组启动子）。外源基因被插入结构蛋白区域的原位，置于亚基因组启动子（如26S启动子）下游。当复制子RNA进入宿主细胞后，非结构蛋白首先被翻译并组装成复制复合体，以基因组RNA为模板合成负链RNA中间体，进而生成正链基因组RNA和亚基因组RNA。亚基因组RNA利用宿主核糖体高效翻译外源基因，其表达水平可达传统质粒载体的数十倍，这种高效的表达特性使其在疫苗抗原呈递和免疫激活中具有显著优势。

甲病毒复制子的另一个关键特性是其严格依赖细胞质内复制，无需进入细胞核或整合宿主基因组。这一特性不仅降低了插入突变风险，还使得外源基因表达具有高度瞬时性，通常在感染后1～2周内逐渐消退，适合需要短期高表达的临床应用场景，如疫苗免疫或瞬时基因编辑等（Vander Veen et al.，2012）。

为优化甲病毒载体的安全性、靶向性和功能性，研究人员通过多种分子生物学手段对其进行系统改造，以增强其在临床应用中的效果。

（1）减毒与安全性增强：野生型甲病毒可能引发神经毒性或全身炎症反应，因此减毒是临床转化的首要步骤。温度敏感突变株（如VEEV TC-83）通过在*nsP2*基因引入点突变（如G→A置换导致*nsP2*第483位甘氨酸变为谷氨酸），使病毒在哺乳动物正常体温（37℃）下复制能力显著降低，而在较低温度（34℃）下保持活性。这种设计可限制病毒在宿主体内的扩散，同时保留其在局部组织（如疫苗接种部位）的抗原表达能力。还可以通过开发“拆分复制子”（split-replicon）

系统，将病毒复制酶（nsP1～4）与外源基因表达盒分装于两个独立的 RNA 分子，通过共转染或共包装实现功能互补。例如，辛德毕斯病毒拆分复制子系统通过将 nsP1～4 编码区与外源基因分离，显著降低了重组产生完整病毒的可能性，同时允许模块化替换抗原基因。

（2）组织靶向性改造：甲病毒的天然趋向性主要由包膜糖蛋白 E2/E1 与宿主细胞表面受体的相互作用决定。例如，辛德毕斯病毒通过 E2 蛋白结合层粘连蛋白受体（laminin receptor）和高尔基体蛋白 73（GP73）进入细胞，而 VEEV 则靶向 DC-SIGN（树突状细胞特异性细胞间黏附分子-3 结合非整合素）。为扩展或重定向病毒的靶向性，研究者通过基因工程替换 E2/E1 结构域。例如，将 E2 蛋白的受体结合区替换为表皮生长因子受体（EGFR）的单链抗体（scFv），可使病毒颗粒特异性识别肿瘤细胞表面过表达的 EGFR，从而提升肿瘤局部递送效率。在小鼠胶质瘤模型中，这种改造后的病毒对 EGFR 阳性肿瘤细胞的转导效率提高了 20 倍，且显著减少了对正常脑组织的脱靶感染。此外，假型化包装技术也被广泛应用——将甲病毒复制子与水疱性口炎病毒糖蛋白（VSV-G）或淋巴细胞脉络丛脑膜炎病毒（LCMV）包膜结合，可赋予病毒颗粒新的宿主范围。例如，VSV-G 假型化的 VEEV 复制子能够高效感染神经元和造血干细胞，而 LCMV 包膜修饰的病毒可穿透血脑屏障，用于中枢神经系统疾病的基因治疗。

（3）免疫原性调控与佐剂整合：甲病毒复制子强烈的固有免疫激活特性具有双重效应。一方面，其通过模式识别受体（如 TLR3、RIG-I）触发干扰素和促炎细胞因子分泌，可增强疫苗的免疫应答；另一方面，过早的免疫清除可能缩短外源基因的表达时间。为此，研究人员在复制子中引入免疫调控元件。例如，基孔肯雅病毒（CHIKV）的 nsP2 蛋白酶活性位点突变（如 nsP2-P726S）可削弱其对宿主转录因子 STAT1 的切割能力，从而延缓干扰素信号通路的激活。在恒河猴模型中，携带该突变的 CHIKV 复制子将外源基因表达时间从 7 天延长至 14 天，同时维持了足够的免疫原性。此外，将细胞因子（如 IL-12、GM-CSF）或共刺激分子（如 CD40L）的编码序列整合至复制子中，可实现抗原与免疫佐剂的协同递送。在黑色素瘤小鼠模型中，携带 IL-12 的塞姆利基森林病毒复制子（SFV-IL12）不仅能直接诱导肿瘤细胞凋亡，还可显著增加肿瘤浸润 $CD8^+$ T 细胞和 NK 细胞数量，使肿瘤体积缩小 80%以上（Lundstrom，2024）。

尽管研究者们对甲病毒载体已经做了诸多优化，但是甲病毒载体在实际应用仍面临多重挑战。

（1）预存免疫干扰：人群中对甲病毒的预存抗体可能中和载体颗粒，降低递送效率。为解决这一问题，研究者转向开发罕见血清型或嵌合病毒。例如，基于南美甲病毒属 Mucambo 病毒（MUCV）的复制子与 VEEV 包膜蛋白嵌合，可逃逸针对 VEEV 的中和抗体，同时在食蟹猴中维持高免疫原性。此外，完全合成的人工甲病毒载体（如通过密码子去优化和 CpG/UpA 序列去除）可减少宿主固有免疫识别，延长外源基因表达时间。

（2）规模化生产与质量控制：甲病毒复制子的传统生产依赖贴壁细胞（如 BHK-21 或 HEK293），工艺复杂且成本高昂。近年来，无血清悬浮培养技术的突破使得 VEEV 复制子的滴度可达 1×10^9 IU/mL，同时采用一次性生物反应器将生产成本降低 60%。在质量控制方面，深度测序（NGS）和质谱分析被用于检测复制子 RNA 的遗传稳定性及蛋白翻译准确性，确保临床级产品的批次一致性。

（3）全身毒性风险：全身给药（如静脉注射）可能导致肝脏或脾脏的过度免疫激活。通过引入组织特异性启动子（如肝脏特异性 TBG 启动子或肿瘤缺氧响应元件 HRE）可限制外源基因的表达范围。例如，在肝纤维化小鼠模型中，HRE 调控的 VEEV 复制子仅在纤维化区域表达 TGF-β 抑制剂，使胶原沉积减少 50%，且未影响正常肝组织功能。局部给药途径（如瘤内、鼻腔或皮内注射）也被广泛采用，在降低系统毒性的同时提升靶组织递送效率。

6.2 非病毒递送载体

6.2.1 脂质纳米颗粒

核酸药物在疫苗开发、肿瘤治疗及遗传性疾病干预等领域潜力巨大，但因其分子较大、易被降解且具免疫原性，需高效递送载体确保稳定性和药效。目前，脂质纳米颗粒（lipid nanoparticle，LNP）已广泛应用于核酸递送，已在 siRNA 及 mRNA 疫苗等产品中取得成功。

LNP 由四种成分组成：可电离的阳离子脂质、磷脂、胆固醇和聚乙二醇（polyethylene glycol，PEG）。LNP 的制备通常通过将脂质和 mRNA 分别溶解于乙醇和酸性水相中，以 1∶3 的体积比在微流控装置中混合，自组装形成 LNP。在此过程中，可电离阳离子脂质将被质子化而带正电，接着通过静电相互作用与带负电的 mRNA 结合，从而将 mRNA 封装在 LNP 内。其他辅助脂质，包括磷脂、胆固醇和聚乙二醇，在它们上面自我组装，随后 LNP 溶液通过缓冲交换调整为中性 pH，形成稳定的 LNP（图 6-6）。

1965 年，研究者们首次制造出脂质体；1978 年，首次将脂质体包裹的 mRNA 递送至细胞；1989 年，将合成 mRNA 包裹在阳离子脂质中递送到人体细胞；1993 年，测试首个 mRNA 疫苗，用于预防小鼠流感；1995 年，首个采用 LNP 剂型的药物被 FDA 批准，它包裹小分子两性霉素 B，用于治疗严重的真菌感染；1996 年包裹道诺霉素（抗肿瘤化学药物）的 LNP 药物、2000 年包裹维替波芬（治疗中心浆液性视网膜病变）的 LNP 药物、2012 年包裹长春新碱（抗肿瘤药）的 LNP

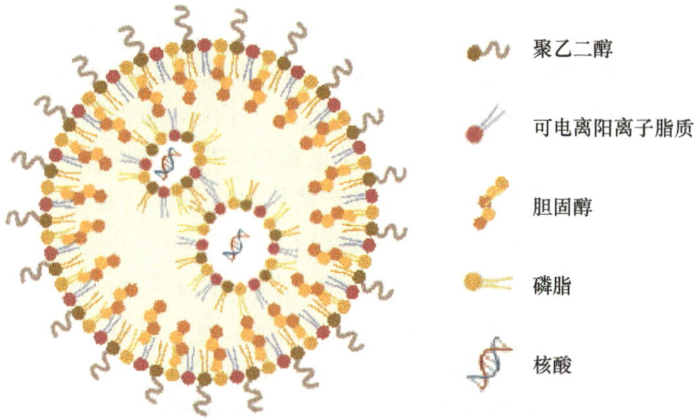

图 6-6　脂质纳米颗粒组分示意图

药物陆续获得 FDA 批准；用于肿瘤免疫治疗的 LNP 制剂的临床试验（NCT02316457）于 2014 年开展；作为流感疫苗的 LNP 制剂的临床试验（NCT03076385）则于 2017 年开展，同年也开展了用于蛋白质替代疗法的 LNP 制剂的临床试验（NCT03375047）；为遗传疾病提供基因编辑成分的 LNP 制剂的临床试验（NCT04601051）则在 2020 年开展。在此期间，两款包裹抗肿瘤药物的 LNP（2015 年伊立替康，2017 年阿糖胞苷）也均得到 FDA 批准。2018 年，首个 siRNA 药物 Onpattro（封装 siRNA）得到 FDA 和 EMA 的批准。2020 年，两款 COVID-19mRNA 疫苗（mRNA-1273 和 BNT162b）在疫情期间获得多个国家监管机构的授权，证明了 LNP 的快速研发和高效转化潜力（Xiao et al.，2022）。

LNP 的制备通常采用微流控技术，这一方法近年来因其精准的粒子控制和高效的自组装能力而被广泛应用。微流控技术通过将有机溶剂中溶解的脂质和含核酸的水相流体精确地混合，利用流体力学原理使脂质分子和核酸分子在纳米级别的尺度上自组装，形成稳定的脂质纳米颗粒。与传统的脂质体制备方法（如薄膜水化法和乙醇注入法）相比，微流控技术能够在短时间内实现粒径、形态及配比的精确控制，从而提高 LNP 的均一性、包封效率和递送效率。通过微流控装置，脂质与核酸分子的混合能够在微米级别的流体通道内迅速完成，且流速、通道设计、混合时间等参数均可精确调控，以实现最佳的 LNP 自组装效果。这种精确控制使得微流控法成为大规模生产高质量 LNP 的理想选择，尤其适用于 mRNA 疫苗等对纳米颗粒质量要求较高的应用（Maeki et al.，2022）。

LNP 优化策略包括设计和筛选新型脂质分子、调整 LNP 的内部脂质比例、LNP 的表面修饰。

（1）可电离阳离子脂质是 LNP 组分中的关键成分，在酸性条件下有效包封核酸，并降低在生理条件下循环过程中的毒性。进入内体和溶酶体（环境 pH 低于表面 pK_a）后，LNP 可以再次带正电，从而促进内体逃逸，将 mRNA 释放到细胞质中。研究人员通常专注于调整脂质尾部结构，通过改变尾部数量、设计线性或分支结构、引入不饱和（或可生物降解的键）来赋予 LNP 增强的效力或特定的功能。目前采用高通量筛选可电离脂质，已建立了大容量的新脂质库并评估其体内效果。磷脂是辅助脂质，有助于脂质纳米颗粒的形成和内体的逃逸。研究人员开发了数百种新型可电离磷脂，克服了传统磷脂结构不灵活和难以获得的局限性。聚乙二醇的掺入以减少纳米颗粒的聚集，延长循环时间，并逃避单核吞噬细胞的吞噬作用。然而，PEG 也能阻碍与靶细胞的相互作用和随后的内体逃逸，导致转染效率降低，调整聚乙二醇中的碳链和相对分子质量，可以优化其有利影响。胆固醇有助于提高 LNP 的稳定性和膜融合，优化胆固醇的结构或者掺入一定量的胆固醇衍生物也可以增强 LNP 的递送功效，赋予 LNP 特殊的功能。

（2）选择组分和比率对于 LNP 介导的 mRNA 输送也很关键。传统的 LNP 为四组分，目前有研究通过引入混合可电离脂质来提高 mRNA 的传递效率，也有增加第五种成分实现组织特异性 mRNA 输送。有研究发现，胆固醇和磷脂不是 LNP 功能的必需部分，新设计的具有可生物降解酯核和永久性阳离子脂质、PEG-脂质协同作用的三组分 LNP，在功效和肺靶向方面都优于含胆固醇的四组分或五组分 LNP。除了 LNP 的脂质组成外，N/P（N 指可电离阳离子脂质的氨基，P 指 mRNA 的磷酸基团）摩尔比也对 LNP 的性质有很大影响。N/P 比率越小，其 LNP 可以拥有越高的 mRNA 有效载荷，但 mRNA 的包封效率可能就会降低。此外，目前已有研究表明，低 N/P 比率的 LNP 在内体 pH 范围内表现出更高的质子化水平，这将更利于 mRNA 内体逃逸，提高 mRNA 体内表达。

（3）表面修饰也是 LNP 优化策略中的一环，特别是将抗体或其他分子偶联到 LNP 上，可以大大提高其靶向能力。例如，将 PECAM-1 抗体与 LNP 偶联制备肺靶向 LNP；CD3、CD4 和 CD5 抗体修饰的 LNP 被验证可在体内向 T 淋巴细胞传递 mRNA；c-kit（CD117）抗体修饰的 LNP 则可有效地将 RNA 输送到体内的造血干细胞和祖细胞。总体来说，抗体修饰在优化 LNP 递送方面具有巨大潜力（Jiao et al.，2024）。

传统 LNP 静脉注射主要在肝脏中积累，原因在于血液中的大量载脂蛋白 E（apolipoprotein E，ApoE）被吸附到 LNP 表面，进而通过 ApoE-LDLR（低密度脂蛋白受体）的相互作用促进肝细胞摄入。目前的研究通过设计不同可电离脂质和采用不同给药方式，实现 RNA 递送肝脏以外器官和其他细胞。聚合物脂（如 7C1）可以有效地将 RNA 输送到多个器官的内皮细胞，包括肺部和骨髓。两性氨基脂质 ZA3-Ep10 表现出肺部靶向性，而阴离子型脂质则有助于脾脏的靶向递送。OF-Deg-Lin LNP 能有效地在脾脏中表达蛋白质（＞85%），并在体内实现有效的 B 淋巴细胞靶向（约 7%）。含有咪唑基团的类脂化合物可以将 mRNA 传递到 T 淋巴细胞，铅结构 93-O17S 在 $CD4^+$和 $CD8^+$小鼠脾脏 T 淋巴细胞中分别实现了 8.2%

和 6.5%的基因重组。吸入给药或气管内给药适用于肺部疾病，目前正在进行的治疗囊性纤维肿的I/II期临床研究，患者就是通过雾化方式接受的两剂 MRT5005（包裹编码囊性纤维膜调节蛋白的 mRNA）。此外，LNP 组分中磷脂和胆固醇的替换或修饰也能改变器官靶向性。通过体外磷脂结构的系统筛选，Álvarez-Benedicto 等发现，两性离子型磷脂主要实现肝脏靶向递送，而阴离子型磷脂则促进脾脏靶向递送。研究发现，20α-羟基胆固醇（20α-OH）替代胆固醇的 LNP 向内皮细胞和库普弗（Kupffer）细胞递送 mRNA 的能力是肝细胞的 5 倍。LNP 因其生物可接受性和可降解性而毒性较低，适合用于针对脑疾病靶向治疗。但血脑屏障的存在阻碍了绝大多数治疗药物到达脑部靶点，目前主要通过侵入式和非侵入式给药途径来克服这个难点。侵入式的颅内给药是通过脑内、皮质内或脑室内注射，直接将 LNP 输送到大脑。随着打开血脑屏障新兴技术——微泡辅助聚焦超声（瞬间增强血脑屏障的通透性）的发展，研究人员发现以静脉输送 LNP，不仅可以将核酸递送至大脑并表达相应蛋白，而且无出血和水肿等不良反应。非侵入式 LNP 递送通过靶向配体和抗体修饰，经受体介导的胞吞作用帮助 LNP 穿过血脑屏障，从而增加其在脑部的积累。目前新兴的 LNP 改进是在 LNP 配方中增加离子液体（在室温或接近室温下呈现液态的、完全由阴阳离子所组成的盐），它能控制 LNP 与血液的生物相互作用，即所谓的“红细胞搭便车”技术，克服传统上静脉给药无法进入脑靶向的难题（Jia et al.，2024）。

LNP 递送 mRNA 药物的应用聚焦于传染病的预防性 mRNA 疫苗、癌症的治疗性 mRNA 疫苗、mRNA 编码的蛋白疗法。总体来说，LNP 作为药物具有以下几个优势：①灵活和高性价比，不管是包封的 mRNA 还是外壳 LNP，均可以在体外通过化学方式快速制备和扩大生产；②药物在体时间可控，目前的研究通过对外壳或者 mRNA 结构的调整，使其可以根据不同生物场景调整在体生物降解时间；③免疫原性可调整，这一点在传染病疫苗中最为突出，我们发现不仅是 mRNA 所表达的蛋白质具有引起免疫反应的作用，单纯的 mRNA 本身结构和 LNP 不同配方组合也能产生不同程度的固有免疫反应；④具有特定脏器和组织的靶向，LNP 可以通过不同的优化策略和给药方式来提升对不同脏器和组织的选择递送（Álvarez-Benedicto et al.，2022）。

但是，从 LNP 药物的临床研究及各个研发公司公布的数据来看，LNP 目前也出现了一些挑战。Moderna 公司的 mRNA-1944（编码基孔肯雅病毒特异性单克隆中和抗体）的I期临床试验结果显示，在最高剂量时，4 位受试者中的 3 位出现注射处反应，其中一位患者出现三级心动过速和白细胞升高，二级恶心、呕吐、发热和动态心电图 T 波倒置。后来，他们采用预先使用类固醇类的方式，降低了不良反应事件，但是抗体的表达也降低近 40%。低蛋白表达量带来不良反应减少的现象可能暗示，一定水平的炎症反应是理想蛋白表达量的前提，临床上 LNP 的使用需要在目标蛋白产量和个体承受能力之间选择一个合适的支点。此外，由于 LNP 由脂质构成，在一些需要长期多频次使用的生物场景中，脂质聚积也将会是一个问题。未清除的脂质可能在目标组织或其他组织中聚积，带来潜在风险。这是否需要对 LNP 进行特殊优化以减少相关现象，仍是亟待解决的问题（Cullis and Felgner，2024）。

6.2.2 病毒样颗粒

病毒样颗粒（virus-like particle，VLP）是由病毒（或类似病毒衣壳结构蛋白）的一个或多个结构蛋白通过自组装形成的纳米级颗粒，其外观和结构与天然病毒高度相似，但由于不含病毒基因组，无法在宿主细胞中复制或感染。这种特性赋予了 VLP 极高的安全性，使其成为疫苗开发、药物递送和基因治疗等领域的重要工具。VLP 可根据是否包裹脂质膜，分为无包膜和包膜两种类型（图 6-7）。无包膜 VLP 通常仅由病毒衣壳蛋白组成，其结构简单，适合通过原核或真核系统生产；包膜 VLP 则包含宿主细胞的脂质双分子层，并在其上嵌入病毒糖蛋白，能够进一步模拟天然病毒的复杂性，通常在真核系统中表达并通过芽生形成。VLP 具有一系列独特的特点。第一，VLP 的三维结构高度仿真病毒，其粒径通常为 20～200 nm，与天然病毒一致，能够诱导强烈的免疫反应。第二，VLP 具有良好的免疫原性，可高效激活抗原呈递细胞，诱导体液免疫和细胞免疫，与传统灭活或减毒疫苗相比，免疫效率更高且无感染风险。第三，VLP 的内外表面可通过基因工程或化学方法修饰，从而实现外源物质（如药物或核酸）的携带和靶向递送。VLP 的生产系统多种多样，包括大肠杆菌等原核系统，以及酵母、昆虫细胞、哺乳动物细胞等真核系统。此外，体外组装技术近年来得到广泛研究，通过无细胞蛋白合成系统制备的 VLP 不仅具有明确的组装成分，还能避免宿主细胞成分的引入。VLP 以其无感染性、高免疫原性、良好的生物相容性及工程化潜力，成为生物医学领域极具前景的研究方向（Nooraei et al.，2021）。

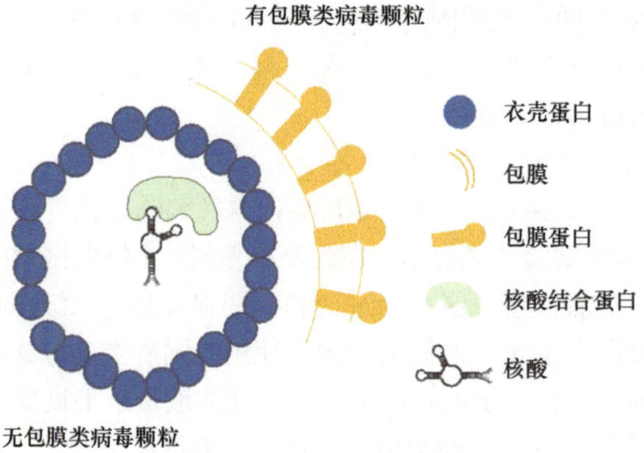

图 6-7 类病毒颗粒的分类

无包膜病毒样颗粒是仅由病毒衣壳蛋白通过自组装形成的纳米级颗粒，呈现高度有序的三维结构，通常为二十面体或杆状外形，其形态与天然病毒类似。由于缺乏宿主来源的脂质双分子层和病毒基因组，无包膜 VLP 具有极高的安全性，同时保留了病毒抗原的免疫原性，能够高效诱导特异性免疫反应。无包膜 VLP 的结构简单，通常由单一类型的衣壳蛋白或少量多种衣壳蛋白组成。例如，源自人乳头瘤病毒（HPV）的 VLP 由 L1 和 L2 蛋白自组装而成，具有稳定的衣壳结构和优异的免疫特性。

无包膜 VLP 的生产依赖于衣壳蛋白的表达和自组装过程，主要通过原核和真核表达系统进行。在原核表达系统中，大肠杆菌是最常用的宿主，其具有遗传背景明确、培养条件简单、生产成本低等优点。然而，由于原核系统缺乏翻译后修饰能力，蛋白表达常以包涵体形式存在，因此需要通过变性-复性步骤促进蛋白质溶解并实现正确的自组装。在真核系统中，酵母（如毕赤酵母）和昆虫细胞（如杆状病毒系统）被广泛应用。这些系统能够实现蛋白质的翻译后修饰，从而增强 VLP 的功能特性。例如，使用毕赤酵母生产的乙型肝炎病毒（HBV）VLP 已被成功应用于商品化疫苗“乙肝疫苗”的生产。此外，植物表达系统近年来也显示出应用潜力，通过遗传改造的植物细胞能够高效表达和组装 VLP，并具有低污染风险和高生物安全性。

无包膜病毒样颗粒因其结构简单、高免疫原性和较强的工程化潜力，成为 mRNA 递送系统的重要研究对象。其中，豇豆褪绿斑驳病毒（cowpea chlorotic mottle virus，CCMV）VLP 和 MS2 噬菌体 VLP 是两个经典的无包膜 VLP 模型，在基因递送和疫苗开发中展现了极大的应用前景。

CCMV VLP 是一种来源于植物病毒的无包膜 VLP，其衣壳蛋白（capsid protein，CP）由病毒的亚基因组 RNA 翻译而来。CCMV CP 分子质量约为 20 kDa，180 个 CP 单体通过自组装形成直径 28 nm、T=3 对称的正二十面体衣壳。CCMV VLP 的 N 端富含正电荷（如精氨酸和赖氨酸），这一特性使得其内部腔体能够通过静电作用高效结合负电荷的核酸分子。在适宜的体外条件下，CCMV VLP 能够包装不同长度和序列的单链 RNA 分子，包括 140～12 000 个核苷酸长度的 RNA 分子，展示出高度的包装能力。例如，研究者成功利用 CCMV VLP 包装增强绿色荧光蛋白（EGFP）mRNA，并在 HEK293、HeLa 等哺乳动物细胞中实现了 EGFP 蛋白的表达。进一步研究发现，通过将自扩增的卵清蛋白 mRNA 插入 CCMV VLP 递送系统中，可以显著提高 mRNA 的稳定性和翻译效率，并在体内诱导显著的抗原特异性 T 细胞反应。这表明 CCMV VLP 能够保护 mRNA 免受降解并实现高效的基因递送和蛋白质表达，为疫苗开发和基因治疗提供了新的技术平台（Biddlecome et al.，2019）。

MS2 VLP 是另一种广泛应用的无包膜 VLP，由 MS2 噬菌体的衣壳蛋白组装而成。MS2 VLP 由 180 个 13.7 kDa 的衣壳蛋白单体形成，呈现出 T=3 对称的正二十面体结构，外径约 27 nm，内径约 15 nm。MS2 衣壳蛋白表面具有可修饰的氨基酸位点，可通过化学修饰或基因工程插入特定功能分子，从而实现靶向分子或免疫原的展示。MS2 衣壳蛋白的 RNA 结合特性来源于其特异性识别短 RNA 茎-环结构（pac 位点），使得 MS2 VLP 能够选择性地包装外源 mRNA。例如，研究者成功将编码前列腺酸性磷酸酶（PAP）和粒细胞-巨噬细胞集落刺激因子（GM-CSF）mRNA 共包装至 MS2 VLP 中，并在小鼠体内诱导了显著的体液免疫和细胞免疫反应。研究表明，MS2 VLP 递送系统能够在多种哺乳动物细胞中高效翻译目标 mRNA，并在体内诱发特异性抗原免疫反应（Li et al.，2014）。

此外，无包膜 VLP 的研究还包括其他模型系统。例如，超嗜热菌（*Aquifex aeolicus*）来源的二氧四氢蝶啶合酶（AaLS）可以通过自组装形成正二十面体 VLP，并通过阳离子肽与 RNA 的相互作用实现 mRNA 的特异性包装和递送（Huang et al.，2022）。人内源逆转录元件 PNMA2 蛋白也被张锋课题组改造为 ePNMA2 递送载体，用于核酸的体外细胞转染。Madigan 等（2024）用 CCMV 衣壳蛋白的 N 端 30 个残基替换 PNMA2 的 C 端无序区域，并测试各种组装条件，发现改造后 PNMA2 在 0.5 mol/L NaCl 和 10 mmol/L $CaCl_2$ 的条件下可以最有效地包装和保护 mRNA 免受 RNA 酶降解，并能在穿膜肽 LAH4 的辅助下转染细胞。无包膜 VLP 的模块化设计、体外组装能力和高效递送特性，使其成为 mRNA 治疗、疫苗开发以及多肽药物递送的理想候选载体，展现出广阔的应用前景。

有包膜病毒样颗粒（enveloped virus-like particle，eVLP）是通过宿主细胞的脂质双分子层包裹病毒衣壳蛋白形成的一类高度仿真的纳米级颗粒，广泛应用于基因递送和疫苗开发。eVLP 结合了脂质包膜和病毒抗原的结构优势，不仅能够通过膜融合高效进入靶细胞，还具有良好的核酸保护能力和免疫原性。典型的 eVLP 包括慢病毒样颗粒（lentivirus-like particle，LVLP）和甲病毒复制子颗粒（viral replicon particle，VRP），在基因编辑、疫苗开发和疾病建模等领域展现了巨大的应用潜力。

慢病毒载体来源于 HIV-1，是包膜 VLP 的经典代表，具有双链正链 RNA 基因组，在两端分别具有长末端重复序列（LTR），包含启动子和调控功能。HIV 的结构基因包括 *gag*、*pol* 和 *env*：*gag* 编码衣壳蛋白、基质蛋白和核衣壳蛋白；*pol* 编码逆转录酶、蛋白酶和整合酶；*env* 编码 gp120 和 gp41 糖蛋白。慢病毒的特点是能感染分裂和非分裂细胞，通过逆转录和整合机制实现持久基因表达。然而，基因组整合的潜在风险限制了其作为 mRNA 递送载体的直接应用。

为了克服这些局限，研究者开发了整合缺陷型慢病毒样颗粒（LVLP），实现了 mRNA 的高效瞬时递送。例如，通过 LVLP 的 Ψ 包装信号将 mRNA 封装至 VLP 内部，同时通过失活逆转录酶或采用 RNA 适配体和结合蛋白的相互作用避免基因组整合。这一策略实现了 mRNA 的瞬时高效表达，并降低了脱靶效应和免疫反应的风险。Mock 等开发了递送 TALEN mRNA 的逆转录酶突变型慢病毒载体，用于 *CCR5* 基因编辑。在靶细胞中，TALEN mRNA 实现了瞬时高效表达，敲除效率达 12%，而通过引入 poly(A)信号后效率提高了 2.5 倍。此外，Lu 等设计了基于 MS2 适配体的 LVLP，通过慢病毒衣壳蛋白特异性包装 Cas9 mRNA，在基因编辑研究中实现了瞬时高效表达，如在 *Vegfa* 基因敲除试验中达到了 44%的基因敲除率（Yin et al.，2024）。

基因编辑领域先驱 David Liu 团队通过改造小鼠白血病病毒（murine leukemia virus，MLV）的 gag 蛋白，开发了一种高效的有包膜 VLP（eVLP）递送技术，用于基因编辑工具的递送。他们在 MLV 的 gag 蛋白末端引入一段可被蛋白酶切割的片段，将基因编辑装置（如碱基编辑器和引导编辑器）连接在其上。在 VLP 成熟组装并分泌后，内部的蛋白酶会切割这些编辑器，使其处于游离状态并具备功能。通过这一技术，研究人员成功在遗传性失明的小鼠模型中纠正了 *Rpe65* 基因突变，恢复了小鼠部分视觉功能。此外，研究人员还通过将 eVLP 注射至小鼠大脑，观察到暴露细胞的基因编辑效率高达 50%（Banskota et al.，2022）。

另一种有包膜 VLP 是甲病毒复制子颗粒（VRP），来源于单链正链 RNA 病毒。甲病毒基因组包括编码非结构蛋白（如 nsP1～4）的前 1/3 部分，以及编码结构蛋白（如衣壳蛋白、E1、E2）的后 1/3 部分。VRP 能够在宿主细胞中利用其非结构蛋白实现自我复制，显著提高 mRNA 的表达量和表达持续时间。例如，中国科学院武汉病毒研究所利用 VEEV-VRP 递送 hACE2 mRNA，构建了 SARS-CoV-2 敏感小鼠模型，为抗病毒药物和疫苗测试提供了有效的研究平台。此外，Daeman 等利用 rSFV 递送丙型肝炎病毒（HCV）NS3/4A 抗原，在小鼠模型中诱导了显著的特异性 T 细胞免疫反应，有效延缓了肿瘤生长。

此外，利用内源逆转录元件构建 VLP 的工作近年来也逐渐展现出巨大潜力。美国麻省理工学院的张锋团队提出了选择性内源性衣壳化的细胞递送技术 SEND（selective endogenous encapsulation for cellular delivery），利用人体内存在的逆转录病毒样 gag 蛋白 PEG10 形成的 VLP 实现了 mRNA 的包装和递送。SEND 通过 PEG10 非翻译区与目的基因的可编程结合，在细胞间高效递送 mRNA。例如，SEND 系统将 SpCas9 mRNA 和 sgRNA 共包装后，在 HEK293FT 细胞中实现了 40%的 *Vegfa* 基因座敲除，展现了其在基因治疗中的应用潜力（Segel et al.，2021）。

有包膜 VLP 因其优异的递送效率和胞质释放特性，在基因编辑、疫苗开发和疾病建模中具有广泛的应用。然而，其生产过程中涉及复杂的包膜工程，颗粒稳定性和均一性受限于环境因素，需要进一步优化以满足临床需求。未来的研究方向包括优化 VLP 的稳定性和靶向性，以及开发更高效的递送策略。

VLP 是一种极具潜力的核酸等生物大分子的递送载体，通过良好的设计和优化，其多方面的性能有望优于 LNP。总的来说，在颗粒组装方面，VLP 载体需要从核酸与蛋白质组装的可行性、颗粒在生理条件下的稳定性和 RNA 酶耐受性、颗粒组装效率几个方面进行考虑和优化，以达成最佳的组装效果。在递送方面，需要从有效递送效率（入胞和释放效率）、靶向递送性方面进行考虑和优化，以实现最高效的递送和良好的靶向性。

目前，多种 VLP 递送平台在不断发展，其中基于 LVLP 的 mRNA 疗法是 VLP-mRNA 发展的前沿，部分研究已经进入临床试验阶段。此外，PEG10 VLP、MS2 VLP 和 HEV-pORF2 VLP 等也在核酸递送的临床前研究中取得了一定成果。然而，VLP 递送核酸的研究仍存在很大发展空间。首先，VLP 在体内的免疫原性尚不明确，免疫原性过高可能会使机体产生适应性免疫反应，从而降低重复给药的效果。解决这一问题的最好方法是构建完全内源性的 VLP，从而逃避免疫监视。此外，如何构建兼具高递送效率和低生产成本的 VLP 载体也面临一些技术瓶颈。

内体逃逸效率低是 VLP 载体在递送效率上面临的最大问题。有些包膜 VLP 能够直接进入胞质，从而有效避开这一问题，但其生产和转化成本较高；而无包膜 VLP 的递送效率较低。无包膜 VLP 递送效率低的原因包括颗粒在生理条件下的不稳定、难以引入入胞元件或胞内难以释放内容物等问题。但随着结构生物学和人工智能等学科的发展，以及重组蛋白表达、化学修饰和蛋白靶向降解等技术的进步，无包膜 VLP 也有望在递送效率上取得突破，从而推动 VLP 在核酸递送领域的进一步发展。

6.2.3 外泌体

外泌体是一类由细胞分泌的、具有脂质双分子层结构的纳米级囊泡，其直径通常为 30～100 nm。这种微小的囊泡最早在 20 世纪被认为是细胞代谢废物的排出形式，然而，随着研究的深入，人们发现它们在细胞间的通信、物质传递及调控中具有极其重要的作用。外泌体的形成始于细胞膜的内吞过程，细胞膜内陷后形成内吞小泡，这些小泡进一步发展为早期内体，随后成熟为晚期内体或多泡体。多泡体内的小泡通过与细胞膜的融合被释放到细胞外，而这些被释放的小泡即为外泌体（图 6-8）。

从结构上看，外泌体由脂质双分子层包裹，外层膜中嵌有多种蛋白质分子，包括四跨膜蛋白（如 CD9、CD63、CD81）和整合素分子，这些蛋白质分子不仅赋予外泌体独特的生物标志特性，还决定了其在细胞靶向中的作用。外泌体内部则包含多种生物活性分子，如信使 RNA（mRNA）、微 RNA（miRNA）、长链非编码 RNA（lncRNA），以及多种酶类和代谢产物。这种丰富的分子组成使得外泌

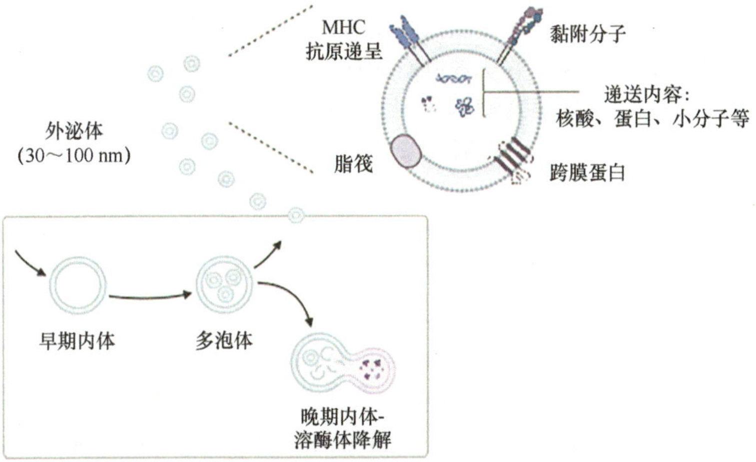

图 6-8　外泌体的产生过程与结构

体在调控细胞功能、参与病理生理过程及药物递送等方面具有广泛的潜力。

外泌体在生物体内的功能主要体现在其作为细胞间通信的“信使”角色。通过与靶细胞膜的融合或被内吞，外泌体能够将其携带的核酸、蛋白质及其他分子传递给靶细胞，从而改变受体细胞的基因表达和代谢活动。在正常生理状态下，外泌体参与调节免疫应答、细胞分化和组织稳态的维持；而在病理条件下，如肿瘤、炎症和神经退行性疾病中，外泌体则可能充当病理信号传递的媒介，促进或抑制疾病进展。例如，肿瘤来源的外泌体可以携带致癌信号分子，促进肿瘤微环境的形成和癌细胞的转移。

外泌体的独特特性使其在药物递送领域展现了巨大的应用潜力。由于其来源于细胞，外泌体具有天然的低免疫原性和高生物相容性，这使得它们能够在体内长时间循环而不被快速清除。此外，外泌体的脂质双分子层结构可以有效保护内部载荷免受体内复杂环境（如酶解或炎症反应）的影响。同时，外泌体表面的受体蛋白和黏附分子赋予其对特定细胞或组织的靶向能力，这种靶向性大大提高了药物递送的效率，减少了药物对正常组织的毒副作用（Théry et al.，2002）。

外泌体的分离是确保其生物学功能完整性及纯度的关键步骤。常见的分离方法包括差速离心、密度梯度离心、超滤、尺寸排阻、聚合物沉淀和免疫亲和层析等。这些方法各有特点，适用于不同的研究需求（Lai et al.，2013）。

差速离心是一种经典的分离方法，通过一系列不同的离心力和持续时间分离样品中的外泌体。它的优势在于操作简单、成本低，对样品的预处理要求较低。然而，该方法需要较长的时间和较多的人力投入，并且离心过程中可能对外泌体结构造成一定破坏，从而影响其生物活性。

密度梯度离心在离心管中加入密度梯度介质，通过离心力使外泌体根据其大小、质量和密度分布到特定的密度层。尽管这种方法能够提高外泌体的纯度，然而其分离周期较长，且外泌体产量低，对样本的需求量较大。此外，对于具有相似沉降速率的大囊泡，这种方法难以有效区分。

超滤利用不同孔径的膜过滤器，根据颗粒大小或分子质量分离外泌体。该方法操作简单，无需昂贵设备，并且富集效率较高。然而，膜过滤可能导致剪切应力，对外泌体造成结构破坏，或因膜损坏导致外泌体损失。

尺寸排阻色谱是通过多孔材料将外泌体按颗粒大小分离的高效方法。外泌体较大的颗粒首先被分离，而较小的颗粒随后流出。该方法能够保留外泌体的结构完整性，分离纯度较高，但设备成本较高。

聚合物沉淀法通过添加如聚乙二醇等不含水的聚合物来沉淀外泌体。此方法简单、适用于大量样本，但其分离的外泌体纯度较低，需要复杂的后续净化步骤。

免疫亲和层析是指通过外泌体表面抗原与特异性抗体的结合捕获外泌体。这种方法快速、高效且特异性强，适用于小样本分离，但抗体成本较高，外泌体产量低，且难以完全去除抗体残留。

总而言之，需要根据研究目的、样本类型和外泌体纯度的要求权衡不同方法的优势和局限，最终选择合适的分离方法。

外泌体的载药方式多样化，可分为物理方法、化学方法和生物工程方法。具体载药方式的选择通常取决于药物的性质和预期应用场景。常用的载药方式包括以下几种。①共孵育法：这是将药物与外泌体在特定温度下共孵育的简单方式。该方法能够较好地保持外泌体膜的完整性，但药物的装载效率较低，对大分子药物的适用性有限。②电穿孔法：利用电场作用在外泌体膜上形成暂时性孔隙，将药物如化疗药物或核酸分子加载至外泌体中。该方法适合较大分子的装载，但可能诱导外泌体聚集，并对膜稳定性造成潜在影响。③超声处理法：通过超声振动将药物加载至外泌体中。此方法装载效率较高，但可能破坏外泌体膜的完整性，对疏水药物的适用性较差。④挤压法：将外泌体与药物共同挤压，通过机械力加载药物。挤压法装载效率较高，但会改变外泌体膜的 Zeta 电位，可能引发细胞毒性。⑤冻融法：通过反复冻融循环加载药物，能够显著提高装载效率。尽管操作简单，但冻融过程可能导致外泌体的聚集。⑥细胞转染/病毒感染法：通过转染供体细胞或使用病毒感染，使细胞生成包含特定药物的外泌体。这种方法适合核酸或蛋白类药物的加载，但操作复杂，耗时长，存在一定毒性风险。⑦表面化学修饰法：通过化学手段修饰外泌体表面蛋白或嵌入特定靶向分子来增强靶向性。尽管此方法快速有效且装载效率高，但可能损伤外泌体膜，改变其天然功能。综上所述，外泌体的载药方式需要在装载效率、药物稳定性及其生物活性之间找到平衡（Jiang and Gao，2017）。

外泌体作为药物递送载体具有以下优势。①外泌体作为内源性物质，具有极低的免疫原性和良好的生物相容性，不会被内皮网状系统和单核吞噬细胞系统识别捕获并快速清除。②外泌体具有良好的生物稳定性，可显著延长药物的半衰期。相关研究表明，即使在炎症环境中，外泌体仍能保护药物，并具备较长的循环时间。③通过聚乙二醇修饰外泌体表面，利用“隐身”特性能够显著延缓其被快速清除，从而提高循环时间。修饰后的外泌体在体内的循环时间可超过 60 min。④外泌体来源广泛，体内多种细胞在正常生理和病理状态下均可产生，且存在多种分离和提取方法。作为天然的纳米级药物递送载体，外泌体可以包载多种类型的药物，包括 DNA、RNA 和蛋白质等生物活性材料。⑤同时，外泌体能够通过大多数生物膜系统发挥作用，包括血脑屏障。与细胞疗法相比，外泌体更易于储存。⑥外泌体具有肿瘤靶向性及其他特定的靶向性。例如，外泌体与其他纳米载体一样遵循增强渗透和保留效应（EPR），能够在肿瘤部位实现靶向聚集。某些特定来源的外泌体还具有内在的靶向性，如中枢神经细胞产生的外泌体可靶向特定神经元，而缺氧肿瘤细胞产生的外泌体则可靶向聚集到缺氧肿瘤区域。外泌体不存在异倍体性风险，即不会造成染色体数目异常。⑦作为内源性物质，外泌体的毒性可以忽略。相比无机材料合成的纳米载体，外泌体可被降解，不存在潜在的毒性积累，从而显著降低了安全隐患（Ha et al.，2016）。

虽然近些年对外泌体载药的研究增多，并且有很多研究证明了外泌体载药系统的潜力和可行性，但目前对外泌体的研究仍然不够全面，研究者们对外泌体的了解仍然较少，距离外泌体载药系统实现真正的临床应用还有许多挑战（Li et al.，2019）。

（1）生物体内的非特异性分布和靶向性不足：外泌体在生物体内的非特异性分布是目前面临的一个重要问题。尽管某些来源的外泌体（如由 M1 极化的巨噬细胞分泌的外泌体）显示出对特定器官或组织的内在靶向性，如对肿瘤组织的聚集能力，但这种天然靶向性通常不足以满足复杂疾病的精准治疗需求。不同来源的外泌体在生物学功能和靶向性方面存在显著异质性，这增加了精准治疗的难度。外泌体在进入人体后，其靶向性是否能够保持预期效果仍需进一步研究。此外，如何通过工程化手段改善外泌体的靶向性，提高其在复杂疾病中的应用效率，也是亟待解决的问题。

（2）大规模生产和纯化的技术瓶颈：外泌体的大规模生产和纯化面临着许多技术难题。现有的分离技术（如超速离心、密度梯度离心等）在实验室中能够实现较高纯度的外泌体分离，但这些方法在扩大规模时表现出效率低、成本高、周期长的问题。此外，分离过程中可能导致外泌体与其他细胞外囊泡混杂，从而削弱外泌体的靶向能力，最终影响产品质量。同时，缺乏统一的质量检测标准，也使得外泌体制剂在不同批次间可能存在较大差异，难以规范化管理。开发符合 GMP 标准的大规模生产工艺、下游纯化技术和质量控制体系，是推动外泌体临床转化的关键。

（3）载药效率和装载方法的局限性：外泌体的脂质双分子层尽管能够保护药物免受降解，但其天然膜结构也限制了药物的高效装载。目前的外源性载药方法（如电穿孔、超声处理、共孵育等）虽然操作简单，但往往可能破坏外泌体的结构完整性或降低其生物活性。内源性载药方法（如供体细胞转染或病毒感染）虽然能够保持外泌体功能性，但操作复杂、周期长且成本较高。此外，对于蛋白质、多肽和小核酸等大分子的装载，现有技术尚无法同时满足高效率、高稳定性和精准靶向性的要求。

（4）储存和运输的挑战：外泌体的活性和稳定性容易受到储存条件的影响。传统的冷冻保存方法虽然能短期保存外泌体，但可能导致其活性丢失。复配液和冻干粉形式虽然在储存和运输方面有所改善，但其长期稳定性尚未完全优化。冻干保护剂的选择、冻干工艺的优化及储存条件对外泌体功能的影响，仍是需要深入探索的领域。

6.2.4 聚合物材料

聚合物作为核酸递送的常用载体，特别是带正电荷的阳离子聚合物，可通过静电相互作用与带负电荷的核酸结合，自组装成纳米颗粒。在实际应用中，为确保核酸的高效递送，人们通常会使用过量的聚合物（氮磷比＞1）包载核酸，从而产生表面带正电荷的纳米载体，这种高电荷密度可能会引发细胞毒性等问题，限制其临床应用。为了降低细胞毒性并提升转染效率，研究人员已采取了多种策略。例如，通过控制聚合物的相对分子质量、优化结构、引入功能性基团等方法可有效降低细胞毒性，同时提高核酸的稳定性和转染效率。随着聚合物研究领域的快速发展，越来越多的聚合物被开发并应用于核酸递送，为核酸疗法提供了广阔的平台（图 6-9）。

聚乙烯亚胺（polyethyleneimine，PEI）作为核酸递送领域中研究最广泛且已实现商业化的阳离子聚合物，由不同分子质量和结构的线性或支链聚合物组成。凭借固有的阳离子特性，PEI 能通过静电相互作用与核酸紧密结合，将其有效递送至细胞内。常用的 PEI 递送载体包括氟化聚乙二醇修饰聚乙烯亚胺（F7-PEG-PEI）、引入二硫键的聚乙烯亚胺（LRx-IPEIy）、环糊精-聚乙烯亚胺（CD-PEI）。值得注意的是，PEI 的“质子海绵”效应促进了内体逃逸，即 PEI 质子化改变溶酶体的内环境，导致质子、氯化物和水的转移，最终诱导内体膜破裂，进而有效递送核酸。然而，PEI 所带高密度正电荷在一定程度上限制了其在核酸递送领域的应用。研究表明，高摩尔质量的 PEI 虽展现出较高的核酸递送效率，但也伴随相当严重的细胞毒性；低摩尔质量的 PEI 虽细胞毒性低，但递送效率也相应降低。为解决这一难题，研究人员通过化学修饰提高了 PEI 在体内的递

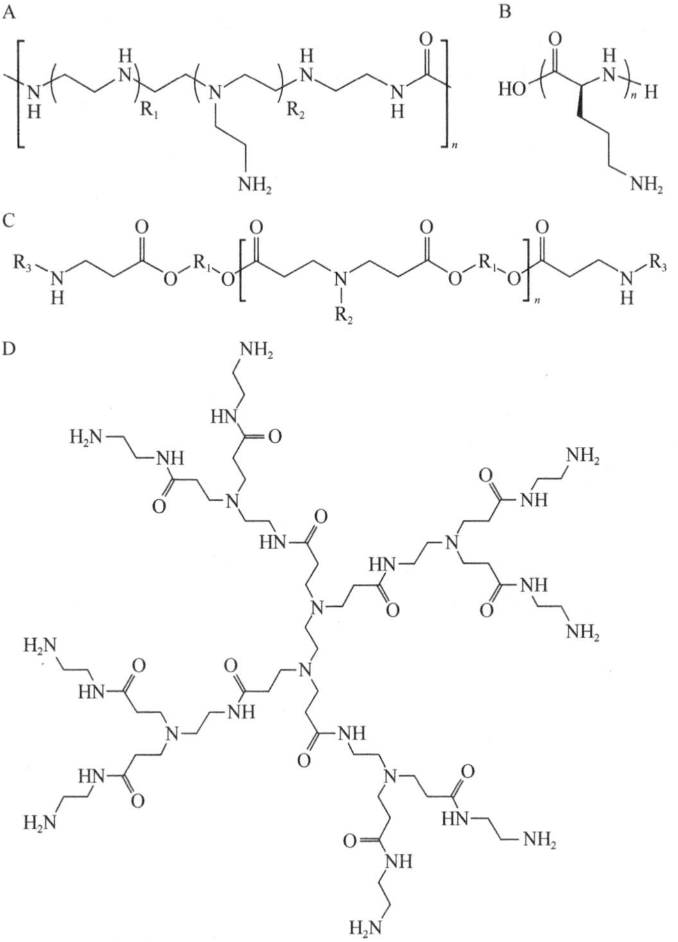

图 6-9　不同类型聚合物材料

A. 聚乙烯亚胺；B. 聚氨基酸；C. 聚酯；D. 树枝状分子

送效果和耐受性。例如，聚乙二醇（PEG）修饰的 PEI 成功应用于肺部免疫细胞的核酸递送；通过在低分子质量的 PEI 上引入可降解的二硫键，也可有效降低 PEI 的毒性，并提高转染效果。尽管经过各种策略修饰后 PEI 的转染效率有所提高，但 PEI 的不可降解性和较差的生物相容性严重阻碍了核酸疗法的发展（Schlosser et al.，2017）。

阳离子聚酯类聚合物通过引入不稳定的化学键，可显著提高生物可降解性和生物相容性。该策略不仅优化了聚合物在生物体内的降解过程，还减少了潜在的副作用。在核酸递送领域，多种含氨基的聚酯已被开发用于核酸递送，包括聚（β-氨基酯）[poly（β-amino ester），PBAE]、氨基聚酯（amino polyester，APE）和电荷改变释放转运体（charge-altering releasable transporter，CART）等。其中，PBAE

是经典的 DNA 递送载体，因其具有易于合成、广泛可得的优势，已被成功应用于核酸递送。例如，Anderson 课题组利用二丙烯酸酯、核心胺和疏水烷基胺成功制备了 PBAE 三元聚合物 DD90-C12-122，该聚合物与 PEG-脂质自组装形成的聚合物纳米颗粒可实现核酸递送。研究者们还通过将 LNP 组分引入 APE 中，开发出 APE-LNP 系统，能够选择性地将核酸递送至不同的细胞和组织中。McKinlay 等和 Benner 等联合开发了 CART 平台，CART 在进入细胞后会经历从阳离子胺到中性酰胺的分子内重排，这种变化有利于核酸的释放和随后的蛋白质翻译（McKinlay et al.，2017）。

聚氨基酸如聚赖氨酸（polylysine，PLL）、聚-L-鸟氨酸（poly-L-ornithine，PLO）、聚-L-精氨酸（poly-L-arginine，P-Arg）、*N*-取代聚天冬酰胺（*N*-substituted polyasparamide，PAsp）等是另一类聚合物递送载体，也是通过静电相互作用与核酸结合，并展现出高度的生物可降解性和生物安全性。然而，聚氨基酸类递送载体的递送效率通常较低，在一定程度上限制了其应用。研究人员采取了多种策略，其中添加辅料（如 PEG）是较为常见的方法，其能进一步降低毒性，提高转染效率。此外，研究人员还在不断探索其他新方法来提高聚氨基酸类的递送效率（Vandamme and Brobeck，2005）。

树枝状大分子是具有独特树枝状结构、由低聚物通过枝化单元重复、线性连接而成的大分子，通常由内核、聚合物主链和树枝单元的侧链组成。树枝状大分子包括枝化 PEI、枝化 PBAE 及 PLL、聚丙烯亚胺[poly（propyleneimine），PPI]、聚酰胺-胺（polyamide amine，PAMAM）和可电离两亲性 Janus 树状聚合物（ionizable amphiphilic Janus dendrimer，IAJD）等，该类树枝状聚合物作为核酸递送载体被广泛研究。PAMAM 是其中研究最多的、用于核酸递送的树枝状大分子，其核心含有氢键、酰胺和叔胺基，这些结构使得其能与核酸结合形成稳定的纳米颗粒。然而，高正电荷的伯胺端基带来一定的细胞毒性，因此研究人员通过化学修饰或优化结构来降低毒性、增加循环时间或提高靶向能力（Urbiola et al.，2018）。

在药物递送领域，不同结构的聚合物根据各自独特的性质进行多种方式的载药，包括将药物封装于聚合物涂层内的储库中（储层型）、将药物嵌入聚合物基质中（整体型）、通过聚合物-药物缀合的方式携带药物等。这些策略各有优势，可根据不同的药物和治疗需求进行灵活选择。

不同于阳离子聚合物与核酸的静电络合，生物可降解聚合物可与阳离子脂质或阳离子聚合物共同将核酸封装于纳米颗粒，目前已被广泛使用。常用的生物可降解聚合物包括聚乙醇酸（polyglycolic acid，PGA）、聚乳酸（polylactic acid，PLA）、聚（乳酸-乙醇酸）[poly（lactic-co-glycolic acid），PLGA]、聚乙二醇-聚（乳酸-乙醇酸）[polyethylene glycol-poly（lactic acid-glycolic acid），PEG-b-PLGA]。其中，PLGA、PEG-b-PLGA 已被用于多种治疗药物，如小干扰核糖核酸（small interfering ribonucleic acid，siRNA）和核酸等核酸类药物。作为美国食品药品监督管理局批准用于药物递送的药用辅料，PLGA 可与阳离子脂质或阳离子聚合物混合使用来增强核酸的转染效果，如（2, 3-二油酰基-丙基）-三甲基氯化铵[（2, 3-dioleyl-propyl）-trimethylamine，DOTAP]、PEI、PBAE 等。但辅助性聚合物的过量使用会降低核酸的负载量，研究人员通过优化聚合物混合载体中各组分的比例，调控纳米颗粒表面电荷，从而实现核酸的高效递送和转染。

除上述聚合物外，仍有许多不同类型的聚合物也被用于核酸递送，如壳聚糖、聚甲基丙烯酸二甲氨基乙酯[poly（dimethylaminoethyl methacrylate），PDMAEMA]和两性离子磷脂化聚合物（zwitterionic phospholipidated polymer，ZPP）等。壳聚糖为天然多糖甲壳素脱除部分乙酰基的产物，是一类具有生物可降解性和生物相容性的聚合物。在酸性条件下，壳聚糖会发生质子化，可用于核酸递送。

研究人员通过优化聚合物的结构、工程化聚合物纳米颗粒来提高核酸的递送和转染效率。优化聚合物的结构使得聚合物载体能够更加高效和智能地递送核酸；设计具有理想物理化学特性的聚合物纳米颗粒则有利于提高核酸的转染效果。研究人员在优化聚合物结构方面进行了大量工作，主要分为以下四个方面。

（1）平衡聚合物的电荷密度和相对分子质量：聚合物的电荷密度和分子质量会影响纳米颗粒的形成及其稳定性。可通过调控聚合物的电荷密度来控制聚合物与核酸之间静电相互作用的强度，从而提高纳米颗粒的稳定性和转染效率。研究表明，高电荷密度的阳离子聚合物提高了核酸的包封效率，但降低了细胞活力。分子质量的调控会影响纳米颗粒的形成和表面性质，进一步影响核酸的递送和转染效果。适合核酸递送的是分子质量小、电荷密度低的聚合物。因此，具有良好平衡的电荷密度和较低分子质量的阳离子聚合物有利于高效递送核酸，且具有较低的细胞毒性。

（2）调节化学结构：聚合物的主链、侧链和官能团等化学结构在一定程度上决定了其生物相容性、降解性及与其他生物分子的相互作用。通过引入不同的功能性基团或改变主链类型，可调节聚合物的亲疏水性、靶向性等性质。聚合物的末端基团也在一定程度上影响转染效率，端基是氨基的 PBAE 具有更高的细胞转染效率，而丙烯酸酯端基的 PBAE 转染效率较差。

（3）引入响应性基团：引入响应性基团也有利于构建智能化核酸递送平台，如有效细胞摄取、更快内体逃逸等。常用的生物触发器有 pH 响应性基团、谷胱甘肽和细胞中的酶等，现已有引入二硫键的 GSH 响应聚合物被用于核酸递送。

（4）控制聚合物的拓扑结构：聚合物一般表现出多种拓扑结构，包括线性结构、支状结构和刷状结构，而不同的拓扑结构也可以赋予聚合物不同的物理性质和生物特性。因此，控制聚合物的拓扑结构也是调节聚合物性质和优化核酸转染效率的重要策略之一。线性阳离子聚合物，如嵌段共聚物，是当前研究最广泛的核酸递送聚合物。PBAE 作为一类超支化聚合物，具有丰富的端基。研究人员发现，超支化 PBAE（hPBAE）适合雾化递送核酸至肺，因为其超支化结构比线性结构更加稳定，且分散度更低。此外，PEI 作为阳离子聚合物的典型代表，也分为直链型（linear PEI，LPEI）和分支型（branched PEI，BPEI）两种。通常在分子质量相近的条件下，BPEI 的核酸负载量和转染效果强于 LPEI。

工程化聚合物纳米颗粒是除分子水平优化聚合物结构外的另一种方法。研究人员通过调节纳米颗粒的组成、比例来改变其理化性质，以优化其与核酸的相互作用、细胞摄取效率及血清稳定性。在聚合物纳米颗粒的制备中，将不同类型的聚合物结合成一个递送系统是一种常用策略。研究显示，由阳离子甲基丙烯酸二甲氨基乙酯（DMAEMA）片段、聚乙二醇甲基丙烯酸酯（PEGMA）和甲基丙烯酸二乙氨基乙酯（DEAEMA）的 pH 响应性内体溶解共聚物组成的三嵌段共聚物，在体内具有良好的转染效果。

此外，聚合物-脂质杂化体系也是一种有效的递送系统。这种在聚合物体系中引入脂质分子的体系，结合了聚合物的易修饰性和脂质的血清稳定性。通过优化聚合物和脂质的比例与组成，有利于开发出高效、生物安全的递送系统。阳离子脂质辅助的聚合物纳米颗粒（cationic lipid assisted nanoparticle，CLAN）作为辅助聚合物、阳离子脂质和核酸的配合物，展现出较高的体外转染效率。该策略已被应用于 PBAE、PLGA、树枝状大分子等其他聚合物的核酸递送。研究人员采用 PEG 修饰的脂质与 PBAE 结合以提高血清稳定性，在 PEG-脂质的帮助下，PBAE 基聚合物系统显示出更高的体外转染效果，并能够将萤光素酶核酸递送至小鼠的肺部。PLGA 具有生物降解性、生物相容性和易修饰等多种优点，可用于制备 PLGA-脂质杂化载体来递送核酸。作为辅助性聚合物，PLGA 本身不带阳离子，因此需要与阳离子脂质联合使用以实现核酸递送（Kaczmarek et al.，2018）。

研究人员不仅通过调节纳米颗粒中各组分的组成、比例来调控颗粒的理化性质，还可通过改变聚合物的结构赋予纳米载体新的功能，以提高核酸的转染效果。聚合物纳米载体存在多种结构，如多聚体、聚合物胶束、聚合物囊泡、核壳结构的聚合物-脂质杂化体系等。

基于聚合物的核酸递送系统具有结构多样性、易于功能化等优势，表现出极大的应用潜力。研究人员通过选择不同单体、优化聚合后修饰方法等手段调控聚合物的关键特性，如电荷、可降解性和分子质量等，从而赋予其不同的物理化学特性。目前，各种阳离子聚合物已被广泛应用于核酸递送领域，并取得一定进展。此外，研究人员还开发了多种新型聚合物材料，如嵌段共聚物、树枝状聚合物等。尽管聚合物递送载体在核酸递送领域展现出巨大潜力，但仍存在许多问题阻碍其临床转化，需要进一步解决：①聚合物链长不等，分子质量难以控制；②聚合物的清除率、生物可降解性和生物相容性研究与长期安全性仍需评估；③聚合物载体的靶向性仍具有一定的挑战性；④聚合物纳米颗粒在体内靶向递送的机制不明。

6.3　不同递送载体的医学应用场景

6.3.1　基因治疗/蛋白替代疗法

6.3.1.1　AAV 载体在基因治疗中的应用

近年来，AAV 在基因治疗中取得了显著进展，全球多个研究和临床项目纷纷开展，且已有多款基因治疗药物获批上市，覆盖肝脏、神经、肌肉、眼科及其他代谢性疾病等多领域（Au et al.，2021）。

肝脏是 AAV 最主要的靶向器官，在肝癌、肝纤维化、非酒精性脂肪性肝炎等疾病的基因治疗中应用广泛。将抗肿瘤基因（如 Endostatin）递送至肝脏，可抑制肿瘤血管生成；递送 *DUSP22* 基因可显著减缓 NASH 进程；递送 *HGF*、*IGF-I* 或 *INF-γ* 等的编码基因，在动物模型中展示了良好的抗纤维化及抗炎症效果。AAV 在神经系统疾病方面也取得重要进展。脊髓型肌萎缩症的基因治疗药物 Zolgensma 通过 AAV 递送 SMN1 基因，为患者提供了有效的基因治疗方案。在帕金森病、阿尔茨海默病等神经退行性疾病研究中，将神经营养因子递送到神经系统也显示了延缓疾病进展的潜力。进行性假肥大性肌营养不良（DMD）是肌肉基因治疗的代表病种，AAV 通过递送微型 *dystrophin* 基因可减缓肌肉退化，例如，使用 AAV 载体的 Elevydys 已获批准上市，标志着 AAV 在肌肉疾病治疗中的重大突破。眼科疾病是 AAV 局部治疗的重点领域。通过玻璃体或视网膜下注射，AAV 可在局部发挥作用并降低系统性免疫反应。典型案例是 Luxturna，利用 AAV2 递送 *RPE65* 基因治疗遗传性视网膜病变，成为首个获得 FDA 批准的基因治疗药物。在其他如湿性年龄相关性黄斑变性、X 连锁视网膜劈裂症等疾病的治疗研究中，AAV 也展现了良好效果。此外，AAV 在苯丙酮尿症、戈谢病等遗传代谢疾病的治疗中，通过递送功能性酶基因，补偿患者体内缺陷，效果显著。在糖尿病、庞贝病、家族性高胆固醇血症等领域，AAV 也显示出一定的治疗前景。

6.3.1.2　基于 LNP 的蛋白替代疗法

由于遗传性或慢性病需长期、高剂量的蛋白质表达，要求的蛋白表达量更高，甚至需要终生治疗，因此需要实现更低的免疫原性。LNP 具有生物可接受性和生物可降解性，因而其引发的免疫原性较低，并且可以根据生物应用场景的不同，调整免疫原性。吸入式 mRNA 疗法 MRT5005（FDA 授予治疗囊性纤维化）采用 LNP 制剂，连续 5 周给药，安全性并未随着注射次数的增加而显著下降。此外，某些蛋白质需要额外的翻译后修饰以获得完整功能，但这可能无法由 mRNA 序列本身直接实现，因此，如何将 mRNA 送至靶器官或特定细胞类型以达到最佳治疗效果是其另一挑战。LNP 制剂可以通过外壳组分的搭配、不同比例的调整和给药方式的选择，达到对不同脏器和免疫细胞类型的靶向。例如，Neurimmune 和 Ethris 合作的吸入式 mRNA 编码新冠单抗，不仅体现 mRNA 药物合成的高性价比，而且 LNP 吸入式的给药方式也让药效得到最好的发挥（Hald Albertsen et al.，2022）。

6.3.2 肿瘤免疫治疗

6.3.2.1 慢病毒载体在肿瘤免疫治疗中的应用

经过多年发展，慢病毒载体在体外基因修饰和临床治疗，尤其是 CAR-T 细胞疗法方面已获得广泛应用，相关研究显示其安全性和有效性得到验证。制备 CAR-T 细胞时，通常用逆转录病毒载体将设计好的 CAR 基因导入 T 细胞，使其识别并杀伤肿瘤细胞。CAR 的胞外区由 scFv 构成，可直接识别肿瘤表面抗原，无需 MHC 限制；跨膜区胞内信号区由 TCR/CD3ζ 链或 Fc 受体组成，能激活 T 细胞。目前全球已有多款 CAR-T 细胞产品上市，除个别使用逆转录病毒载体外，大多数基于慢病毒载体生产。2022 年，传奇生物/强生合作的 BCMA 靶向 CAR-T 细胞疗法获美国 FDA 批准，标志着中国首个细胞治疗产品在国外成功获批上市（Milone and O'Doherty，2018）。

6.3.2.2 溶瘤病毒

1. 溶瘤病毒的发现历程及分类

20 世纪初，研究人员偶尔观察到恶性肿瘤患者在严重病毒感染或接种减毒疫苗后，肿瘤出现缓解，激发了对病毒抗癌作用的研究。溶瘤病毒的初期研究因其易被免疫系统清除导致疗效不持久而陷入瓶颈。直到 90 年代，随着基因工程技术的进步，溶瘤病毒的安全性和特异性均得到提升，例如，对 HSV-1 的胸苷激酶基因敲除可增强溶瘤特异性。之后多款溶瘤病毒产品相继在中国、美国、日本等国家获批，用于黑色素瘤、鼻咽癌和恶性胶质瘤等疾病的治疗（Santos Apolonio et al.，2021）。

溶瘤病毒按遗传物质可分为 DNA 或 RNA 类型。DNA 病毒基因组容量较大，便于插入外源基因，基因组稳定性更好且核整合风险低，因此在临床上应用更为广泛，如腺病毒、HSV-1 和痘苗病毒。RNA 溶瘤病毒（如呼肠孤病毒、甲病毒）基因组小，人体针对某些 RNA 病毒的免疫背景较弱，但其基因容量有限。目前已有数十种病毒被用于溶瘤研究。天然的溶瘤病毒如呼肠孤病毒、M1 病毒、新城疫病毒等可直接利用其自带的肿瘤选择性。腺病毒、HSV-1 及痘苗病毒等则通过基因改造来增强溶瘤活性、表达免疫调控分子，被广泛用于临床试验注册研究。

2. 溶瘤病毒的抗肿瘤机制

（1）直接裂解肿瘤细胞：溶瘤病毒可利用肿瘤细胞表面异常表达的受体、缺乏的抗病毒信号等特征，实现选择性入侵与高效复制。病毒合成占据肿瘤细胞的合成通路，最终破坏细胞并释放子代病毒，继续扩散至周围肿瘤组织（图 6-10）。

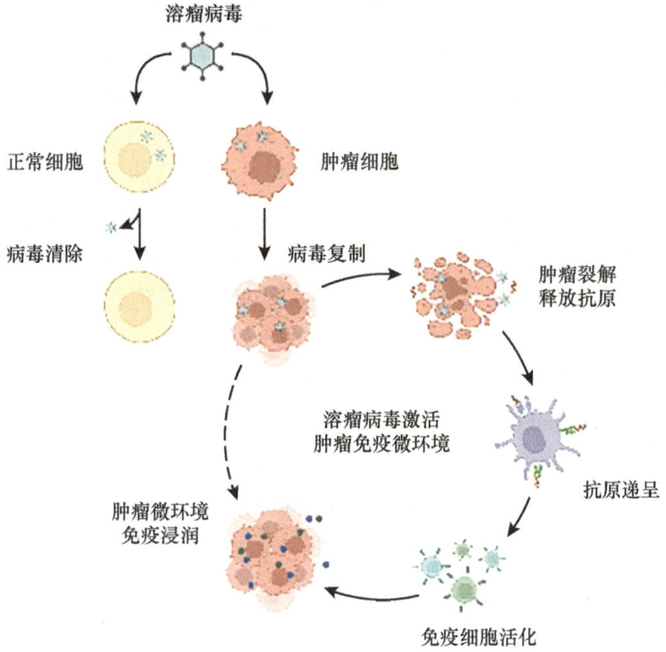

图 6-10　溶瘤病毒作用机制

（2）激活抗肿瘤免疫反应：溶瘤病毒对肿瘤细胞的裂解会诱导 ER 应激及免疫原性细胞死亡，促进 DAMP、PAMP 和肿瘤相关抗原大量释放，吸引树突状细胞和其他免疫细胞浸润，进而激活 $CD4^+$ 与 $CD8^+$ T 细胞，触发适应性免疫反应。

（3）原位疫苗及远端效应：溶瘤病毒能在肿瘤局部形成高浓度的免疫炎症环境，相当于“原位疫苗”。同时，通过交叉呈递，可在远端肿瘤灶引发免疫反应，导致未受感染病灶的消退。

（4）调节肿瘤微环境：肿瘤微环境由多种细胞、基质和因子构成，通常呈免疫抑制状态（“冷”肿瘤），限制免疫细胞浸润。溶瘤病毒可增强肿瘤局部的免疫激活，减少抑制型细胞的数量或活性，将“冷”肿瘤转换为“热”肿瘤，提高其他免疫疗法的有效性。

（5）破坏肿瘤血管：肿瘤的生长需要新生血管支持，溶瘤病毒如 VSV 可破坏肿瘤新生血管并在肿瘤内扩散，引发局部炎症反应。不过，血管破坏也可能影响病毒后续进入肿瘤及免疫细胞浸润，因此其在抗肿瘤血管生成中的作用仍需深入研究。

3. 溶瘤病毒的基因改造方法

早期溶瘤病毒研究主要集中于野生型或天然病毒（如西尼罗河病毒、狂犬病病毒等），其抗肿瘤机制可简要归结为病毒固有的细胞溶解能力。进入 21 世纪，研究者利用基因工程对野生型病毒进行改造，从初步提高肿瘤特异性、选择性复制与溶瘤活性，逐渐拓展到通过病毒载体增强肿瘤免疫、调控肿瘤血管与代谢等多个方向。

（1）提高溶瘤病毒的肿瘤靶向性、复制能力：溶瘤病毒对不同类型肿瘤细胞具有各自的亲和性，例如，脊髓灰质炎病毒可与肿瘤细胞过表达的 CD155 结合，从而对肿瘤具有天然选择性；呼肠孤病毒可在带有激活 RAS 通路的肿瘤中高效复制并发挥溶瘤作用；溶瘤病毒 M1 则由于肿瘤细胞中缺乏锌指抗病毒蛋白而具有选择性。在基因改造中，可增强病毒对特定受体的识别能力。例如，C 亚群腺病毒通过 CAR 受体进入肿瘤细胞，但若肿瘤细胞 CAR 低表达则难以发挥作用，于是将两种血清型腺病毒嵌合，构建 Ad5/3luc1，使其既可借助 CAR 受体，又可通过广泛表达的 CD46 受体进入细胞。也有研究通过在 HSV-1 上添加能与表皮生长因子受体结合的配体，实现对乳腺癌和结直肠癌的特异性识别。此外，也有研究在病毒基因组中敲除或改造与正常细胞复制相关的基因，从而限制正常细胞中病毒复制。已上市药物 T-VEC 正是删除了 *ICP34.5* 及 *ICP47* 等基因，使病毒在正常组织中无法有效复制，但在肿瘤中仍能高效增殖。也有研究通过溶瘤病毒搭载基因线路从而提升其特异性，国内的研究者优化了肝细胞癌特异启动子和 microRNA 感应器，并利用这些人工基因元件构建了基因线路，装载到腺病毒载体中。在导入人体细胞后，该基因线路感知整合细胞内的肝细胞癌特异启动子和 microRNA 信号，并通过逻辑运算判断是否为肝癌细胞，从而控制腺病毒肝癌细胞中选择性地再复制，裂解肿瘤细胞。

（2）提高溶瘤病毒诱发肿瘤免疫反应的能力：溶瘤病毒可被设计携带免疫调节基因，以增强抗肿瘤免疫。例如，在病毒中插入细胞因子 GM-CSF，可促进树突状细胞成熟，从而激活 T 细胞和 NK 细胞。T-VEC、JX-594、CG0070 等溶瘤病毒均使用过该策略。也可引入白细胞介素、TNF 等因子，或整合趋化因子、*BiTE/TriTE* 等基因以扩大免疫应答。此外，针对免疫抑制微环境而携带抑制免疫负调控因子的基因，也有利于溶瘤病毒逆转肿瘤局部的免疫抑制状态。

（3）降低抗病毒反应：正常细胞对病毒入侵会产生强烈抗病毒反应，限制病毒的持续复制。研究者通过改造 HSV-1 使其表达 UL49.5 蛋白，来抑制与抗原处理相关的 TAP 蛋白，从而帮助病毒躲避 $CD8^+$ T 细胞介导的抗病毒清除。

（4）溶瘤病毒改造的其他方法：研究者还可在病毒基因组中放置肿瘤富集型或组织特异性启动子，通过驱动自杀基因在癌细胞中表达，从而将惰性前药转化为细胞毒剂。也可装载与程序性细胞死亡相关的基因，或导入抗血管生成、逆转代谢重编程和提高安全性等方向的基因，以实现更全面的抗肿瘤作用。

目前已上市的 T-VEC 和 Teserpaturev 均获批用于单药治疗，采用瘤内注射方式。其中，T-VEC 是首个获美国 FDA 批准的瘤内注射免疫药物。瘤内注射选择性高、全身毒性小，但对转移瘤不够理想；静脉给药较方便，但易脱靶且有全身不良反应风险。此外，由于肿瘤异质性，单药使用溶瘤病毒的适应范围有限。

溶瘤病毒释放肿瘤相关抗原并制造免疫炎症环境，能够增强免疫检查点抑制剂的作用，如 T-VEC 与 PD-1 抗体 Pembrolizumab 联合在黑色素瘤患者中有较高的缓解率。溶瘤病毒与 CAR-T 细胞联用也显示出促进免疫细胞浸润的潜力，但干扰素反应等因素仍需进一步研究。

一些化疗药物杀死肿瘤细胞后释放可溶性抗原，增强病毒侵染。ONYX-015 用于复发性头颈癌时，单药反应率仅 15%，与顺铂+5-FU 联用可提升至 65%。给药顺序在联合疗效中可能起到关键作用。

放疗可增强病毒溶解或增加肿瘤细胞对病毒的敏感性。临床前研究表明，溶瘤腺病毒 Delta-24-RGD 能下调 DNA 修复蛋白，从而提高肿瘤对放疗的敏感度；早期临床试验也观察到了免疫细胞浸润增加的趋势，但需要注意放疗时间点对疗效的影响。

一些抑制 JAK/STAT 等抗病毒途径的药物可降低对溶瘤病毒的免疫清除，提高病毒复制效率；BCL-2 抑制剂能增强病毒对血液肿瘤细胞的杀伤力；Bevacizumab 等抗血管生成药物可进一步抑制肿瘤生长并增强病毒在瘤内的分布。

重组腺病毒载体可以通过表达肿瘤相关抗原（tumor-associated antigen，TAA）和促进溶瘤过程来制造各类癌症疫苗。目前用于制造癌症疫苗的抗原包括前列腺癌抗原 PSA、实体瘤抗原 MAGE19A3、HPV 相关肿瘤抗原 HPV E6/E7，以及结直肠癌和胰腺癌抗原 CEA 等。腺病毒主要的细胞受体通常在肿瘤细胞上呈低水平表达，因此研究者们试图寻找替代的腺病毒-细胞结合位点。DNX-2401 是一种选择性复制的腺病毒嵌合载体，在该载体的纤突蛋白中插入了一段

ACDCRGDCFCG 肽序列（RGD-4C），可以与整合素（integrin）αvβ3 和 αvβ5 结合，以介导腺病毒不通过与 CAR 受体结合而直接侵入细胞内部。该载体已在复发性恶性胶质瘤患者中进行了临床测试。具有相似结构特点的腺病毒载体还包括 ICOVIR-5 和 ICOVIR-7。VCN-01 腺病毒载体的纤突蛋白内 RGDK 氨基酸序列被硫酸肝素糖胺聚糖（glycosaminoglycan，HSG）结合位点（KKTK）所取代，以通过细胞表面糖胺聚糖受体介导病毒入胞。该载体还搭载人糖基磷脂酰肌醇锚定酶（glycosylphosphatidylinositol-anchored enzyme）和 PH20 透明质酸酶（PH20 hyaluronidase），以促进病毒在实体瘤间质中的传播。VCN-01 已被证明对胰腺癌等癌症有效。HAd5/3 嵌合载体是将 HAd5 溶瘤腺病毒载体的纤突顶球（fiber knob）结构域置换为 HAd3 腺病毒的相应结构域。后者的顶球结构域更适合与肿瘤细胞表面高表达的 Ad3 受体结合，使 HAd5/3 嵌合载体通过 Ad3 受体进入肿瘤细胞内部，Oncos-102 载体就是一种针对实体瘤的 HAd5/3 嵌合病毒。另一种肿瘤选择性腺病毒嵌合载体 ColoAd1（Enadenotucirev）是通过对不同血清型腺病毒的重组筛选演化而来，该病毒载体表达 B 亚群的 Ad11p 衣壳骨架，基因组中 E3 和 E4 缺失，E2B 区域为 Ad3/Ad11p 嵌合序列。ColoAd1 在多个实体瘤中显示出强大而特异的肿瘤细胞杀伤特性。

6.3.2.3 LNP 肿瘤疫苗

不同于预防性疫苗通过引起体液免疫实现疗效，治疗性肿瘤疫苗必须令 $CD8^+$ T 细胞对肿瘤发挥杀伤作用。因此，如何有效地将 mRNA-LNP 输送到特定免疫细胞就成为一大挑战。113-O12B 的淋巴结靶向 LNP，它可以有效地将 OVA mRNA 或 TRP-2 肽（TRP2 180-188）递送到抗原呈递细胞（antigen-presenting cell，APC）中，在那里产生肿瘤相关抗原，然后通过组织相容性复合物（major histocompatibility complex，MHC）呈递 TAA 来活化 T 淋巴细胞，使其杀死肿瘤细胞。这种纳米疫苗在 B16F10 黑色素瘤小鼠模型中表现出显著的生长抑制作用。选择合适的抗原以产生肿瘤高特异性的免疫反应是另一大挑战。肿瘤细胞不仅高表达 TAA，而且在癌变过程中，恶性细胞会表达一些正常细胞中没有的蛋白质，这些新抗原通常是患者特异的，称为肿瘤特异抗原（tumor specific antigen，TSA）。对于 TAA，各个公司开展的在研药物中，都采用编码多种 TAA，以充分向人体免疫系统提供特定肿瘤的多种相关抗原，例如，来自 BioNTech 公司的 BNT111 包含四种黑色素瘤相关抗原 NY-ESO-1、酪氨酸酶、MAGEA3、TPTE；Moderna 公司研发的 mRNA-5671，包含 4 种最常见的 KRAS 替代物（G12D、G12V、G13D、G12C）。TSA 临床上则采用将手术切除后的肿瘤通过二代测序鉴定出患者特异的新抗原，接着制备编码这些新抗原的 mRNA-LNP，然后注射回该患者体内，诱导免疫反应攻击患者肿瘤。目前这类疫苗大多是多肽疫苗，而 mRNA 不仅可以同时表达多种抗原，且无需受限于多肽疫苗中特定的 HLA 表位等优势，mRNA 药物从诱发更广泛免疫反应的角度来看是相当有前景的。癌症疫苗的应用挑战来自肿瘤微环境的免疫抑制作用，它将阻止 T 细胞浸润肿瘤并导致 T 细胞耗竭。目前的研究希望在激活杀伤性 T 淋巴细胞的同时，也能靶向肿瘤微环境的免疫抑制作用。主要采用两种方式：一种为 LNP 递送编码肿瘤抗原的 mRNA，或者利用 mRNA 产生细胞因子、免疫检查点抑制剂或其他功能蛋白，以重塑肿瘤微环境或者提高免疫监视功能。mRNA-2416 就是此类产品，其 mRNA 编码免疫检查点调节子 OX40L，活化 T 细胞的增殖并提供存活的共刺激信号；另一种方式则是与克服肿瘤微环境的疗法联用，如 Moderna 和 Merck Sharp & Dohmem 公司开发的 RNA-4157（包含 34 种新抗原）联用 pembrolizumab，与 pembrolizumab 单抗药治疗相比，该法在手术切除的高风险黑色素瘤患者中延长了无复发生存期，并具有可控的安全性。此外，临床上目前使用 CAR-T 细胞治疗血液癌症，mRNA-LNP 体系的发展将实现 CAR-T 细胞的在体生成，比起传统病毒递送制备 CAR-T 细胞方式，LNP 表现出更优的装载能力、反复给药的安全性和特定细胞递送的有效性等（Huang et al.，2022）。

6.3.3 传染病疫苗

6.3.3.1 腺病毒疫苗

目前，基于腺病毒载体联合表达主要流感病毒抗原（如 HA、NP 和 M2）的流感疫苗，已经在包括预防 H1N1 和 H5N1 流感株的临床试验中进行了测试。腺病毒 HIV 疫苗也已经处于大规模开发和测试阶段（Chang，2021）。

6.3.3.2 脂质纳米颗粒-mRNA 疫苗

LNP 递送 mRNA 药物的应用聚焦于传染病的预防性 mRNA 疫苗、癌症的治疗性 mRNA 疫苗、mRNA 编码的蛋白疗法。mRNA 作为药物，能够快速优化特异抗原序列，可编码多种蛋白和（或）蛋白亚基，且免疫原性可调节，联合 LNP 递送的细胞特异性和免疫原性的调节，这个组合可在预防传染病中发挥重要应用。在新冠疫情大流行期间，辉瑞公司和 BioNTech 公司的 BNT162b2（商品名 Comirnity）及 Moderna 公司的 mRNA-1273（商品名 Spikevax）自病毒序列公布到 FDA 批准紧急授权使用仅用时约 11 个月，凸显了 mRNA-LNP 疫苗迅捷的转化潜力。目前还有研究组在探索自我扩增型疫苗，其 mRNA 可编码 RNA 依赖的 RNA 聚合酶，用于 RNA 扩增，因此一针低剂量的注射就足以令其在体内增加抗原蛋白的表达；同时，由于 mRNA 疫苗不会产生感染性颗粒，因此不会像减毒疫苗和复制缺陷型病毒疫苗可能转变为致病型加重病情。但是，这类型疫苗需要递送的 mRNA 的分子质量较大，这可能会是一个挑战（Pilkington et al.，2021）。

6.4 总结与展望

随着生物医学技术的迅猛发展，利用基因工程修饰核酸、蛋白质等功能性分子的潜力日益凸显。然而，无论是治疗罕见遗传病，还是开发抗肿瘤细胞疗法，都必须依赖安全且高效的递送系统，才能将这些大分子精准输送至靶细胞并发挥作用。近年来，围绕“生物分子的人工递送系统”，科研工作从传统的病毒载体逐步延伸到多种非病毒材料，使基因治疗、免疫疗法与细胞工程在基础研究和临床应用层面都取得了显著进展。长期以来，病毒载体在基因治疗与细胞工程中扮演着不可替代的角色。腺相关病毒（AAV）因其安全性较高、能在宿主中保持长期表达等优势，已在多项遗传病和眼科疾病的临床试验乃至获批药物中发挥关键作用。AAV 衣壳的不同血清型可赋予其差异化的组织嗜性，使研究者能够在设计试验时选用更适合肝脏、神经、肌肉或视网膜等不同器官的血清型。包装容量有限和人群预存抗体的存在，则是 AAV 在实际应用时亟待解决的问题。相比之下，腺病毒载体具有较大的基因搭载容量与高效的感染能力，常被用于疫苗开发和溶瘤治疗领域。然而，腺病毒在人群中广泛传播，使多数个体体内存在相应的中和抗体，进而影响疫苗或基因疗法的二次给药效果。其较强的免疫原性在提升疫苗免疫应答的同时，也潜藏着一定毒副作用的风险。慢病毒作为另一类常见逆转录病毒载体，能感染分裂和非分裂细胞，并将外源基因稳定整合至宿主染色体，因而在 CAR-T 细胞生产、造血干细胞修饰等领域应用十分广泛。相比 AAV，慢病毒的包装容量更大，但插入性突变和生产成本高等问题仍限制了其更大规模的普及。

尽管病毒载体在临床转化中贡献了重要成果，但它们的免疫风险、潜在基因插入突变以及规模化生产成本也在一定程度上限制了应用范围。为应对这些挑战，非病毒递送系统应运而生并迅速崛起。脂质纳米颗粒（LNP）依托可电离阳离子脂质、磷脂、胆固醇和 PEG-脂质等组分，通过自组装将 mRNA 或 siRNA 包裹成稳定的纳米颗粒。LNP 的制备工艺在新冠疫情期间得到快速成熟及验证，尤其微流控技术可在短时间内完成大规模制备和质控，从而使 mRNA 疫苗得以成功应用。在此基础上，如何进一步提高 LNP 对特定细胞或器官的靶向性能，并在多次给药时减轻机体炎症反应，成为当前研发的核心内容。

与 LNP 相似，病毒样颗粒（VLP）近年来也越来越受到重视。VLP 的衣壳蛋白具有与天然病毒相近的空间结构，但不含病毒基因组，因此无感染性，但仍能在一定程度上保持免疫刺激功能。这种特性使得 VLP 在疫苗和核酸递送领域均有广阔前景。然而，大规模制备过程中的颗粒均一性、组装效率及内体逃逸仍是重要瓶颈。外泌体则依托天然的细胞分泌路径与较低免疫原性成为另一类炙手可热的载体，尽管分离提纯工艺尚需改进，但其良好的生物相容性和多功能装载能力已展示出颇具潜力的应用前景。此外，通过构建 PEI、PBAE、PLGA 等各类型聚合物的纳米颗粒体系，也为核酸与蛋白质递送提供了另一条可设计的灵活途径。聚合物在分子质量、支化度和功能基团上的可调控特性，使研究者得以构建针对不同适应证、不同生理环境的多样化载体。

无论是病毒载体还是非病毒载体，都面临诸多共性难题：首先，多次给药时的免疫屏障常造成疗效下降，病毒载体甚至可能被快速清除或诱发更强烈的炎症；其次，纳米颗粒或外泌体在体内的稳定性与靶向性远未达到理想水准，存在分散度和组织分布不均匀的问题；再次，工艺放大和质量控制的难度阻碍了载体的商业可及性，特别是外泌体和 VLP 等需要高纯度且稳定的制备流程；最后，生产成本普遍居高不下，部分基因疗法与细胞疗法的费用难以让大多数患者承受，亟待工艺创新与质量监管体系完善。

值得强调的是，随着病毒与非病毒递送体系分别取得了丰富的实践经验，将二者有机地结合起来，或可产生远高于单一载体模式的综合效益。近年来，对于“杂合”策略的探索成为一道引人注目的研究热点。科学家希望在同一个载体平台中，既能借鉴病毒衣壳天生优异的细胞识别与跨膜转运特性，又能利用合成材料在降低免疫原性、加大装载容量与自定义响应模式上的灵活性。

具体而言，一些研究团队正在尝试将无包膜病毒样颗粒（如 MS2、CCMV）与可降解聚合物或脂质分子进行复合，使 VLP 表面多一层或几层“保护与功能化”的外壳。这样既能够增强载体在血液循环中对酶降解和免疫识别的抵抗力，又有助于在内体或溶酶体环境中迅速崩解释放内容物。此外，利用慢病毒或腺病毒的外壳蛋白与高分子纳米材料相耦合，使病毒蛋白的天然受体结合区域仍可发挥特异识别或跨膜穿透作用，而非病毒骨架能容纳更大基因序列或整合生物可降解片段，减少整合性突变及炎症反应。虽然这些“杂合”载体的制备技术要求更高，然而，一旦相关配方和工艺被成熟验证，或将极大地提升基因治疗与细胞工程的效率和安全性。

此外，研究者也在探索将聚合物与脂质纳米颗粒融合，形成具有不同亲疏水域和响应性基团的多层结构。这些组合可针对不同靶组织微环境（如肿瘤微环境或受炎性刺激的部位）表现出动态可调的释放特性，并增强跨血脑屏障或跨上皮屏障的穿透能力。可以预见，“杂合”策略将不仅仅局限于单纯的材料合并，还可能在分子水平上设计有多种功能域的蛋白质-聚合物-脂质混合体系，为精准给药与多基因联合治疗提供更多可能性。

综合看来，传统病毒载体与新兴非病毒载体如今已在各自领域取得不容忽视的成就，但它们也面临瓶颈与挑战。如何在保证高感染或转染效率的同时，将免疫风险与生产成本降至可承受范围，仍是整个递送体系迈向大规模临床化的核心难题。未来，随着工艺流程优化与生产线规模化，以及对材料设计、杂合策略的不断深化研究，生物分子人工递送系统定能为基因治疗、细胞治疗乃至疫苗研发打开更广阔的空间。相信在多学科交叉与系统工程化的推动下，人们将见证更安全、更高效、更具个性化的递送载体不断涌现，为重大疾病的精准医疗带来新的希望与突破。

参 考 文 献

Álvarez-Benedicto E, Farbiak L, Ramírez M M, et al. 2022. Optimization of phospholipid chemistry for improved lipid nanoparticle (LNP) delivery of messenger RNA (mRNA). Biomaterials Science, 10(2): 549-559.

Au H K E, Isalan M, Mielcarek M. 2022. Gene therapy advances: a meta-analysis of AAV usage in clinical settings. Frontiers in Medicine, 8: 809118.

Banskota S, Raguram A, Suh S, et al. 2022. Engineered virus-like particles for efficient *in vivo* delivery of therapeutic proteins. Cell, 185(2): 250-265.e16.

Biddlecome A, Habte H H, McGrath K M, et al. 2019. Delivery of self-amplifying RNA vaccines in in vitro reconstituted virus-like particles. PLoS One, 14(6): e0215031.

Bryant D H, Bashir A, Sinai S, et al. 2021. Deep diversification of an AAV capsid protein by machine learning. Nature Biotechnology, 39(6): 691-696.

Büning H, Srivastava A. 2019. Capsid modifications for targeting and improving the efficacy of AAV vectors. Molecular Therapy Methods & Clinical Development, 12: 248-265.

Chang J. 2021. Adenovirus vectors: excellent tools for vaccine development. Immune Network, 21(1): e6.

Cullis P R, Felgner P L. 2024. The 60-year evolution of lipid nanoparticles for nucleic acid delivery. Nature Reviews Drug Discovery, 23(9): 709-722.

Danthinne X, Imperiale M J, 2000. Production of first generation adenovirus vectors: a review. Gene Ther , 7: 1707-1714.

Dong J Y, Fan P D, Frizzell R A. 1996. Quantitative analysis of the packaging capacity of recombinant adeno-associated virus. Human Gene Therapy, 7(17): 2101-2112.

Escors D, Breckpot K. 2010. Lentiviral vectors in gene therapy: their current status and future potential. Archivum Immunologiae et Therapiae Experimentalis, 58(2): 107-119.

Ferreira M V, Cabral E T, Coroadinha A S. 2021. Progress and perspectives in the development of lentiviral vector producer cells. Biotechnology Journal, 16(1): 2000017.

Frolov I, Hoffman T A, Prágai B M, et al. 1996. Alphavirus-based expression vectors: strategies and applications. Proceedings of the National Academy of Sciences of the United States of America, 93(21): 11371-11377.

Ha D, Yang N N, Nadithe V. 2016. Exosomes as therapeutic drug carriers and delivery vehicles across biological membranes: current perspectives and future challenges. Acta Pharmaceutica Sinica B, 6(4): 287-296.

Hald Albertsen C, Kulkarni J A, Witzigmann D, et al. 2022. The role of lipid components in lipid nanoparticles for vaccines and gene therapy. Advanced Drug Delivery Reviews, 188: 114416.

Huang T, Peng L S, Han Y Y, et al. 2022. Lipid nanoparticle-based mRNA vaccines in cancers: current advances and future prospects. Frontiers in Immunology, 13: 922301.

Jia Y R, Wang X G, Li L W, et al. 2024. Lipid nanoparticles optimized for targeting and release of nucleic acid. Advanced Materials, 36(4): e2305300.

Jiang X C, Gao J Q. 2017. Exosomes as novel bio-carriers for gene and drug delivery. International Journal of Pharmaceutics, 521: 167-175.

Jiao X Y, He X, Qin S G, et al. 2024. Insights into the formulation of lipid nanoparticles for the optimization of mRNA therapeutics. Wiley Interdisciplinary Reviews Nanomedicine and Nanobiotechnology, 16(5): e1992.

Joiner J, Huang Z R, McHugh K, et al. 2022. Process modeling of recombinant adeno-associated virus production in HEK293 cells. Current Opinion in Chemical Engineering, 36: 100823.

Kaczmarek J C, Kauffman K J, Fenton O S, et al. 2018. Optimization of a degradable polymer-lipid nanoparticle for potent systemic delivery of mRNA to the lung endothelium and immune cells. Nano Letters, 18(10): 6449-6454.

Kelemen R E, Mukherjee R, Cao X F, et al. 2016. A precise chemical strategy to alter the receptor specificity of the adeno-associated virus. Angewandte Chemie International Edition, 55(36): 10645-10649.

Lai R C, Yeo R W Y, Tan K H, et al. 2013. Exosomes for drug delivery: a novel application for the mesenchymal stem cell. Biotechnology Advances, 31(5): 543-551.

Li C W, Samulski R J. 2020. Engineering adeno-associated virus vectors for gene therapy. Nature Reviews Genetics, 21(4): 255-272.

Li J M, Sun Y L, Jia T T, et al. 2014. Messenger RNA vaccine based on recombinant MS2 virus-like particles against prostate cancer. International Journal of Cancer, 134(7): 1683-1694.

Li X, Corbett A L, Taatizadeh E, et al. 2019. Challenges and opportunities in exosome research-Perspectives from biology, engineering, and cancer therapy. APL Bioengineering, 3(1): 011503.

Lundstrom K. 2024. Self-replicating alphaviruses: from pathogens to therapeutic agents. Viruses, 16(11): 1762.

Madigan V, Zhang Y G, Raghavan R, et al. 2024. Human paraneoplastic antigen Ma2 (PNMA2) forms icosahedral capsids that can be engineered for mRNA delivery. Proceedings of the National Academy of Sciences of the United States of America, 121(11): e2307812120.

Maeki M, Uno S, Niwa A, et al. 2022. Microfluidic technologies and devices for lipid nanoparticle-based RNA delivery. Journal of Controlled Release, 344: 80-96.

McKinlay C, Vargas J R, Blake T R, et al. 2017. Charge-altering releasable transporters (CARTs) for the delivery and release of mRNA in living animals. Proceedings of the National Academy of Sciences, 114: E448-E456.

Mendell J R, Al-Zaidy S A, Rodino-Klapac L R, et al. 2021. Current clinical applications of *in vivo* gene therapy with AAVs. Molecular Therapy, 29(2): 464-488.

Mennechet F J D, Paris O, Ouoba A R, et al. 2019. A review of 65 years of human adenovirus seroprevalence. Expert Review of Vaccines, 18(6): 597-613.

Milone M C, O'Doherty U. 2018. Clinical use of lentiviral vectors. Leukemia, 32(7): 1529-1541.

Naldini L, Blömer U, Gallay P, et al. 1996. *In vivo* gene delivery and stable transduction of nondividing cells by a lentiviral vector. Science, 272(5259): 263-267.

Ng P, Beauchamp C, Evelegh C, et al. 2001. Development of a FLP/frt system for generating helper-dependent adenoviral vectors. Molecular Therapy, 3: 809-815.

Nooraei S, Bahrulolum H, Hoseini Z S, et al. 2021. Virus-like particles: preparation, immunogenicity and their roles as nanovaccines and drug nanocarriers. Journal of Nanobiotechnology, 19(1): 59.

Page K A, Landau N R, Littman D R. 1990. Construction and use of a human immunodeficiency virus vector for analysis of virus infectivity. Journal of Virology, 64(11): 5270-5276.

Parker M, Ulrich-Lewis J, Tang W L, et al. 2023. Vivovec™ surface-engineered lentiviral particles mediate *in vivo* CAR T generation with potent and highly durable activity in non-human Primates and tumor-bearing humanized mice. Blood, 142(Supplement 1): 765.

Pilkington E H, Suys E J A, Trevaskis N L, et al. 2021. From influenza to COVID-19: lipid nanoparticle mRNA vaccines at the frontiers of infectious diseases. Acta Biomaterialia, 131: 16-40.

Rayner J O, Dryga S A, Kamrud K I. 2002. Alphavirus vectors and vaccination. Reviews in Medical Virology, 12(5): 279-296.

Sakuma T, Barry M A, Ikeda Y. 2012. Lentiviral vectors: basic to translational. Biochemical Journal, 443(3): 603-618.

Santos Apolonio J, Lima de Souza Gonçalves V, Cordeiro Santos M L, et al. 2021. Oncolytic virus therapy in cancer: a current review. World Journal of Virology, 10(5): 229-255.

Schlosser K, Taha M, Deng Y P, et al. 2017. Systemic delivery of microRNA mimics with polyethylenimine elevates pulmonary microRNA levels, but lacks pulmonary selectivity. Pulmonary Circulation, 8(1): 2045893217750613.

Segel M, Lash B, Song J W, et al. 2021. Mammalian retrovirus-like protein PEG10 packages its own mRNA and can be pseudotyped for mRNA delivery. Science, 373(6557): 882-889.

Tabebordbar M, Lagerborg K A, Stanton A, et al. 2021. Directed evolution of a family of AAV capsid variants enabling potent muscle-directed gene delivery across species. Cell, 184(19): 4919-4938.e22.

Tatsis N, Ertl H C J. 2004. Adenoviruses as vaccine vectors. Molecular Therapy, 10(4): 616-629.

Théry C, Zitvogel L, Amigorena S. 2002. Exosomes: composition, biogenesis and function. Nature Reviews Immunology, 2(8): 569-579.

Urbiola K, Blanco-Fernández L, Ogris M, et al. 2018. Novel PAMAM-PEG-peptide conjugates for siRNA delivery targeted to the transferrin and epidermal growth factor receptors. Journal of Personalized Medicine, 8(1): 4.

Vandamme T F, Brobeck L. 2005. Poly(amidoamine) dendrimers as ophthalmic vehicles for ocular delivery of pilocarpine nitrate and tropicamide. Journal of Controlled Release, 102(1): 23-38.

Van der Veen R L, Hank Harris D L, Kamrud K I. 2012. Alphavirus replicon vaccines. Animal Health Research Reviews, 13(1): 1-9.

Vogels R, Zuijdgeest D, van Rijnsoever R, et al. 2003. Replication-deficient human adenovirus type 35 vectors for gene transfer and vaccination: efficient human cell infection and bypass of preexisting adenovirus immunity. Journal of Virology, 77(15): 8263-8271.

Wang X Y, Ma C C, Rodríguez Labrada R, et al. 2021. Recent advances in lentiviral vectors for gene therapy. Science China Life Sciences, 64(11): 1842-1857.

Xiao Y F, Tang Z M, Huang X G, et al. 2022. Emerging mRNA technologies: delivery strategies and biomedical applications. Chemical Society Reviews, 51(10): 3828-3845.

Yin D, Zhong Y Y, Ling S K, et al. 2025. Dendritic-cell-targeting virus-like particles as potent mRNA vaccine carriers. Nature Biomedical Engineering, 9(1): 185-200.

第 7 章　合成生物技术用于药物开发的前景与挑战

7.1　合成生物技术的临床应用前景

合成生物技术将工程学原理与生物学深度融合，致力于设计和构建具有特定功能的生物分子，如蛋白质、RNA 和 DNA。这一领域的快速发展得益于分子生物学工具的创新和对生物学基础知识的深入理解，在疫苗开发、诊断工具设计和创新治疗手段等方面展现出强大的应用潜力（表 7-1），逐渐成为医学技术创新的重要驱动力。

表 7-1　合成生物技术在药物开发中的核心概念与进展

合成生物学核心概念	进展概述
合成生物学基础架构	合成生物学作为新兴领域，整合生物学、化学、工程学与计算机科学，设计和构建新型生物系统，应用于药物发现等领域
合成生物技术创新	CRISPR/Cas9 基因编辑、生物传感器、人工智能（AI）与机器学习等工具的突破，推动了高精度生物系统的开发与优化
药物研发中的合成生物学应用	通过优化微生物系统的药物生物合成路径，实现抗癌药、抗生素、抗疟药等治疗手段的高效可持续开发
基因线路的核心机制	基因线路类似电子电路，通过感知物理化学或分子信号调控基因表达，从而精确控制细胞行为
基因线路在药物发现中的应用	应用于高通量筛选、生物合成通路调控与靶向治疗，可工程化改造微生物以优化药物开发流程
合成生物学推动药物发现的新进展	蛋白质工程、基因编辑、光遗传学生物传感、合成群体感应等技术革新，实现精准基因编辑与靶点验证，并利用定向前体生物合成开发新型候选药物
药物研发的未来方向	基于 CRISPR/Cas 的基因编辑平台升级；结合生物铸造厂（机器学习与基因工程融合）设计、构建与测试基因修饰生物；通过组学分析筛选最优微生物底盘用于药物生产

合成生物技术在疫苗开发中的应用涵盖了病原体减毒与改良、疫苗设计与构建，以及生产过程优化的全链条（Ezeako et al.，2025）。

在病原体改良方面，科学家通过基因突变技术或化学修饰，能够降低病原体的毒性和传播性，同时保留其激发免疫反应的能力。例如，通过定向改变病毒基因组的关键区域，科学家已成功开发出针对脊髓灰质炎、流感病毒和登革热病毒的减毒疫苗。这种方法不仅缩短了疫苗研发的时间，还显著提升了疫苗的安全性。

合成生物技术还通过基因合成和克隆技术，为新型疫苗的设计提供了高效的技术平台。通过合成具有特定抗原的基因序列，研究人员能够构建针对特定病原体的疫苗。例如，多价疫苗的开发利用合成生物技术将多个抗原整合到一个疫苗中，扩大了其保护范围。在新冠疫情中，基于 mRNA 技术的疫苗（如 Pfizer-BioNTech 和 Moderna 疫苗）就是合成生物技术在疫苗领域成功应用的典范，这些疫苗通过合成编码病毒刺突蛋白的 mRNA，利用人体细胞产生抗原，从而激发免疫反应。

此外，在疫苗的生产环节，合成生物技术优化了代谢工程和细胞工程技术，使疫苗生产更加高效和经济。通过调控宿主细胞的代谢途径或开发新型的生物反应器，科学家能够大幅提高疫苗的产量和纯度，降低生产成本，确保其广泛的可及性。

在诊断领域，合成生物技术提供了全新的技术框架，尤其是在设计高灵敏度和高特异性的检测工具方面。通过合成 DNA 或 RNA 探针，科学家可以快速检测病原体的特定序列，显著提升检测的速度和精确性。例如，基于 CRISPR 技术的诊断工具已被广泛应用于病原体检测，如新冠病毒的快速诊断。这类工具通过设计靶向病毒 RNA 或 DNA 的导向序列，能够在短时间内完成高精度检测，为传染病防控提供了强有力的支持。

合成生物技术还推动了生物传感器的开发，这些传感器能够识别特定分子并发出信号，用于疾病的早期诊断和监测。例如，通过整合荧光标记或电化学信号输出系统，研究人员开发出了高灵敏的癌症标志物检测装置。这些传感器不仅操作简便，还能大规模应用于个体化医疗，从而为疾病的早期干预和精准治疗奠定基础。

合成生物技术在创新治疗手段的研发中发挥了重要作用，特别是在细胞治疗和基因治疗领域。CAR-T 细胞治疗是一个典型案例，通过合成生物技术设计和优化嵌合抗原受体（CAR），科学家能够赋予 T 细胞特异性识别和攻击肿瘤细胞的能力。通过引入新型信号传导模块和调控基因线路，CAR-T 细胞治疗的有效性和安全性得到显著提升。目前，CAR-T 细胞疗法已被批准用于治疗多种血液系统恶性肿瘤，为癌症治疗带来了突破性进展。

此外，合成生物技术还通过设计基因调控开关和负反馈回路，为提高细胞治疗的安全性提供了新策略。例如，开关基因能够根据外部信号精确调控治疗细胞的活性，从而降低因过度免疫反应导致的不良后果。同时，合成生物技术还为基因治疗的发展提供了新的解决方案，通过基因编辑技术可实现对致病基因的精准修复或替换。这些技术为治疗遗传病和复杂疾病提供了全新思路。

随着技术的不断进步，合成生物技术在未来的医学领域，特别是在个性化医疗、癌症治疗、遗传病治疗等方面的应用将展现出巨大的潜力（图 7-1）。基于合成生物技术的治疗系统，如基因线路、智能药物系统、细胞治疗等，将为解决目前医学治疗中无法克服的问题提供新的思路和方法。在药物发现和治疗策略的创新方面，合成生物技术无疑将成为未来医药科技的重要支柱。随着技术的成熟和各类挑战的逐步克服，合成生物技术有望为治疗目前难以医治的疾病带来新的希望（Yan et al.，2023）。

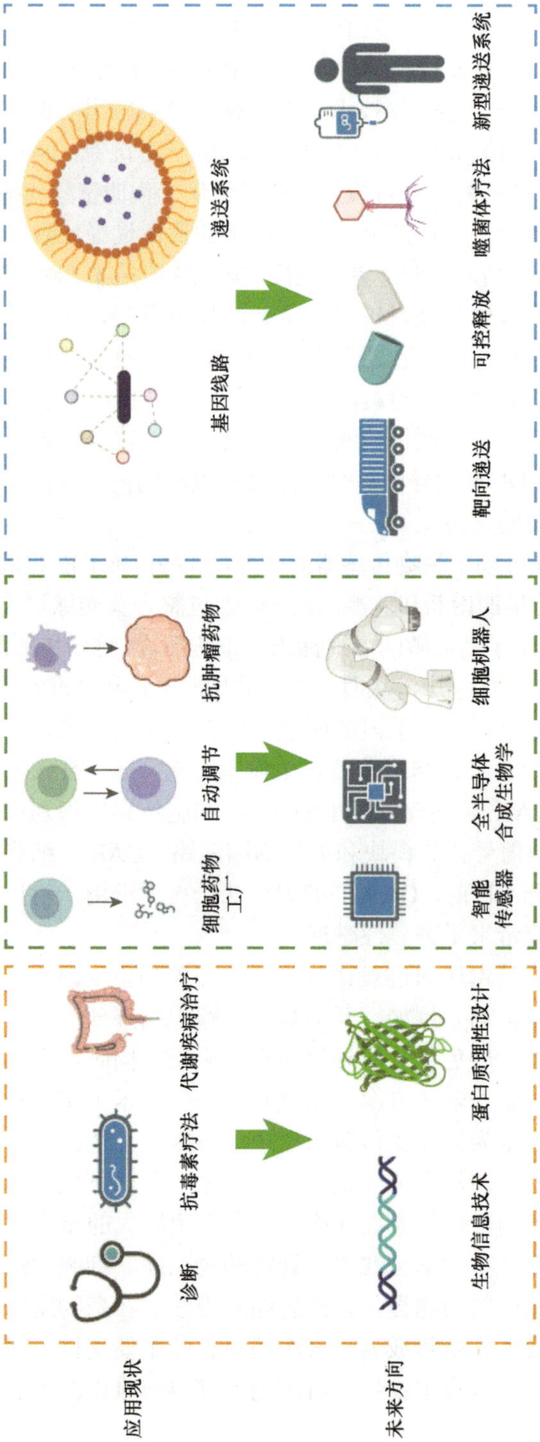

图 7-1　合成生物技术的应用现状与未来发展方向

7.2　合成生物技术用于药物开发的案例分析

合成生物技术融合生物学、工程学和信息科学，正在推动药物开发领域发生深刻变革。从基础的基因元件设计到复杂的细胞工程构建，再到精密的递送系统优化，合成生物技术已逐步渗透到药物研发的各个环节。本节将围绕几大类药物进行案例分析，展示合成生物技术在 mRNA 疫苗、病毒载体基因疗法、CAR-T 细胞治疗、基因编辑及递送工程等方面的应用成果与前景。通过这些实例（表 7-2），我们可以窥见合成生物技术如何为传统药物研发带来颠覆性创新，同时也探讨了这些技术在实际应用中的优势、局限性和未来发展方向。

表 7-2　合成生物技术在药物开发中的应用案例

技术类别	商品名（公司）	适应证	获批时间
基因元件	BNT162b2（辉瑞-BioNTech）	COVID-19 预防	2021 年 8 月
	mRNA-1273（Moderna）	COVID-19 预防	2022 年 1 月
	Ad26.COV2-S[重组疫苗]（Janssen）	COVID-19 预防	2021 年 3 月
	Glybera（AMT）	脂蛋白脂酶缺乏症	2012 年 7 月
	Luxturna（Spark Therapeutics）	视网膜营养不良症	2017 年 12 月
	Zolgensma（诺华）	脊髓性肌萎缩症	2019 年 5 月
	Zynteglo（蓝鸟生物）	输血依赖型 β 地中海贫血	2019 年 6 月
基因线路	Kymriah（诺华）	B 细胞急性淋巴细胞白血病	2017 年 8 月
	Yescarta（吉利德）	大 B 细胞淋巴瘤	2017 年 10 月
	SynOV1.1（合生基因）	甲胎蛋白（AFP）阳性实体瘤	待获批
	Imlygic（Amgen）	黑色素瘤	2015 年 10 月
基因编辑工具	Casgevy（CRISPR/Vertex）	镰状细胞贫血、输血依赖型 β-地中海贫血	2023 年 12 月
	NTLA-2001（Intellia/Regeneron）	转甲状腺素淀粉样变性及其相关心肌病	2023 年 10 月
	UCART19（Servier/Allogene）	复发/难治性 B 细胞急性淋巴细胞白血病	2017 年 3 月
细胞工程	Sipuleucel-T（Valeant Pharmaceuticals）	前列腺癌	2010 年 4 月
	DPX-Survivac（IMV）	晚期卵巢癌	2011 年（IND 获批）
	RYONCIL（Mesoblast）	移植物抗宿主病	2024 年 12 月
	睿铂生（铂生卓越生物科技）	移植物抗宿主病	2025 年 1 月
递送工程	Collategene（AnGes）	重度下肢缺血	待获批

7.2.1 基因元件

7.2.1.1 针对 COVID-19 设计的 mRNA 疫苗

1. 技术原理

mRNA 疫苗的核心原理是通过利用合成的 mRNA 作为蛋白质翻译的模板，将编码特定抗原的 mRNA 递送到体内，使宿主细胞利用其自身的翻译机制生成抗原蛋白，从而激活免疫系统的特异性免疫反应。虽然这一概念最早于 1990 年通过小鼠肌肉注射得到验证，但直到近年来，体外转录和核酸修饰等技术的突破才使得 mRNA 疫苗在临床应用中得以实现。

与传统疫苗依赖生物反应器大规模生产抗原蛋白不同，mRNA 疫苗通过直接在宿主细胞内合成抗原，利用人体自身的细胞机制进行蛋白质生产。这一方法不仅大幅提高了疫苗生产的速度和灵活性，还降低了生产成本。mRNA 疫苗的优势包括设计和生产的简便性、快速响应能力，以及内在的免疫原性。此外，mRNA 在体内的降解速率可通过递送方法精确调控，从而降低潜在的副作用风险。

mRNA 疫苗的技术创新也体现在其递送系统的突破上。脂质纳米颗粒（LNP）作为目前最常见的递送载体，能够有效地保护 mRNA 并促进其进入靶细胞。LNP 由 4 个主要成分组成：可电离脂质、辅脂质、聚乙二醇脂质（PEG 脂质）和胆固醇。这些成分在 LNP 的构建中各自扮演着关键角色。可电离脂质负责与负电荷的 mRNA 分子结合，形成稳定的复合物并帮助其穿越细胞膜；辅脂质（如磷脂和胆固醇）有助于 LNP 的膜稳定性，并促进 LNP 与细胞膜的融合；PEG 脂质则在 LNP 表面形成保护层，减少免疫系统对其的识别和清除，从而延长其在体内的半衰期。通过优化 LNP 的组成，研究人员能够提高 mRNA 的稳定性、递送效率，并确保疫苗的高效性与安全性（Barbier et al.，2022）。

2. 临床研究设计

BNT162b2 和 mRNA-1273 COVID-19 疫苗在 mRNA 设计上进行了关键优化，以增强免疫反应。两者均使用了化学修饰的尿嘧啶核苷（如伪尿苷），这种修饰提高了 mRNA 的稳定性，减少了其在体内的降解，并有效减少了宿主免疫系统对外源性 mRNA 的过度反应。这种设计不仅使 mRNA 更持久地留在体内，还实现了对免疫反应水平的控制。

在疫苗的设计上，BNT162b2 还使用了脯氨酸突变来锁定刺突蛋白（S 蛋白）的前融合构象，从而提高了 S 蛋白的稳定性。这一优化确保了 S 蛋白能够以更有效的方式刺激免疫系统，尤其是在抗体反应中表现出更强的中和效力（Park et al.，2021）。

此外，BNT162b2 和 mRNA-1273 都采用了脂质纳米颗粒（LNP）作为递送载体。BNT162b2 使用了可电离脂质 ALC-0315，而 mRNA-1273 使用了可电离脂质 SM-102 作为核心成分。辅脂质包括 DSPC 和胆固醇，它们有效地包裹 mRNA 并促进 LNP 与细胞膜的融合。PEG 脂质（如 ALC-0159）则在 LNP 的表面形成保护层，减少了免疫系统对 LNP 的清除，延长了其体内半衰期。这一 LNP 设计确保了 mRNA 能够成功进入细胞并被翻译为抗原，从而启动特异性的免疫反应（Granados-Riveron and Aquino-Jarquin，2021）。

3. 监管审批过程

Moderna 的 mRNA-1273 疫苗于 2020 年 3 月 16 日首次在人类志愿者中使用，距离 SARS-CoV-2 病毒的基因序列公布仅仅数周。整个研发过程展现了 mRNA 技术的快速响应能力，从 2020 年 1 月 10 日公布病毒刺突蛋白编码序列到疫苗的设计、制造、效力与安全性测试及最终批准使用，仅用 42 天时间。这一时间表突显了 mRNA 疫苗在应对公共卫生危机中的巨大潜力。Moderna 的疫苗于 2022 年 1 月 31 日获得 FDA 的完全批准，成为第一个完全批准的 COVID-19 mRNA 疫苗。

辉瑞-BioNTech 的 COVID-19 疫苗 COMIRNATY®（BNT162b2）在 2020 年 12 月 11 日通过 FDA 的紧急使用授权（EUA）获得批准，并迅速在美国推广。2021 年 5 月，辉瑞和 BioNTech 提交了生物制剂许可申请（BLA），并于同年 7 月获得 FDA 的优先审查。最终，2021 年 8 月 23 日，COMIRNATY®成为首个获得 FDA 全面批准的 COVID-19 mRNA 疫苗。在这一过程中，为了获得全面批准，辉瑞和 BioNTech 提供了包括 III 期临床试验的长期随访数据，证明疫苗在第二剂接种后 6 个月内仍维持高效性和良好安全性。

4. 临床应用情况

自 2020 年 12 月起，辉瑞-BioNTech 和 Moderna 的 mRNA 新冠疫苗迅速获得全球商业化成功，成为抗击新冠疫情的关键武器。截至 2024 年 1 月 15 日，辉瑞-BioNTech 公司已向全球 120 多个国家或地区供应超过 12 亿剂疫苗，而 Moderna 也在多个国家实现了广泛的疫苗分发。两款疫苗的成功不仅为全球数千万人的免疫提供了保障，也显著增强了全球公共卫生应急响应能力。

在商业层面，2021 年 Moderna 的营收和净利润出现了显著增长，总营收达 185 亿美元，净利润为 122 亿美元，较 2019 年和 2020 年的营收增幅巨大。mRNA-1273 疫苗成为 Moderna 营收增长的主要驱动力，帮助该公司从一家较小的生物技术公司迅速跃升为全球制药行业的领先者之一。辉瑞的新冠疫苗 COMIRNATY 在 2021 年和 2022 年连续两年成为全球销售额最高的疫苗，展现了强大的市场影响力。然而，随着新冠疫情的逐步控制，COMIRNATY 的销售额出现显著下滑，从 2022 年的 378.06 亿美元下降至 2023 年的 112.2 亿美元，同比下降约 70%。这反映了疫苗在疫情后期市场的挑战，同时也凸显了 mRNA 疫苗在全球市场的商业化潜力。

此外，COVID-19 mRNA 疫苗的快速开发和临床成功离不开学术界与创新公司之间的密切合作。关键技术进步最初来自学术实验室或小型生物技术公司，随后由大型制药公司进行产品化和推广。然而，这种合作模式也面临着专利和技术所有权的法律障碍，可能会影响未来 mRNA 技术的进一步发展和应用（Gaviria and Kilic，2021）。

5. 未来前景与挑战

mRNA 疫苗的快速生产能力、灵活设计性及高效的免疫反应诱导，使其成为治疗传染病和癌症的有力工具。近年来，诸如 Omicron 特异性疫苗、季节性流感疫苗及癌症个性化疫苗等多项研究已取得临床进展。尤其是在癌症治疗领域，BioNTech 等公司已开发出针对黑色素瘤、非小细胞肺癌等癌症的候选疫苗，显示了良好的免疫学反应和临床潜力。

然而，mRNA 技术仍面临几个关键挑战：一是 mRNA 分子的稳定性问题，可能影响其生产和储存；二是先天免疫反应的激活，这可能限制疫苗的效果或安全性。三是癌症疫苗的个性化治疗路径尚不成熟，如何确定最有效的蛋白质组合以优化免疫反应，仍然是研发中的一大难题。尽管如此，随着递送技术的进步，尤其是脂质纳米颗粒（LNP）的优化，mRNA 疫苗的应用前景依然广阔。

7.2.1.2 腺病毒载体的 Janssen COVID-19 疫苗

1. 技术原理

腺病毒载体（AdV）广泛用于基因治疗，主要通过基因修饰来降低其免疫原性和提高转基因能力。腺病毒载体根据其基因组的修饰程度，通常分为三代（Leikas et al.，2023）。

第一代腺病毒载体通过删除 E1 区域（该区域对病毒复制至关重要）来限制病毒在宿主细胞中的复制。该修饰使得第一代载体无法引发病毒增殖，且能够容纳外源基因进行表达。E1A 和 E1B 是 E1 区域内两个关键的转录单元，它们帮助病毒逃避宿主免疫系统并促进病毒颗粒的生产。虽然 E3 区域的缺失有助于为转基因插入提供空间，并能减少宿主免疫反应，但并非所有 E3 编码的蛋白质都是必需的。

第二代腺病毒载体在第一代的基础上进一步删除了 E2 或 E4 区域，这些区域编码的蛋白质对 DNA 复制和转录有重要作用。这样设计的主要目的是进一步降低免疫原性并提高基因转导能力，但相较于第一代，其安全性和有效性提升有限，且转基因的稳定性仍有待改进。

第三代腺病毒载体去除了所有腺病毒 DNA，仅保留表达所需的基本序列，使其能够容纳更大的外源基因。这些载体理论上免疫原性较低，且能提供更广泛的转基因表达。尽管它们的生产过程更加复杂，需要辅助病毒提供必要的蛋白质，但由于其低免疫反应和较高的转基因容量，第三代腺病毒载体在基因治疗中展现出较大的潜力。

2. 临床研究设计

Janssen 公司开发的 COVID-19 疫苗采用了其 AdVac®平台技术，这一平台曾用于研发和生产 J 欧盟批准的埃博拉疫苗，并应用于其正在研发中的寨卡病毒、RSV 和 HIV 疫苗，利用腺病毒作为载体，将 SARS-CoV-2 病毒的尖峰蛋白基因传递给人体细胞。腺病毒在疫苗接种者体内不具有繁殖能力，也不会导致任何疾病。接种后的细胞开始表达 SARS-CoV-2 尖峰蛋白，人体免疫系统识别这一蛋白为外来物质并产生抗体，同时激活 T 细胞（白细胞）。这种免疫反应为未来接触 SARS-CoV-2 病毒提供保护，一旦遇到病毒，免疫系统能够迅速识别尖峰蛋白并做好防御准备。

其中，临床采取的 Phase 3 ENSEMBLE 研究是一项随机、双盲、安慰剂对照的临床试验，针对 18 岁及以上成年人群开展，主要目的是评估 Janssen COVID-19 疫苗在防护中度和重度 COVID-19 方面的安全性与有效性，评估终点包括 14 天和 28 天后的免疫效果。该试验在跨越三大洲的 8 个国家进行，研究人群具有高度多样性，确保结果具有广泛的适用性。试验的设计能够全面评估疫苗的临床效果和安全性，助力疫苗的批准和广泛应用。

3. 监管审批过程

2021 年 2 月 4 日，Janssen 公司向美国食品药品监督管理局（FDA）提交了紧急使用授权（EUA）申请，旨在为其单剂量 COVID-19 疫苗获得批准。该申请基于 ENSEMBLE 三期临床试验的初步数据，试验结果显示疫苗在各项主要和关键次要终点均达到了预期的效果。Janssen 公司计划在获得授权后立即开始疫苗的分发。

与此同时，Janssen 公司的 COVID-19 疫苗也获得了欧盟的授权。2021 年 3 月 11 日，欧盟委员会授予了该疫苗有条件上市许可，批准其用于 18 岁及以上成人群体的 COVID-19 预防。欧洲药品管理局（EMA）在全面评估疫苗的数据后，确认其有效性、安全性和质量符合要求。至此，Janssen 公司疫苗成为欧盟推荐的第四种 COVID-19 疫苗。

4. 临床应用情况

Janssen 公司的 COVID-19 疫苗临床试验涵盖了美国、南非和拉美等地区，参与者超过 44 000 人。研究结果显示，该疫苗在 18 岁及以上成年人群体中可有效预防 COVID-19。在试验中，接种疫苗组与安慰剂组相比，2 周后有症状的 COVID-19 病例减少了 67%，显示了疫苗的有效性。

在 2021 年 4 月，《新英格兰医学杂志》发表的摘要报告了 ENSEMBLE 试验的初步结果（Sadoff et al.，2021）。研究显示，接种疫苗后 14 天内，疫苗可预防 66.9%的中度至重度 COVID-19 病例，28 天后效果为 66.1%。此外，疫苗还显示出 85.4%对重症 COVID-19 的预防效果，且所有接种者中未出现因 COVID-19 死亡的案例。尽管接种疫苗后少数人出现注射部位疼痛、疲劳等轻微不适症状，但严重副作用（如血栓形成、癫痫发作或耳鸣）极为罕见，且现有证据尚不能确定这些症状与疫苗之间存在因果关系。

5. 未来前景与挑战

直到 2021 年，腺病毒载体一直是临床试验中最常用的基因治疗载体之一。虽然近年来，基因治疗的重点逐渐转向其他载体，如腺相关病毒和慢病毒，但与这些载体相比，腺病毒具有较高的滴度、易于大规模生产，并且能够有效转导外源基因，同时不整合进宿主基因组的优势，因此仍是一种有吸引力的瞬时体内基因治疗平台，许多新冠疫苗便采用了腺病毒载体技术。

尽管腺病毒载体被认为安全性较好，但它会激活宿主的免疫反应，导致高免疫原性。过度的免疫反应可能引发炎症或其他副作用，甚至在极端情况下造成致命后果。此外，在腺病毒生产过程中，可能会意外产生具有复制能力的腺病毒（RCA），这会导致炎症、细胞毒性，以及延长病毒载体的清除时间。

在癌症治疗中，腺病毒载体仍具有潜力，特别是通过维持转基因的持续表达以促使肿瘤细胞死亡。有效的基因选择需要针对肿瘤细胞及其微环境进行优化，以限制肿瘤生长并激活免疫系统对肿瘤的攻击。

7.2.1.3 腺相关病毒载体的基因疗法

1. 技术原理

腺相关病毒（AAV）是一种小型、无包膜的病毒，自 30 多年前被改造为基因转移载体以来，因其在多种物种和组织中的转导能力，以及低毒性和温和的免疫反应，成为广泛应用的基因治疗工具。AAV 的基因组由单链 DNA 构成，具有一对倒置末端重复序列（ITR），这些序列不仅是 DNA 复制的起始点，也是 AAV 基因组包装的关键信号（Samulski and Muzyczka，2014）。

构建 AAV 载体通常会删除其原生基因组中的大部分基因，仅保留 ITR 序列。为了确保基因的有效表达，克隆到 AAV 载体中的外源基因通常会结合特定的启动子、增强子、剪接信号和 poly(A)信号。AAV 载体通过这些修饰确保目标基因能够在宿主细胞中得到正确表达。AAV 载体的一大优势是它不整合到宿主基因组中，而是作为表观病毒存在，转导效果较好，但通常只能提供短期的基因表达。

最初，AAV 的生产面临一些技术难题，因为该病毒需要辅助病毒（如腺病毒）才能在宿主细胞中增殖。直到 Samulski 等转染 AAV 质粒到腺病毒感染细胞中的突破性工作之后，研究人员才能够成功培养重组 AAV（rAAV），这为 AAV 载体在基因治疗中的广泛应用奠定了基础。如今，AAV 载体不仅用于基因治疗，还被应用于疫苗研发和临床研究中（Kimura et al.，2019）。

2. 临床研究设计

Glybera 是首个获得批准的基因治疗产品，采用 AAV1 载体，靶向肌肉。该治疗通过一次性注射方式将基因传递至下肢肌肉，使肌细胞产生转基因 LPLS447X 蛋白，替代缺乏功能的脂蛋白脂酶蛋白。选择 AAV1 载体的原因在于其能够有效转导肌肉细胞，并通过与细胞表达机制协同作用，促进转基因的持久表达。

Luxturna（voretigene neparvovec-rzyl）是另一种基于 AAV 载体的基因治疗产品，专为治疗由 RPE65 基因突变引起的视网膜营养不良症。该治疗通过视网膜下注射，将功能性 RPE65 基因导入受影响眼部，使患者恢复因突变缺失的视觉功能。Luxturna 的临床研究的 I 期试验（2007～2012 年）为开放标签剂量探索性安全性研究，III 期试验（2013～2015 年）为随机对照的有效性研究。III 期研究招募了 31 名患者，其中 21 名接受 Luxturna 治疗，10 名为对照组。治疗组和对照组的多亮度活动度测试（MLMT）评分变化显示，治疗组在功能性视力方面的表现显著优于对照组，且改进效果持续了 3 年。

Zolgensma（AVXS-101）是用于治疗脊髓性肌萎缩（SMA）的一种 AAV9 载体基因疗法。Zolgensma 通过 AAV9 载体传递功能性 SMN1 基因的拷贝，补充 SMN1 缺失，恢复运动神经元功能，治疗 SMA 婴儿患者。关键临床研究（2014 年开始的剂量递增试验）表明，接受治疗的婴儿在 24 个月后的存活率和运动功能显著改善。尤其是 12 名高剂量治疗组婴儿，运动能力如头部控制和独立坐立能力明显提高。24 个月内的治疗组无一名患者需要长期呼吸支持，治疗效果远超 SMA 的自然病史。虽然肝酶升高是常见的副作用，但无严重不良反应出现。2019 年随访结果显示，所有患者治疗效果保持稳定，且大多数患者无需呼吸支持。

3. 监管审批过程

2009 年 12 月，AMT 公司向欧洲药品管理局（EMA）提交了 Glybera 的上市许可申请。尽管基因疗法此前在西方国家从未获得批准，且基因治疗使用的病毒载体存在可能的安全性隐患，但 EMA 在审批过程中并未将这些问题视为主要障碍，在初步审查中，对插入突变、免疫毒性、致瘤性、病毒载体的种系传播等理论问题提出了疑问。然而，在与申请人讨论并提交补充数据后，所有问题得到了有效解决。最终，EMA 的高级疗法委员会（CAT）和人用药品委员会（CHMP）都推荐批准该药物，并于 2012 年批准 Glybera 用于脂蛋白脂肪酶缺乏症的治疗（Bryant et al.，2013）。

Luxturna 于 2017 年 7 月获得美国 FDA 受理，并被授予优先审查、孤儿药和突破性疗法的称号。该药物于 2017 年 12 月获得 FDA 批准，并于 2018 年第一季度在美国市场上市。

基于正在进行的 STR1VE 试验（NCT03306277）和已完成的 START 试验（NCT02122952）的数据，显示了 Zolgensma 静脉注射治疗 SMA 1 型婴儿的显著疗效，最终于 2019 年 5 月 24 日成为首个获得 FDA 批准的 SMA 基因疗法，适用于治疗无症状前新生儿至 2 岁儿童。

4. 临床应用情况

Glybera 作为西方国家批准的首个基因疗法，单次治疗费用接近 100 万美元（Morrison，2015）。尽管在治疗上取得了一些初步成功，但因高昂的价格，市场接受度较低，导致其商业化失败。2017 年，Glybera 在欧洲市场的批准被撤销，成为基因疗法高成本和市场准入障碍的典型案例。

Luxturna 的定价为 85 万美元，尽管在临床研究中从统计学角度显示出了突出的疗效，然而是否能够创造真正的临床价值，仍然是衡量其商业成功的关键。Luxturna 并未能治愈失明，但在特定研究终点上展现了临床获益，其对患者生活质量的改善才是实际价值所在。为缓解价格压力，Spark Therapeutics 公司采用了基于疗效的回扣安排：如果疗效未达到指定的短期（30～90 天）和长期（30 个月）持续性标准，患者将获得回扣。

Zolgensma 预计到 2025 年将创造 25 亿美元的全球销售额，长期研究数据显示治疗 SMA 患者的疗效显著，并且在用药后 5 年内持续有效。与另一款 SMA 治疗药物 Spinraza 相比，Zolgensma 的价格在 10 年内将比 Spinraza 低 50%。Spinraza 的治疗费用为第一年 75 万美元，10 年的治疗费用累计为 410 万美元，而 Zolgensma 则以一次性输注的形式提供治疗，极大减轻了患者的长期治疗负担。

5. 未来前景与挑战

腺相关病毒（AAV）作为基因疗法载体，具有广阔的前景，尤其是在临床应用领域。然而，由于缺乏商业化的先例和标准化流程，目前 AAV 的生物工艺开发仍面临较长的开发周期和高风险。随着 AAV 基因疗法进入市场，监管准则将不断演变，这可能会增加生产和分析的负担。因此，必须发展新的标准和方法以应对这一挑战。

目前，AAV 生产面临的主要技术难题包括生产强度的提升和可扩展性的保证。这些问题可能通过优化培养基、改进工艺监控、增强生产过程的可控性以及提高分析方法的敏感度来解决。然而，要建立稳健的大规模生产平台，依然需要更多的研究来完善相关工艺、产品关键质量属性（CQA）和合适的可开发性筛选。此外，对于 AAV 降解机制的深入研究也非常必要，这不仅有助于提升产品的稳定性，还能在生产过程中提供更有效的控制手段（Jiang and Dalby，2023）。

7.2.1.4　慢病毒载体的 Zynteglo 药物

1. 技术原理

慢病毒载体（LVV）是逆转录病毒的一种，具有独特的感染特性。与其他病毒载体不同，慢病毒不仅能够感染分裂细胞，还能感染非分裂细胞。这是因为其前整合复合物可以穿越细胞核膜，允许基因组的整合。慢病毒载体通常通过在人胚胎肾细胞中共表达病毒包装元件和载体基因组进行生产。这些载体粒子具有将转基因有效传递到目标细胞的能力，尤其在一些传统上难以进行基因操作的细胞和组织上表现良好（Patel and Misra，2011）。

慢病毒载体能够在许多类型的组织中进行长期基因表达，尤其是在中枢神经系统中。与其他病毒载体相比，慢病毒通过少量注射（如立体定向注射几微升的制剂）能够有效转导数万至数十万个神经元，并且通常不会引发严重的免疫反应或炎症。由于其广泛的感染能力，慢病毒载体在遗传性和获得性疾病的治疗中展现出巨大的潜力。

2. 临床研究设计

输血依赖型 β 地中海贫血（TDT）是一种严重的遗传性疾病，通常由 β-球蛋白基因突变引起，导致血红蛋白减少或缺失。患者依赖终生慢性输血来维持血红蛋白水平，但输血所导致的铁超载最终可能引发多器官损伤。Zynteglo 是一种针对 12 岁及以上 TDT 患者的基因疗法，适用于没有 β0/β0 基因型的患者，且这些患者无法找到 HLA 匹配的造血干细胞（HSC）供体。Zynteglo 的治疗方式为一次性基因疗法，旨在解决 TDT 的根本遗传缺陷。该治疗过程首先从患者体内提取造血干细胞，并使用慢病毒载体将修复的 βA-T87Q-球蛋白基因转导到这些干细胞中。转导后的干细胞会被返回患者体内，患者接受化疗以准备骨髓接受改造后的干细胞。通过这种方式，患者的体内可产生 HbAT87Q，有可能完全或显著减少对输血的依赖，从而使患者终身受益。

3. 监管审批过程

2019 年 6 月 4 日，蓝鸟生物公司的 Zynteglo 获得了欧洲药品管理局（EMA）的有条件批准，成为首个获得监管批准的基因疗法。Zynteglo 的欧洲上市许可是在 EMA 的优先药品（PRIME）计划下获得的，作为先进治疗药品（ATMP）获得了加速评估。这一计划旨在支持那些预计具有重大优势、或能满足缺乏有效治疗方案的患者生存需求的疗法。Zynteglo 作为 PRIME 计划的一部分，在 EMA 的最短 ATMP 评审时间内完成了评估，体现了其治疗潜力。

此外，Zynteglo 还获得了欧共体针对中型和重型 β 地中海贫血（包括 TDT）的孤儿药资格，这为该药物提供了进一步的市场优势。在美国，Zynteglo 也被授予了孤儿药认证和突破性疗法称号，以支持其在 TDT 治疗中的应用。

4. 临床应用情况

TDT 是一种严重的遗传性血液疾病，影响大约十万分之一的人群，特别在地中海、中东、非洲及印度次大陆等地区较为常见。据 NORD 罕见病数据库估计，目前美国 TDT 患者的终生护理费用高达 540 万美元，其中铁螯合治疗占 68%、输血占 30%。治疗费用长期高昂，造成患者经济负担。

Zynteglo 在 Bluebird Bio 的 3 期研究中展现了显著疗效，89%的可评估患者实现了输血独立，并且血红蛋白水平保持在 9 g/dL 以上。该疗法为 TDT 患者提供了可能的长期救治方案。Zynteglo 的美国批发价为 280 万美元，超出了此前蓝鸟生物预计的 210 万美元，但美国临床与经济审查研究所（ICER）认为该价格符合公认的价值标准。

为缓解高昂治疗费用带来的风险，蓝鸟生物公司推出了基于结果的报销模式，患者若在输液后两年内未能实现输血独立，支付方将最多退还 80%的治疗费用。此外，在欧洲市场，Zynteglo 定价为 180 万美元，并通过基于价值的定价协议，将治疗费用分摊至每年的 5 次付款中。

5. 未来前景与挑战

慢病毒载体因其能够容纳大型治疗基因、对靶细胞的高容许性，以及在分裂细胞中的长期稳定表达，成为许多基因疗法的候选载体。慢病毒载体能够感染分裂和非分裂细胞，因此能够在基因治疗中为复杂疾病提供解决方案。然而，慢病毒载体的生产面临显著挑战，特别是在维持病毒颗粒的生物活性（如整合酶和逆转录酶活性）方面（ Elizalde et al.，2021）。慢病毒具有较高的环境敏感性，这要求严格控制生产过程中的环境条件，以确保其功能的完好。在生产过程中，慢病毒载体的生产是一个连续的细胞过程，病毒载体在几天内从培养细胞中脱落，这与疫苗或传统病毒生产不同，后者通常有较长的收获窗口。生产过程中的病毒稳定性也受环境影响，静态培养系统下的稳定性通常优于动态生物反应器系统。

此外，慢病毒载体的回收仍然是生产中的一个瓶颈，特别是在纯化过程中。尽管阴离子交换色谱等技术已在载体纯化方面取得进展，但实际慢病毒载体的总体回收率通常仅为 30%，因此仍需优化工艺以获得高效的回收率。捕获和无菌过滤是纯化过程中的关键步骤，这些因素对生产成本、效率及最终产品质量有重要影响。因此，未来的研究将集中在优化生产工艺、提高回收率和解决稳定性问题上，以推动慢病毒载体基因疗法的商业化应用。

7.2.2　基因线路

7.2.2.1　CAR-T 细胞治疗

1. 技术原理

嵌合抗原受体 T 细胞治疗（CAR-T 细胞治疗）是一种基因工程改造的 T 细胞免疫疗法，旨在通过增强 T 细胞的抗肿瘤能力来治疗癌症。其原理是通过基因工程将患者自身的 T 细胞进行改造，使其表面表达一种人工合成的嵌合抗原受体，从而使这些 T 细胞能够识别并攻击癌细胞，而不再依赖传统的 T 细胞受体（TCR）通过主要组织相容性复合体（MHC）呈递抗原。CAR-T 细胞的结构由四部分组成：细胞外抗原识别结构域、铰链或间隔区、跨膜结构域及细胞内信号转导结构域。细胞内信号转导结构域包括 T 细胞活化域（如 CD3ζ）和共刺激信号域（如 CD28、4-1BB 等）。这种结构使得 CAR-T 细胞能够直接识别肿瘤表面抗原，并触发免疫反应。

CAR-T 细胞疗法已历经多年研究和多代发展（Uscanga-Palomeque et al., 2023）。第一代 CAR-T 细胞仅包含抗原识别结构域和 CD3ζ，表现出较低的抗肿瘤活性和较短的持续性。第二代 CAR-T 细胞通过加入共刺激信号域（如 CD28 或 4-1BB），显著提升了 T 细胞的持久性和抗肿瘤效果，成为目前临床批准的主要形式。第三代 CAR-T 细胞在第二代基础上进一步增加了激动信号结构域，增强了 T 细胞的活化和增殖能力。第四代 CAR-T 细胞（即 TRUCK）被设计为能在肿瘤微环境中持续释放细胞因子，从而增强抗肿瘤作用。第五代 CAR-T 细胞结合了更多信号途径，能够全面驱动 T 细胞的激活和增殖，提高了治疗效果。

除了传统的代际进展，CAR-T 细胞疗法还衍生出了多种改进型设计以应对特定的挑战。例如，串联 CAR（TanCar）通过两个 scFv 识别两种不同的肿瘤抗原，提供更广泛的抗原识别能力；双靶向 CAR 在同一 T 细胞上设计两个独立的 CAR，以同时识别两种不同的抗原；三重 CAR 进一步增加了抗原识别的灵活性，使用三个 scFv。还有一些特殊设计，如可开关 CAR、AND 门 CAR 和抑制型 CAR，它们通过外部机制控制 CAR-T 细胞的活性，确保治疗的安全性。例如，使用 SynNotch 受体或抑制性 CAR（iCAR）可以在出现不良反应时关闭 CAR-T 细胞，避免非肿瘤细胞的损伤。

此外，通用型 CAR（universal CAR）是另一种创新设计，旨在避免患者免疫系统对外源 T 细胞的排斥反应。通用型 CAR-T 细胞通过使用健康供体的 T 细胞并进行基因修饰，克服了传统 CAR-T 细胞治疗中的供体匹配问题。通过这种“现成型”治疗方案，可以为更多患者提供及时、经济有效的治疗。这些技术创新使得 CAR-T 细胞疗法在临床应用中展现出更强的适应性、精准性和安全性，同时推动了其在肿瘤治疗中的广泛应用。

2. 临床研究设计

目前 FDA 批准的两款 CAR-T 细胞产品分别是诺华的 Kymriah 和吉利德的 Yescarta，二者均靶向 B 细胞表面的 CD19，但在 CAR 设计上有所不同。Kymriah 的共刺激域使用 4-1BB，而 Yescarta 则使用 CD28。

Kymriah 的临床研究主要集中在儿童和青年人复发或难治性 B 细胞急性淋巴细胞白血病（ALL）患者。ELIANA 试验是一项关键的多中心临床研究，评估 Kymriah 在这一患者群体中的疗效和安全性。该研究的五年随访数据显示，接受 Kymriah 治疗的患者五年总生存率为 55%，而缓解的患者中位无事件生存率为 43.8 个月。此外，Kymriah 还被用于治疗复发或难治的滤泡性淋巴瘤，并在 ELARA 的 II 期试验中显示出显著的完全缓解率。

Yescarta 的 ZUMA-1 试验评估了该药物在复发或难治性大 B 细胞淋巴瘤（LBCL）成人患者中的疗效。长期随访结果显示，Yescarta 治疗能提供持久的缓解，4 年总生存率为 44%。此外，ZUMA-12 试验探索了 Yescarta 作为高危 LBCL 患者一线治疗的疗效，结果显示，单次输注后 85%患者获得客观疗效，其中 74%患者疾病完全治愈，并且 70%的患者在 9.3 个月的中位随访时仍保持疗效。

3. 监管审批过程

Kymriah 是全球首个获批的 CAR-T 细胞治疗产品，由 FDA 于 2017 年 8 月批准。该疗法获批用于治疗复发或难治性急性淋巴细胞白血病和复发或难治性成人弥漫大 B 细胞淋巴瘤。

Yescarta 则是全球第二款获批上市的 CAR-T 细胞治疗产品，由 FDA 于 2017 年 10 月 18 日批准。它用于治疗成人复发或难治性大 B 细胞淋巴瘤，并成为首款获批用于非霍奇金淋巴瘤（NHL）治疗的 CAR-T 细胞治疗产品。

2021 年 6 月 22 日，中国国家药品监督管理局批准了 Yescarta 在中国的上市申请，标志着 Yescarta 成为中国首款获批上市的 CAR-T 细胞治疗产品。该产品适应证为二线或以上系统性治疗后复发或难治性的大 B 细胞淋巴瘤，包括弥漫大 B 细胞淋巴瘤非特指型（DLBCL）、原发性纵隔 B 细胞淋巴瘤（PMBCL）、高级别 B 细胞淋巴瘤及滤泡淋巴瘤转化的 DLBCL。

4. 临床应用情况

Kymriah 在美国的定价为每次治疗 475 000 美元，尽管价格昂贵，其在市场上仍然具有一定的竞争力。然而，作为现有 CAR-T 细胞治疗产品中上市最早且定价最贵的产品，Kymriah 也是目前唯一一款出现营收下滑的 CAR-T 细胞治疗产品。这一现象部分源于其高昂的治疗费用，以及市场上出现的更多替代疗法。

Yescarta 的定价相对较低，为每次治疗 373 000 美元，自上市以来迅速在市场中获得了较大的份额，特别是在治疗大 B 细胞淋巴瘤方面。Yescarta 的销售业绩持续走高，表现亮眼。吉利德的另一款 CAR-T 细胞治疗产品 Tecartus 也在 2023 年有出色的表现，销售总额达到 3.7 亿美元，显示出其 CAR-T 细胞治疗产品在市场中的快速扩展和成功。

2012 年，第一例儿科患者接受了 CTL019（现称为 Tisacel）治疗，此时 CAR-T 细胞免疫治疗仍然是一个相对新兴的领域。此后，随着治疗方法的不断发展和临床试验的不断增多，CAR-T 细胞治疗产品迅速成为癌症治疗的重要选择。每年，临床试验数量显著增加，目前 https://clinicaltrials.gov/网站上已注册有超过 1000 项针对癌症患者的 CAR-T 细胞治疗临床试验。随着疗法的不断改进和扩展，CAR-T 细胞的适应证范围和治疗效果仍在不断提升，预示着该领域的巨大潜力和未来发展前景。

5. 未来前景与挑战

CAR-T 细胞治疗作为一种创新的治疗方法，展示了巨大的潜力，尤其是在血液系统恶性肿瘤的治疗中。通过基因编辑和合成生物技术，科学家们正在不断优化 CAR-T 细胞的设计，以提高其安全性和疗效。现有的 CAR-T 细胞治疗技术已经能够针对特定的肿瘤微环境（TME）实现免疫功能增强，并通过多种工程技术应对肿瘤抗原逃逸和异质性等挑战。例如，改良后的 CAR-T 细胞能够识别多种抗原，或者通过加入促进免疫微环境的因子来增强细胞的体内持久性。此外，研究人员还在探索如何使 CAR-T 细胞更有效地在实体瘤中迁移和穿透。

然而，CAR-T 细胞治疗的普及面临许多挑战。首先，基因编辑和病毒转导可能会带来潜在的安全风险，诸如脱靶效应和插入突变，可能导致不良的免疫反应或恶性转化。虽然目前尚未出现广泛的临床报道，但这一风险依然是未来研究和临床应用中需要密切监控的。此外，CAR-T 细胞的制造过程复杂，需要高度个性化的治疗方案，这对医疗系统构成了巨大的挑战。

尽管如此，CAR-T 细胞治疗的潜力远远超出了目前的应用范围。最显著的挑战之一是治疗实体瘤的有效性。实体瘤的肿瘤微环境复杂，免疫抑制性强，且抗原异质性较高，导致 CAR-T 细胞难以有效地渗透和攻击肿瘤细胞。此外，实体瘤的高负荷抗原也可能导致 CAR-T 细胞耗竭和效能下降。为了应对这些挑战，研究人员正在探索组合疗法，例如，将 CAR-T 细胞与化疗、免疫检查点抑制剂或免疫调节剂结合使用，以增强治疗效果。

除了癌症治疗外，CAR-T 细胞治疗还在其他领域展现出潜力，尤其是在自身免疫性疾病的治疗中。例如，CAR-T 细胞可以被用于靶向自体免疫细胞，如 B 细胞或 T 细胞，从而治疗系统性红斑狼疮或多发性硬化症等疾病。随着 CAR-T 细胞治疗在多个领域的研究和应用不断深入，未来有望在更多类型的疾病中取得突破。

7.2.2.2 溶瘤病毒

1. 技术原理

溶瘤病毒（oncolytic virus，OV）是一类能够选择性地感染并杀死肿瘤细胞的病毒，具有广泛的抗肿瘤潜力。其主要通过两大机制发挥作用：直接杀伤肿瘤细胞和激活免疫系统。溶瘤病毒通过特定的病毒载体进入肿瘤细胞，在细胞内复制并最终裂解癌细胞。裂解过程不仅导致肿瘤细胞死亡，还释放出肿瘤抗原，引发局部免疫反应，有助于激活免疫系统进一步攻击肿瘤细胞，甚至抑制远端转移。

不同于正常细胞，肿瘤细胞的高代谢状态和快速增殖特性使其成为病毒复制的理想目标。许多肿瘤细胞存在抗病毒免疫机制的缺陷，如缺乏强烈的抗病毒反应，使得病毒可以在肿瘤细胞中自由复制而不被清除。因此，溶瘤病毒能在肿瘤细胞中有效复制，并通过细胞裂解传播到未感染的肿瘤细胞，从而形成病毒的“连锁反应”，进一步扩展其杀伤效应。

除了直接的细胞裂解作用外，溶瘤病毒还能够刺激宿主的免疫反应。病毒感染后，肿瘤细胞会释放出肿瘤相关抗原（TAA）、新抗原（TAN）及危险相关分子模式（DAMP），这些分子能够激活先天免疫反应和适应性免疫反应。通过这种机制，溶瘤病毒不仅攻击已感染的肿瘤细胞，还能引导免疫细胞如树突状细胞、自然杀伤细胞（NK 细胞）和 T 细胞向肿瘤组织浸润，激活更强的抗肿瘤免疫反应。

溶瘤病毒的抗肿瘤效果还与肿瘤微环境密切相关。肿瘤的免疫逃逸机制常使肿瘤微环境处于“免疫冷”状态，即免疫细胞缺乏活性或数量不足。溶瘤病毒通过诱导肿瘤免疫原性细胞死亡（如免疫原性坏死和凋亡），能够将“冷肿瘤”转变为“热肿瘤”，为免疫检查点抑制剂等免疫疗法的应用创造条件，增强免疫治疗的效果。

此外，溶瘤病毒对肿瘤细胞外基质和肿瘤血管的影响也是其治疗效果的重要组成部分。溶瘤病毒能够直接感染肿瘤血管内皮细胞，抑制血管生成，同时改善肿瘤组织中药物和免疫细胞的渗透，进一步增强抗肿瘤效应。通过这一系列机制，溶瘤病毒不仅能够有效杀伤肿瘤细胞，还能通过免疫系统的激活实现对全身肿瘤的消除，具有极大的临床潜力。

2. 临床研究设计

溶瘤病毒的治疗潜力在近年来的研究中得到了显著关注，尤其是在与免疫疗法联合应用方面。为了提高溶瘤病毒的安全性和有效性，北京合生基因科技有限公司通过基因工程改造，构建了 SynOV1.1，这是一种基于 5 血清型的重组腺病毒，具有增强的复制能力。该病毒通过删除 E1B 和部分 E3 基因，并加入合成的感觉开关线路，设计了一种能够响应癌症特异性甲胎蛋白（AFP）启动子和两个 microRNA 输入的基因线路。这一回路的设计意图是增强肿瘤特异性 E1A 基因的表达，并通过表达免疫效应因子——人粒细胞-巨噬细胞集落刺激因子（GM-CSF），进一步激活免疫系统。研究人员还探讨了 SynOV1.1m 与抗 mPD-L1 单克隆抗体（mAb）的组合疗法。研究结果表明，SynOV1.1m 与抗 mPD-L1 mAb 联合使用时，比单独使用任何一种治疗方式都能获得更强的协同抗肿瘤效果。

在溶瘤病毒的临床研究中，T-VEC（talimogene laherparepvec，商品名 Imlygic）作为一种重组的 1 型单纯疱疹病毒（HSV-1），被广泛应用于转移性黑色素瘤的治疗。T-VEC 的开发基于其能够通过局部注射进入黑色素瘤组织并感染肿瘤细胞，进行复制和裂解，从而消灭肿瘤细胞。T-VEC 还通过表达 GM-CSF，促进肿瘤相关抗原的释放，激活局部免疫反应，并诱导全身性免疫反应，增强抗肿瘤免疫。

T-VEC 的有效性在多个体外和体内模型中得到了证实，特别是在黑色素瘤的临床试验中，通过直接注射 T-VEC 至肿瘤部位，能够显著抑制肿瘤的生长。T-VEC 的抗肿瘤效应是通过其溶瘤效应和免疫治疗效应的双重作用机制实现的。溶瘤效应通过病毒在肿瘤细胞内的复制和裂解作用杀死肿瘤细胞；免疫治疗效应则通过病毒感染后的免疫激活，诱导特异性 T 细胞的反应，从而达到抗肿瘤效果。

3. 监管审批过程

2020 年 11 月 27 日，北京合生基因科技有限公司的首款基因治疗产品 SynOV1.1 获得了美国食品药品监督管理局（FDA）的临床试验许可，用于治疗包括中晚期肝癌在内的甲胎蛋白阳性实体瘤。此产品随后在美国纪念斯隆•凯特琳癌症中心（Memorial Sloan Kettering Cancer Center）开展了 I/IIa 期临床研究。2021 年 10 月 11 日，SynOV1.1 腺病毒注射液获得了中国国家药品监督管理局的临床试验默示许可，成为国内首个获得人工基因线路精准调控技术支持的基因治疗产品。

T-VEC 最初由 BioVex 公司开发，后于 2011 年被安进（Amgen）公司以 4.25 亿美元收购。2015 年 10 月 27 日，FDA 批准了基于 *HSV-1* 基因改造的溶瘤病毒治疗产品 T-VEC，其是首个被批准的溶瘤病毒类治疗药物，用于靶向治疗黑色素瘤，显著延长患者总生存期。这一批准标志着溶瘤病毒治疗的临床应用进入了成熟阶段。T-VEC 随后也获得了欧盟的批准，并成为欧洲首个获准用于治疗黑色素瘤的溶瘤病毒产品。

4. 临床应用情况

2016～2020 年，溶瘤病毒市场发展较为缓慢，但随着技术创新的推进，越来越多的溶瘤病毒产品逐渐实现商业化。2020～2025 年（预计）全球溶瘤病毒市场的复合年增长率为 171.2%，未来溶瘤病毒市场也将快速增长，预计到 2025 年全球整体市场规模将达到 67.9 亿美元。

在溶瘤病毒产品中，SynOV1.1 在多个体外和体内模型中显示出显著的抗肿瘤效果。在大量人类和小鼠肝细胞癌（HCC）细胞系的研究中，SynOV1.1 展现了选择性杀伤靶肿瘤细胞的特异性，并能够在靶细胞中高效表达免疫刺激因子 hGM-CSF，其 IC50 值是正常细胞系的 3～35 倍。在小鼠实验中，将 SynOV1.1 注射到携带人类 HCC 细胞的免疫缺陷小鼠体内后，肿瘤体积显著缩小（约 80%），与对照组（索拉非尼治疗组肿瘤缩小约 30%）相比，效果格外显著。此外，SynOV1.1m（SynOV1.1 的小鼠治疗替代物）在免疫功能正常的小鼠中注射后，不仅增强了抗肿瘤效果，还诱导了全身性免疫反应，显著抑制了远端未经注射的肿瘤生长，表明其具有强大的免疫刺激作用。

T-VEC 主要数据来源于名为 OPTiM 的Ⅲ期多中心、非盲、随机临床试验。该试验共招募了 436 名患者，其中 16.3%的 T-VEC 治疗患者获得了持续 6 个月以上的持久应答（完全或部分应答），而对照组 GM-CSF 的持久应答率仅为 2.1%。在持久应答的患者中，29.1%达到了完全应答，70.8%达到了部分应答。在一项随机开放标签Ⅲ期试验中，T-VEC 与 GM-CSF 在未切除的 IIIB 至Ⅳ期黑色素瘤患者中进行比较，该试验的主要终点为独立评估的持久反应率（DRR，客观反应持续时间≥6 个月）。结果表明，T-VEC 的 DRR（16.3%）显著高于 GM-CSF 组（2.1%），比率为 8.9，P 值小于 0.001。T-VEC 治疗组的总体反应率为 26.4%，显著高于 GM-CSF 组的 5.7%，且 T-VEC 对 IIIB 期、IIIC 期或 IVM1a 期患者的疗效尤为显著。

5. 未来前景与挑战

溶瘤病毒疗法在治疗肿瘤方面展现了独特的优势，但其发展仍面临多重挑战。首先，目前可用的小鼠模型存在一定局限性，这可能影响溶瘤病毒疗效的评估。对于溶瘤病毒的潜在生物标志物的研究仍处于初期阶段。评估病毒疗效的生物标志物主要包括病毒 DNA 或蛋白质表达的检测，以及通过成像技术判断病毒是否到达肿瘤靶点，并评估病毒引发的肿瘤裂解效果。

其次，溶瘤病毒的给药途径仍是挑战之一。目前，瘤内给药是主要治疗方式，但这种局部给药方法使得疗法仅限于可手术的肿瘤，且对深层肿瘤或转移瘤的治疗存在困难。尽管静脉给药可以让病毒广泛感染所有病灶，但这可能导致中和抗体的生成，使病毒迅速清除，降低治疗效果。如何克服这些局限、开发更有效的给药方法，是未来研究的重要方向。

此外，如何平衡抗病毒和抗肿瘤免疫反应以实现最佳治疗效果也是一大挑战。溶瘤病毒治疗可能因宿主免疫系统的反应受到限制，尤其是腺病毒或 HSV 等病毒载体可能因先前接触引发的抗体反应而影响病毒复制。中和抗体的出现也可能限制病毒载体的重复使用。

随着治疗策略的不断发展，联合治疗成为提升溶瘤病毒疗效的重要手段。溶瘤病毒与免疫检查点抑制剂的联合应用已显示出更好的治疗效果。然而，这些联合治疗的具体机制仍不完全明了，未来需要进一步探索联合治疗的最佳方案、剂量和给药时机。

7.2.3 基因编辑工具

7.2.3.1 以 CRISPR 工具为基础的遗传疾病基因疗法

1. 技术原理

CRISPR/Cas9 技术是一种革命性的基因组编辑工具，源自细菌的适应性免疫机制。其核心组件包括引导 RNA（gRNA）和 Cas9 核酸内切酶。gRNA 由约 20 个核苷酸组成，能够与目标 DNA 序列特异性结合。当 gRNA 与 Cas9 蛋白形成复合物后，Cas9 在目标 DNA 的特定位点引发双链断裂。这种断裂通常通过非同源末端连接（NHEJ）修复，可能导致插入或缺失突变，从而破坏基因功能。此外，CRISPR/Cas9 系统还可通过同源定向修复（HDR）途径，实现精确的基因插入或替换。该技术已被广泛应用于多种生物体的基因组编辑，推动了遗传疾病治疗等领域的研究进展（Aljabali et al.，2024）。

2. 临床研究设计

镰状细胞病（SCD）是一种由 β-球蛋白链突变引起的遗传性血红蛋白病，现有治疗方法主要集中在症状控制，疗效有限。Casgevy 是首个基于 CRISPR/Cas9 的 SCD 基因疗法，通过精准编辑造血干细胞中 BCL11A 基因的红细胞特异性增强子区域，提高了胎儿血红蛋白（HbF）水平，从而减少了血管闭塞事件。临床试验数据显示，Casgevy 可显著减少输血需求和血管闭塞事件，改善患者生活质量。这一疗法无需供体移植，降低了移植物抗宿主病（GVHD）风险和免疫抑制药物依赖性，成为一种变革性治疗选择（Singh et al.，2024）。

NTLA-2001 是另一种基于 CRISPR/Cas9 技术的基因编辑疗法，旨在治疗转甲状腺素淀粉样变性（ATTR）及其相关心肌病（ATTR-CM）。ATTR 是由转甲状腺素（TTR）蛋白的错误折叠和积累所引起的疾病，导致心脏和神经系统受损。传统治疗方法依赖长期药物治疗，然而效果有限，且可能引发不良反应。NTLA-2001通过静脉注射将药物直接应用于肝脏细胞，编辑 TTR 基因，减少 TTR 的产生，从而减缓 ATTR 的进展。该疗法的递送系统采用了脂质纳米颗粒（LNP），将 Cas9 蛋白的 mRNA 和靶向 TTR 基因的引导 RNA 送入肝细胞，通过基因编辑机制使 TTR 基因发生突变，从而减少其表达。研究表明，基因敲除对正常生理过程几乎没有不良影响（Shahzad et al.，2022）。

3. 监管审批过程

2023 年 11 月，英国药品和保健产品监管机构（MHRA）批准 Casgevy（exa-cel）有条件上市，用于治疗 SCD 和输血依赖型地中海贫血（TDT），预计适用于约 2000 名患者。同年 12 月，美国 FDA 批准其上市，标志着 Casgev 成为全球首个获批的 CRISPR/Cas9 基因编辑疗法。

NTLA-2001 的开发由 Intellia Therapeutics 公司主导，与 Regeneron Pharmaceuticals 公司合作进行临床试验。2021 年，NTLA-2001 启动了针对 ATTR 淀粉样变性的临床试验，2022 年提交了初步临床数据，FDA 随后决定启动加速审评程序。鉴于 NTLA-2001 的创新性和在 ATTR 治疗中的潜力，FDA 于 2022 年授予其“突破性疗法认定”，加速了其开发和审批进程。2023 年，NTLA-2001 获得了 FDA 的加速审批许可，成为治疗遗传性 ATTR 淀粉样变性的首个基因编辑疗法。

4. 临床应用情况

关键临床试验 CLIMB SCD-121 的结果表明，接受 Casgevy 治疗的 96.7%患者在至少 12 个月内无血管闭塞性危象（VOC），且 100%患者未因 VOC 住院。试验中，44 名患者的中位随访时间为 19.3 个月，疗效持久且安全性良好，无治疗相关恶性肿瘤报告。该疗法的定价为 220 万美元，在大幅改善患者生活质量的同时，为基因治疗领域树立了新标杆。

NTLA-2001 通过单次静脉注射进行给药，在肝脏特异性递送并编辑 TTR 基因，显示出极高的疗效。小鼠临床试验显示，NTLA-2001 可将 TTR 水平降低超过 97%，且疗效持久。人体临床试验结果也十分乐观，12 名患者接受 NTLA-2001 后，血清 TTR 水平在 28 天内显著降低（下降幅度超过 90%），且副作用较少，只有少数患者报告了一过性输液反应。治疗后 TTR 水平持续降低，并维持 4～6 个月。该治疗具有较好的耐受性，且可能成为改善 ATTR 心肌病患者预后的新选择。然而，仍需进一步研究其长期安全性和有效性，特别是在高危患者群体中的应用，评估 TTR 水平显著降低对患者生活质量、功能能力和生存率的影响。此外，该技术还具有在其他遗传性疾病中的应用潜力（Kotit，2023）。

5. 未来前景与挑战

CRISPR/Cas9 技术凭借其精准高效的基因编辑能力，为遗传疾病治疗带来革命性前景。其未来发展方向为更精确的编辑工具开发，如高保真 Cas9 和碱基编辑技术，以减少脱靶效应并提升特异性。同时，纳米材料和非病毒载体等新型递送系统的应用，或将突破当前递送效率低和细胞/组织特异性不足的限制，为基因编辑治疗提供更安全高效的手段。此外，CRISPR 技术还可助力个性化医疗，针对患者特定基因突变，设计量身定制的疗法，推动精准医疗的发展。

然而，这项技术的全面应用仍面临诸多挑战。一方面，脱靶效应和潜在的长期安全风险需要进一步评估；另一方面，复杂生物环境下的递送系统优化仍是亟待攻克的难题。此外，伦理和监管问题也在阻碍 CRISPR 技术的推广，基因编辑可能对人类胚胎或生态系统带来不可预见的影响，这要求研究者与政策制定者共同制定强有力的伦理和监管框架，以确保技术的负责任应用。

7.2.3.2　TALEN 技术编辑的通用 CAR-T 细胞

1. 技术原理

通用 CAR-T（UCART）细胞是一种通过基因工程技术制备的“现货”CAR-T 细胞，旨在克服自体 CAR-T 细胞的局限性（Sun et al.，2022）。UCART 细胞使用健康供体的 T 细胞，经过基因编辑或非基因编辑技术（如敲除 T 细胞受体基因）进行改造，以避免移植物抗宿主病和宿主抗移植物反应，确保异体 CAR-T 细胞在患者体内存活并有效靶向肿瘤细胞。UCART 的“通用设计”分为两部分：通用 CAR 设计和通用 T 细胞设计。通用 CAR 采用生物素结合免疫受体或分体式通用可编程系统，将抗原靶向结构域与 T 细胞信号转导域分离，使 CAR-T 细胞能够识别多种肿瘤相关抗原。用于 UCART 细胞的基因编辑工具包括锌指核酸酶（ZFN）、转录激活因子样效应物核酸酶（TALEN）和 CRISPR/Cas9 等，帮助精确修改 T 细胞功能，提升治疗效果。

TALEN 是一种基因编辑工具，广泛应用于 CAR-T 细胞的生产和优化。TALEN 属于嵌合型核酸酶，由 DNA 结合域和源自 *Fok* I 限制性内切酶的序列无关裂解域组成，能够精准识别并切割特定 DNA 序列。其工作原理是通过 TALEN 的 DNA 结合部分识别目标 DNA 序列，并引入限制性内切酶 *Fok* I 引发 DNA 双链断裂。细胞修复这些断裂时，通过非同源末端连接或同源定向修复机制，达到基因定向敲除或修饰的目的（Becker and Boch，2021）。尽管 TALEN 相比于 ZFN 更为灵活易用，但其复杂的设计和构建仍然使其使用较为耗时。与 CRISPR/Cas9 相比，TALEN 的设计则较为烦琐。2015 年，TALEN 技术首次成功地用于治愈癌症，标志着其在癌症免疫疗法中的重要应用。

2. 临床研究设计

由 Servier 公司和 Allogene Therapeutics 公司共同开发的 UCART19 针对复发/难治性 B 细胞急性淋巴细胞白血病（r/r B-ALL）成人患者，是由经过基因改造的健康供体的外周血单个核细胞制成，其特点是去除了 T 细胞受体 α 链（*TRAC*）基因，降低了移植物抗宿主病风险，且敲除 *CD52* 基因，提高其对阿仑单抗的抗性。该产品首次应用于一例婴儿患者的治疗，取得了完全缓解，并在 5 年内未复发。临床试验中，UCART19 显示出一定的疗效和安全性，尤其是在预处理过的患者群体中。

3. 监管审批过程

2017 年 2 月 7 日，Cellectis 宣布 UCART123 获得 FDA 的 IND 批准，成为第一款进入临床试验的异体 CAR-T 细胞产品。同年 3 月，施维雅（Servier）、辉瑞（Pfizer）和 Cellectis 公司联合宣布 UCART19 也获得 FDA 批准，开始在美国进行临床试验，治疗复发/难治性急性淋巴细胞白血病。

4. 临床应用情况

在一项国际多中心的 I 期临床试验中，25 名复发或难治性 B 细胞急性淋巴细胞白血病成人患者接受了不同剂量的 UCART19 治疗，所有患者均先接受氟达拉滨和环磷酰胺的淋巴清除治疗，试验的主要终点是安全性，次要终点为总反应率、反应持续时间、无复发生存期等。结果显示，12 例（48%）患者达到了完全缓解或血液学未完全恢复的完全缓解。尽管存在一些不良反应，如细胞因子释放综合征和感染，但其安全性总体可控，且异体 CAR-T 细胞在临床应用中表现出可行性。研究还发现，56%的患者体内出现了 UCART19 细胞扩增，且扩增持续时间为 28 天。该试验初步证明了 UCART19 在复发或难治性 B-ALL 患者中的安全性和有效性，表明异体 CAR-T 细胞治疗具有可行性和潜力，未来需进一步优化其治疗效果。

5. 未来前景与挑战

TALEN 技术通过特异性识别并切割 DNA，较少产生脱靶效应，因此在一些精确编辑任务中表现出色。TALEN 相比于 CRISPR 具有较为复杂的设计和操作要求，但其在避免不必要突变方面的优势，使其在某些临床应用中成为可行的选择。

尽管目前自体 CAR-T 细胞疗法已显示显著疗效，但仍面临成本高昂、制备过程耗时且复杂等问题。自体 CAR-T 细胞的制备过程通常需要 2～3 周，且失败率为 2%～10%。患者的 T 细胞可能因功能失调或化疗影响不适合用于 CAR-T 细胞制备；此外，若外周血单核细胞中混入白血病细胞，也可能导致免疫逃逸的风险。UCART 细胞疗法通过利用健康供体的 T 细胞和改良的 CAR 设计，能够解决这些问题，减少个体差异带来的不确定性，提高治疗的普及性和安全性。然而，UCART

细胞疗法仍处于临床研究的早期阶段，每种 UCART 产品的定位和优化仍需探索。预计 UCART 细胞疗法将在临床应用中逐步发展，首先作为自体 CAR-T 细胞治疗的辅助治疗，然后再推进至一线治疗。在此过程中，随着技术的进步和产品升级，UCART 的疗效和可及性有望进一步提高。

7.2.4　细胞工程

7.2.4.1　自体细胞免疫激活疫苗

1. 技术原理

细胞免疫激活疫苗旨在通过增强患者的细胞免疫反应，特别是 T 细胞的活化，来治疗癌症和传染病。免疫疗法分为主动免疫疗法和纳入免疫疗法两大类（Oelke et al.，2005）。主动免疫疗法的目标是将抗原引入患者体内，激活免疫系统，破坏免疫耐受性，尤其是激活体内的“隐性”T 细胞库。纳入免疫疗法则包括体外扩增抗原特异性的 T 细胞，并将这些扩增后的 T 细胞重新输注到患者体内。治疗过程中，患者的抗原呈递细胞（APC），如树突状细胞（DC），在激活 T 细胞时起着至关重要的作用。为了克服自体 APC 质量不稳定和数量不足的问题，科学家们研究开发了人工抗原呈递细胞（aAPC）。这些 aAPC 通过模拟自然 APC 的功能，能够有效激活 T 细胞，产生更为特异的免疫反应。通过人工方式提升抗原呈递细胞的活性，不仅能够增强细胞免疫的效果，还可以应用于癌症、器官移植等免疫抑制的患者。

纳入免疫疗法的优势在于能够选择性地扩增特定的细胞毒性 T 细胞（CTL），并将其转移回患者体内。这一过程通常需要快速、高效的 T 细胞扩增技术，并且为了确保扩增细胞的质量和数量，往往伴随着大量的成本和时间消耗。早期的研究主要聚焦于巨细胞病毒（CMV）特异性 T 细胞的扩增和转移，并已在治疗免疫功能低下的患者中获得了积极效果。随着研究的深入，癌症治疗中的纳入免疫疗法也逐步取得了显著进展。通过使用抗原特异性的 T 细胞，研究者们已证明，纳入免疫疗法能够显著促进抗肿瘤免疫反应，并带来显著的临床效果。

2. 临床研究设计

Sipuleucel-T 是一种通过自体抗原呈递细胞激活的细胞免疫激活疫苗，主要用于治疗前列腺癌。其制备过程中，患者的外周血单核细胞经过白细胞清除术收集，再通过体外培养，使用由肿瘤抗原（如前列腺酸性磷酸酶）和免疫激活因子粒细胞集落刺激因子（GM-CSF）组成的融合蛋白进行激活。这一过程需要 36～44 h，以确保细胞获得充分的激活能力。Sipuleucel-T 的治疗方案通常包括三次治疗，每次治疗间隔约为 2 周。每次治疗所使用的细胞量是基于首次白细胞分离的数量，确保每次输注的细胞达到治疗所需的最小细胞数（Sims，2012）。

DPX-Survivac 是一种基于 DepoVax™平台的创新性肿瘤疫苗，专注于诱导强大而持久的存活素特异性 T 细胞反应。该平台通过独特的油基制剂促使抗原呈递细胞主动吸收抗原，并利用 Toll 样受体激活剂激活先天免疫，同时延长适应性免疫反应（Brewer et al.，2018）。针对存活素这一在多种肿瘤中高度表达的抗原，研究设计包含疫苗与低剂量环磷酰胺（CPA）的联合治疗，通过减少调节性 T 细胞进一步增强免疫激活。

3. 监管审批过程

Sipuleucel-T（PROVENGE®）是第一个获 FDA 批准的自体细胞免疫疗法，专为前列腺癌患者设计。在 2007 年 FDA 首次审查时，由于申请中存在诸如安全性和有效性数据不足等问题，未能获得批准。然而，Dendreon 公司随后进行了更多的临床试验，并提供了更为完善的数据，最终使 FDA 在 2009 年批准了该疗法。临床试验的结果显示，Sipuleucel-T 显著延长了转移性去势抵抗前列腺癌（mCRPC）患者的生存期，这一数据为 FDA 最终批准该疗法提供了支持。FDA 批准时强调了生产和质量控制过程的合规性，确保了 Sipuleucel-T 的持续安全性、有效性和高质量。

DPX-Survivac 已获美国 FDA 授予的晚期卵巢癌维持治疗的快速通道资格及孤儿药资格，同时获欧洲药品管理局认可为孤儿药。2011 年，FDA 批准了其 IND 申请，用于 I/II 期临床试验，目标是评估其安全性和免疫效能。I 期临床以剂量范围研究为主，确定 II 期最佳剂量。II 期设计为随机双盲安慰剂对照试验，旨在验证其在晚期卵巢癌患者中的疗效。成功的 I 期结果使后续研究得以推进，无需额外申请程序。

4. 临床应用情况

Sipuleucel-T 的临床应用主要针对无症状或症状轻微的转移性去势抵抗前列腺癌患者。在 III 期临床试验中，Sipuleucel-T 显示了生存期的显著延长，并且与对照组相比，患者的死亡风险降低了 22%。该治疗方案的副作用一般较轻微，主要为注射部位的不适和短暂的发热等，且通常在 2 天内自行缓解。Sipuleucel-T 通过诱导强大的抗原特异性免疫反应，能够有效提高患者的免疫耐受力，并通过持续的免疫反应延缓肿瘤的生长速度（Sonpavde et al.，2012）。

该疗法特别适用于免疫功能较弱或处于免疫抑制状态的患者群体。通过将抗原呈递细胞激活，Sipuleucel-T 不仅有助于抵抗肿瘤，还能够在一定程度上激发免疫记忆反应，为患者提供长期的免疫保护。

DPX-Survivac 在多项临床试验中显示出广泛的免疫和抗肿瘤效应。在铂敏感或耐药的卵巢癌患者中，80%的受试者产生了存活素特异性 T 细胞反应，并与显著的肿瘤浸润和抗肿瘤反应相关。ELISPOT 和 RNAseq 数据揭示，治疗后肿瘤组织的 T 细胞信号通路显著增强，细胞毒性标志物及 NK、B 细胞标志物上调。

在复发性/难治性 DLBCL 的 SPiReL 研究中，11 名可评估患者中 7 人（63.6%）显示客观应答率，10 人（90.9%）表现出临床获益（Berinstein et al.，2020）。DPX-Survivac 联合 CPA 和 pembrolizumab 展现了优异的耐受性和免疫原性，注射部位反应多为轻度，可作为免疫激活的替代生物标志物。这些数据支持了其作为靶向免疫疗法的重要潜力，并为优化治疗剂量和组合提供了基础。

5. 未来前景与挑战

细胞免疫激活疫苗在癌症和传染病治疗中的应用前景广阔，但仍面临着多个挑战。首先，自体抗原呈递细胞（如 DC）的获取困难且成本高昂，这在临床推广过程中构成了巨大的障碍。为了克服这一问题，研究者们已经开始探索人工抗原呈递细胞，这些人工细胞能够模拟自然细胞的免疫激活作用，并且可以通过标准化生产过程降低治疗的成本。然而，如何确保这些人工细胞在临床中的有效性和安全性仍然是一个亟待解决的问题。

另外，尽管纳入免疫疗法已经在一些临床研究中显示出积极的疗效，但仍需要进一步探索其在不同癌种和患者群体中的应用效果。特别是在免疫抑制的患者中，减少免疫抑制性细胞（如 Treg 和 MDSC）或防止 T 细胞衰竭是当前策略的核心目标；如何优化细胞免疫激活疗法的效果，并减少副作用，是未来研究的重要方向。同时，新型 T 细胞激活方法（如基于 HLA-Ig 的 aAPC）已显示出潜力，并可能成为未来的主流方向。

癌症疫苗成功的另一个决定因素是如何增强抗原特异性免疫反应。尽管疫苗需激活初始 T 细胞或抗原特异性 T 细胞以分化为记忆细胞，其激活过程的临床机制仍未完全明确，特别是在癌症患者中的过程仍不清楚。有效的免疫激活结合检查点抑制剂，可能显著提升疗效，而疫苗对肿瘤微环境的调节也被认为是成功的关键。

7.2.4.2　间充质干细胞疗法

1. 技术原理

间充质干细胞（MSC）是一类多能干细胞，因其在再生医学和细胞疗法中的广泛应用潜力而备受关注。最初，MSC 在骨髓中被发现，后续研究表明，这些细胞广泛存在于脂肪、脐带等多种组织中，其中脂肪组织是其最丰富的来源。这些细胞具有独特的附着性，可以通过体外培养和扩增进行研究与应用。MSC 的表型特征定义了其独特性：它们表达 CD73、CD90 和 CD105 等分化簇分子，同时缺乏 CD34、CD45 和 HLA-DR 抗原。这些表型特征使得 MSC 能够在适当的条件下增殖并分化为多种来源于中胚层的细胞类型。此外，研究还表明 MSC 能够跨越外胚层和内胚层的分化界限，形成皮肤细胞、神经元、肝细胞等。这种多能性使得MSC在组织修复、自身免疫性疾病治疗等领域具有重要的应用价值。虽然MSC具有“干细胞”这一称谓，但它们的多能性和自我更新能力受到严格调控，因此更适合作为再生医学中的细胞工具（Kobolak et al.，2016）。

MSC的免疫调节功能是其应用于治疗多种疾病的重要基础。它们通过抑制炎症信号、促进免疫耐受及诱导调节性T细胞的生成来实现免疫调控。这种功能已被广泛应用于移植物抗宿主病（GVHD）、类风湿性关节炎、系统性红斑狼疮等自身免疫性疾病的研究和治疗。作为一种天然的抗炎和免疫调节工具，MSC在众多临床前和临床研究中均显示出显著的治疗潜力。目前，全球范围内针对MSC的临床试验已超过500项，涵盖心血管疾病、肝脏疾病、神经退行性疾病等多个领域。虽然部分研究仍处于早期阶段，但已有诸如Prochymal等基于MSC的疗法获批，用于治疗GVHD等严重病症。

2. 临床研究设计

RYONCIL（remestemcel-L）是一种间充质干细胞疗法，针对类固醇难治性急性移植物抗宿主病（SR-aGVHD）。在一项针对SR-aGvHD患儿的单臂、多中心、III期试验中，89%的患儿患有严重的C级或D级疾病，其中70%的患儿在接受RYONCIL治疗的第28天获得了总体应答，而这一指标可预测aGVHD患儿的存活率。

此外，RYONCIL的免疫调节作用，包括抑制T细胞活化和促炎细胞因子的分泌，使该疗法有可能用于炎症过度疾病的其他适应证。

艾米迈托赛注射液（商品名“睿铂生”）是国内首款基于间充质干细胞的静脉注射治疗药物，针对急性移植物抗宿主病进行长期研发。其研究聚焦于异基因造血干细胞移植后常见的多系统炎症疾病，通过II期和III期临床试验评估疗效。II期试验显示，尽管在第28天的总体缓解率无显著差异，但MSC组患者在第2周后逐步获益，特别是肠道受累患者。基于探索性研究的积极数据，艾米迈托赛注射液获国家药品监督管理局附条件批准，用于激素治疗失败、14岁以上消化道受累为主的aGVHD患者。

3. 监管审批过程

2024年7月，Mesoblast公司重新提交了生物制品许可申请，解决了化学、制造与控制问题，并获FDA批准。2024年12月18日，RYONCIL成为美国FDA批准的首个MSC疗法，也是首款用于治疗2个月及以上儿童SR-aGVHD的间充质干细胞产品。该药物被授予“孤儿药”、“快速通道”和“优先审查”资格，未来计划通过儿科适应证的获批逐步拓展至成人患者。

艾米迈托赛注射液于2024年6月被纳入国家药品监督管理局优先审查程序，显著缩短审批周期至130天，并于2025年1月2日正式获批上市。其监管里程碑包括 2020 年 CDE 批准开展 II 期临床试验和 2024 年获得全国首张干细胞药物生产许可证。这款药物填补了国内 MSC 疗法在产业化和临床应用方面的空白，成为干细胞药物领域的重要突破。该产品还享有孤儿药和优先审评审批政策支持，体现了国家对创新生物药物的重视。

4. 临床应用情况

对于 ruxolitinib 治疗失败的 SR-aGVHD 患者，此前尚无获批疗法，100 天存活率仅为 20%～30%。RYONCIL 在扩展准入治疗中表现出显著疗效，在 51 名对 ruxolitinib 等药物无效的成人和儿童患者中，100 天存活率提高至 67%。儿童适应证获批后，Mesoblast 计划在 ruxolitinib 耐药的成人和青少年 SR-aGVHD 患者中开展 III 期试验。该研究将与美国血液和骨髓移植临床试验网络合作，由美国国立卫生研究院资助，该网络覆盖约 80%的移植手术。

艾米迈托赛注射液为 aGVHD 患者提供了全新的治疗选择，与此前的疗法相比表现出显著的疗效提升。尤其是在肠道受累和多次输注患者中，治疗效果更为明显。这款药物的成功上市标志着 MSC 疗法的商业化和临床应用进入新阶段，同时激发了干细胞疗法在其他适应证（如特发性肺纤维化、脑卒中、糖尿病等）的探索潜力。

5. 未来前景与挑战

随着研究的深入，间充质干细胞（MSC）在再生医学中的应用前景愈发明朗。它们的多能分化能力和强大的免疫调节特性为治疗多种退行性和免疫相关疾病提供了可能。然而，实现 MSC 在临床中的全面应用仍然面临诸多挑战，特别是在细胞扩增、质量控制以及精准靶向方面（Rafiq et al.，2013）。

首先，MSC 的大规模体外扩增是实现其广泛临床应用的基础，但这一过程充满技术难题。MSC 的锚定依赖性（黏附性）要求在培养中提供适宜的表面支撑，这大大增加了其扩增的复杂性。当前的扩增技术主要基于静态单层培养方法，但这种方法难以满足异体细胞疗法所需的细胞数量。为此，微载体生物反应器等新技术正在探索中。这些系统通过提供大规模可控的培养环境，不仅提高了细胞产量，还能更好地保持 MSC 的质量和功能。然而，如何在大规模生产中维持细胞的关键质量属性，包括效力、纯度和安全性，仍需进一步优化。

其次，MSC 应用于复杂疾病时的治疗机制尚未完全阐明，特别是在多因素交互的微环境中。MSC 的命运决定受生物物理和生物化学线索的双重调控，这些线索往往在三维微环境中展现出复杂性。目前，微工程技术正被广泛应用于模拟 MSC 的原生微环境。例如，通过光刻和微型成型技术构建的三维生物材料，可以精确控制细胞的生长条件和分化路径。此外，生物打印技术的引入为构建个性化的组织工程构建物提供了可能性。这些技术进步将极大地提高 MSC 在临床应用中的效果和稳定性。

尽管 MSC 显示出广阔的应用前景，其在临床转化中仍面临显著挑战。当前，MSC 在治疗不同疾病时的疗效差异较大，部分原因可能是细胞的来源、培养条件及移植后微环境的差异。同时，免疫排斥反应和潜在的癌变风险也需通过严格的临床研究及监管加以规避。此外，如何结合 MSC 的免疫调节特性与再生功能，在更广泛的病症中实现精准治疗，也是未来研究的关键方向。

未来，MSC 的研究将集中于优化其制备和应用技术，并探索其在个性化和精准医疗中的潜力。通过将 MSC 与先进的微工程、生物材料技术相结合，有望构建复杂的三维微环境，以更好地控制细胞行为。与此同时，随着基因编辑和合成生物技术的应用，MSC 的功能和安全性有望进一步提升，为其在再生医学中的突破性应用铺平道路。

7.2.5 递送工程

7.2.5.1 表达 HGF 的质粒 DNA 药物

1. 技术原理

裸质粒 DNA 递送是一种通过将目的基因编码的质粒 DNA 直接注射到目标组织中以发挥治疗作用的基因治疗技术。该方法以肝细胞生长因子（HGF）的基因疗法为代表，为缺血性疾病提供了一种创新的治疗方法。HGF 最初用于治疗肝脏疾病，但随后发现其基因制剂能够促进新血管的大量生成，显著改善缺血组织的血流灌注。治疗性血管生成（therapeutic angiogenesis，TA）作为一种全新的血运重建手段，旨在通过诱发血管生成、动脉形成或血管发生，增强组织的血液供应。裸质粒 DNA 递送因其操作简便、安全性高且易于规模化生产，成为基因治疗的有效方法之一。

2. 临床研究设计

在治疗缺血性疾病（如重度下肢缺血，CLI）中，此前临床上尚无特效药物治疗，患者多依赖于介入手术或血管搭桥手术，但这些方法受限于创伤性、适用范围和复发率问题。裸质粒递送技术主要通过直接向患者的缺血部位注射编码 HGF 的质粒 DNA，以诱导血管新生并形成侧支循环。多项临床研究表明，这种方法能够有效改善下肢缺血区域的血流灌注，从而缓解缺血症状。然而，目前大规模的循证医学证据仍不足，现有研究多集中于小样本临床试验。例如，日本研发的基于 HGF 的基因治疗产品 Collategene®的临床试验总例数仅 77 例，这导致其安全性和有效性数据仍显不足，限制了其更广泛的应用推广。

3. 监管审批过程

在全球范围内，裸质粒 DNA 递送技术的应用尚属早期阶段，成功上市的产品屈指可数。Collategene®由日本 AnGes 公司研发，是全球首个获批的 HGF 基因治疗产品。日本采用了附条件、附期限审批机制，以加速新型再生医疗产品的临床应用。根据该制度，只要临床试验数据能够证明产品的安全性并推定其有效性，便可获批上市，适用于特定医疗机构并在专业人员指导下使用。Collategene®于 2018 年递交申请，仅用约 14 个月便获得批准，显示了快速审批制度在基因疗法领域的积极作用。然而，附条件批准要求产品在最长 7 年的期限内完成有效性和安全性的确认，并再次提交申请以决定其市场地位。

4. 临床应用情况

Collategene®于 2019 年正式上市，用于治疗重度下肢缺血患者。然而，尽管其获批具有里程碑意义，其商业化进程并不理想。主要原因包括：临床试验样本量较小导致适应证范围有限；长期安全性和疗效数据不足；缺乏明确的动脉生成客观证据，影响给药剂量、频率和范围的优化。此外，产品使用受到严格限制，仅能在具备条件的医疗机构中使用，并需告知患者潜在风险，获得其知情同意。这些因素综合导致了市场对 CLI 基因疗法的接受度较低。

5. 未来前景与挑战

裸质粒 DNA 递送技术作为一种潜力巨大的基因治疗手段，在治疗缺血性疾病方面展现出广阔前景。然而，其发展面临诸多挑战，包括长期安全性问题、疗效证据不足及商业化推广困难。尽管目前未观察到严重的不良事件，基因治疗的长期安全性和载体可能引发的免疫反应仍需深入研究。此外，尽管动物实验和小规模临床研究显示出一定疗效，但缺乏大样本、高质量的循证医学证据，限制了对剂量和给药频率的优化指导。产品商业化推广也受到高生产成本、严格使用条件和受众范围较窄的限制，需要进一步优化工艺并降低成本。未来，裸质粒 DNA 递送技术有望通过优化递送系统、借助人工智能加速基因设计与临床方案优化，以及通过国际多中心临床试验积累更全面的数据实现突破。在监管政策支持和技术创新驱动下，该技术将为缺血性疾病治疗及其他医学领域带来更高效、安全的解决方案。

7.3　合成生物技术用于药物开发面临的挑战

7.3.1　药物监管的复杂性

7.3.1.1　药物监管审批流程

药物批准程序对于确保创新的合成生物技术疗法的安全性和有效性至关重要，不仅有助于科学家和企业顺利将合成生物技术药物推向市场，也能为临床应用提供必要的法律和监管保障。通常的药物审批流程大致分为以下几个部分（图 7-2）。

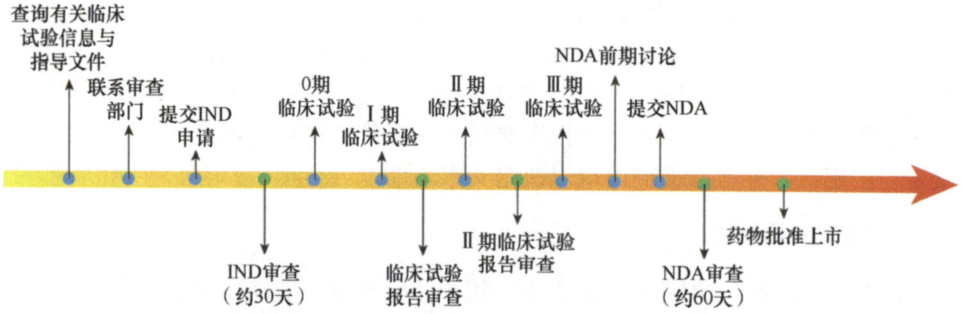

图 7-2　药物临床试验开展至最终批准的时间线

1. 临床前研究

临床前研究在美国和中国的程序大致相同，药物在进入临床阶段前，必须经过一系列的药理学、毒理学和制造工艺评估，一般包括体外实验和动物实验，旨在评估药物的有效性、安全性和生产可行性。研究包括药理学和毒理学研究、药物给药方式的开发以及稳定性测试。美国要求申请人提交临床前数据并获得 FDA 批准后，才能进行临床试验。中国也要求申请者向国家药品监督管理局提交临床试验申请，并且必须提供类似的非临床数据。

2. IND 申报

在 FDA 的审批流程中，药物进入临床试验之前必须提交 IND（Investigational New Drug）申请，并经过 FDA 的审查批准。根据药物的不同用途，IND 申请分为三种类型：研究者 IND，由研究者提交，通常由学术机构或医生主导，药物研究和分发由申请者负责；紧急使用研究性新药（EIND），适用于紧急情况下的药物使用，FDA 会在提交完整的 IND 之前提供临时使用许可；治疗 IND，当药物在临床试验中显示出初步有效性，且用于严重疾病时，允许在临床研究完成之前使用。

在中国，药物进入临床研究之前也需要提交临床研究批准申请，并由国家药品监督管理局审查。中国的审批流程相对严格，特别是在申请初期要求提交详细的研究方案、质量控制标准及非临床数据。此外，临床试验必须获得伦理委员会的批准并确保受试者的知情同意（Van Norman，2016）。

3. 临床试验

临床试验通常分为四个阶段（0 期、I 期、II 期、III 期）。FDA 和中国的临床试验结构大体一致，但在具体流程上存在一些细微差别。

0 期临床试验：主要用于探索性实验，通常涉及少数健康志愿者，目的是评估药物是否与预期靶点结合。

I 期临床试验：评估药物的初步安全性与耐受性，通常由 20～80 名健康志愿者参与，重点是确定最大耐受剂量（MTD）。

II 期临床试验：涉及数百名患者，主要关注药物的治疗效果及其在特定病症中的安全性。

III 期临床试验：通常规模更大，目标是确认药物疗效，并与现有治疗方法进行对比。

此外，在临床试验的同时，IIT（investigational investigator-initiated trial）是由研究者主导的临床试验，通常用于探索已批准药物的新适应证或治疗方案，与制药公司主导的试验不同。IIT 能够提供客观的临床证据，帮助解决实际临床问题，推动转化医学进展。尽管面临资金和监管挑战，但 IIT 对验证药物附加临床价值、提高研究公正性和可信度具有重要意义，尤其在高风险的药物开发阶段。

4. NDA 审查与注册上市

在成功完成 III 期临床试验后，药物申办方可向 FDA 提交新药申请（NDA），其中包括药物的临床数据、制造工艺、质量控制标准、药理学和药代动力学数据等。FDA 将对这些数据进行详细审查，并决定是否批准上市。审批过程中，FDA 可能要求提交额外的数据，或对标签内容提出修改建议。

在中国，药物完成临床试验后，申请者需提交注册申请，包括临床试验数据、药品质量标准和药品说明书。国家药品监督管理局会组织专家审查，并在符合要求的情况下颁发药品注册证书，使药物可以正式上市。

5. 上市后风险评估

无论在美国还是中国，药物上市后都会进入风险评估阶段，旨在确保药物在市场上持续安全有效。FDA 对上市药物进行第 IV 期（上市后）监控，评估药物的长期效果与副作用，并通过药物警戒系统（MedWatch）等计划发布安全警示。国家药品监局也会持续监控药物的使用情况，并根据新的发现更新药品说明书。

6. 药物临床试验审批的加速途径

FDA 设有多个加速审批机制，旨在推动治疗严重疾病的药物尽快上市，主要的加速途径如下。

（1）快速通道（fast track）：适用于治疗尚未满足医疗需求的药物，可以加快审查进程。

（2）突破性疗法认定（breakthrough therapy designation）：适用于显示出显著优于现有治疗方法潜力的药物，获得这一认定的药物可以享受优先审查。

（3）优先审查（priority review）：将审查时间从标准的 10 个月缩短至 6 个月。

（4）孤儿药认定（orphan drug designation）：针对罕见病药物提供市场独占期、税收优惠等激励措施。

中国也设有类似的加速审批程序，主要如下。

（1）突破性治疗药物程序：适用于对重大疾病有显著改善潜力的药物，可以加速审查。

（2）附条件批准程序：针对紧急公共卫生事件，允许药物在一定条件下优先上市，如新冠疫情中的阿兹夫定。

（3）优先审评审批程序：加速审查某些特定药物。

（4）特别审批程序：针对特定的治疗需求，提供加速审批通道。

7.3.1.2 合成生物技术用于药物开发的监管挑战

在美国，新型药物的开发主要受《食品药品管理法》监管，然而这一法规并没有针对合成生物技术产品的特殊性质做出专门规定。虽然FDA根据现有的法律框架监管由合成生物技术生产的药物，但这种监管往往缺乏针对性，尤其是在合成微生物和基因线路的复杂性上。此外，合成生物技术药物生产的规模和最终产品的不可预测性使得现有法规面临挑战。与传统的基因编辑技术不同，合成生物技术涉及对人工基因线路的工程化，可能对宿主细胞和环境产生意外影响。如何对这些新型药物分子模式进行科学、严谨的监管，已成为当务之急。

现行法律框架的不足导致监管存在多个空白（Watson，2022）。首先，合成生物技术产品的多样性和复杂性使得它们无法简单地归类为传统药品或医疗技术。这就造成了监管上的困惑，特别是在是否将合成生物技术产品视为药物或医疗技术的界定上。传统药品监管程序往往要求更多的临床试验和审批时间，而如果合成生物技术产品被视为医疗技术，其监管则较为宽松，可能导致安全隐患的忽视。此外，合成生物技术产品和过程可能对环境产生不可预见的负面影响，例如，人工合成的微生物如果意外释放到自然环境中，是否会导致对患者以外的健康人群的生物安全隐患，仍需要有效的检测和监管。

除了监管方面的挑战，合成生物技术还引发了严重的伦理讨论。首先，基因编辑胚胎可能带来严重的遗传风险。研究表明，CRISPR/Cas9 等基因编辑技术在胚胎细胞中应用时，可能会导致 DNA 双链断裂无法有效修复，甚至引发大段染色体丢失或重复，从而增加胚胎携带先天异常的风险。这种基因编辑的不确定性不仅可能影响个体的健康，还可能通过生殖系传递给后代，造成不可预测的遗传后果。此外，基因编辑技术还可能引发被编辑者的思想歧视。一方面，如果基因编辑技术被广泛应用于“优化”人类基因，那么未接受基因编辑的人可能会被视为“基因劣势群体”，从而在社会中遭受歧视；另一方面，基因编辑可能导致人类生命等级化加剧、破坏道德平等。例如，雇主或保险公司可能会根据基因信息对个体进行区别对待，甚至拒绝为基因编辑婴儿提供就业机会或保险。

在细胞制剂的监管方面也面临伦理和法律挑战。细胞治疗涉及人类细胞的采集和使用，必须遵循严格的伦理审查程序。近年来，我国已在伦理审查方面制定了规范性文件，但如何确保这些文件在实际操作中的有效执行仍是一个问题。同时，细胞制剂的商业化应用也引发了对生物安全和患者权益保护的讨论。细胞制剂的临床研究和应用需要获得患者的知情同意，但由于其复杂性，如何确保患者充分理解治疗的风险和收益是亟待解决的问题。这些伦理问题不仅涉及个体的健康和权利，还可能对社会公平和人类道德观念产生深远影响。因此，合成生物技术药物的发展需要加强伦理监管和社会讨论，以确保其应用符合人类的基本价值观。

合成生物技术药物的个性化与通用性监管是当前医药监管领域面临的重要挑战之一。个性化药物的开发旨在满足个体患者的独特需求，例如，基于患者肿瘤细胞突变设计的个性化肿瘤疫苗。定制化药物的开发和监管需要考虑个体差异、药物设计的复杂性以及临床试验的可重复性。相比之下，通用性药物的监管则侧重于标准化生产、质量控制和大规模应用的可行性。这种对比使得监管机构在制定政策时，需要在创新与安全性之间找到平衡。

个性化药物的监管复杂性主要体现在以下几个方面。首先，个性化药物的开发需要对每个患者进行详细的基因测序和抗原预测，这不仅增加了研发成本，也对监管的灵活性提出了更高要求。例如，CAR-T 细胞疗法的开发中，每个患者的细胞产品都需要单独生产，且生产过程可能需要数周时间。在此期间，患者病情可能发生变化，导致无法使用产品，因此临床试验的入组标准需要更加严格，以确保患者在生产完成后仍符合治疗条件。

与此相对，通用性药物的监管则更侧重于标准化和大规模应用。这类药物需要在不同人群中表现出一致的安全性和有效性，因此必须确保其生产工艺的稳定性和质量控制的严格性。以合成生物技术药物为例，这些药物常常是活体产品，例如，工程化细胞或基因治疗载体，其功能的稳定性、遗传完整性、副产物控制及制剂的长期稳定性，都是监管评估过程中的关键因素。药物中的活性成分需在整个生产和运输过程中保持一致的生物活性和预期功能，这对工艺开发、批次间一致性和环境条件控制提出了极高的要求。

活性成分的功能稳定性是监管关注的重点之一。例如，工程化细胞产品在治疗过程中必须保持其设计功能，并且不能随时间或患者体内的复杂环境发生不可控的变化。为此，企业需要在申报阶段提交详尽的数据，包括细胞的体外长期培养稳定性实验、功能保留的检测方法以及潜在突变或失活的风险评估。此外，基因治疗产品中的遗传物质，如载体中携带的 DNA 或 RNA 序列，需被严格验证，确保不会发生意外突变或基因组插入事件，这不仅涉及药效，也直接关系到长期安全性。

副产物控制是另一个监管关注的重点。在合成生物技术药物的生产过程中，可能会生成多种非预期的副产物，这些副产物可能引发免疫反应或其他不良事件。因此，企业需开发高灵敏度的检测方法，并提交关于副产物种类、含量和清除效率的详细报告，以满足监管要求。制剂的稳定性评估尤为重要，特别是在分布范围广泛的情况下。合成生物技术药物可能对储存和运输条件高度敏感，稳定性试验和长期保存试验或成为未来进一步的监管方向，以证明药物在特定条件下能够保持预期功能和安全性。

监管机构在审批个性化和通用性药物时，可能需要更加注重在创新与安全性之间的平衡。对于个性化药物而言，监管政策应具有足够的灵活性，以便支持创新的同时，确保每个定制化产品的安全性。例如，FDA 在 CAR-T 细胞产品研发指南中提到，早期临床试验阶段应对载体安全性和质量进行充分表征，而在确证性临床研究及上市申请阶段，则应确保载体是在 cGMP 条件下生产的。这种灵活的监管方式，可能对个性化药物的开发提供有益支持。

未来的监管方面可以考虑进一步完善合成生物技术药物的监管框架，以便更好地应对个性化与通用性药物的不同需求。除了在支持个性化药物创新的同时，推动更加灵活的监管机制外，还应加强对通用性药物质量控制和标准化管理的关注。此外，跨学科合作与国际监管协调，可能会是应对这一挑战的重要途径。此外，也可以借鉴其他国家在细胞制剂领域的经验，通过优化监管模式和审评流程，推动合成生物技术药物的健康发展。

药物开发中引入算法预测的应用已经成为当前创新的热点，但也给监管带来了新的挑战。这些算法需要在多样化数据集上进行验证，以确保其预测的可靠性和适用性，特别是在不同种族、年龄和健康状况的人群中。然而，算法的“黑箱性”使得监管机构很难全面了解其决策过程的科学性和伦理性。因此，如何确保算法的透明性、结果的可解释性和预测性能的一致性，已经成为监管评估的重要目标。在此背景下，肿瘤新抗原预测作为一个经典范例，能为我们提供对相关监管问题的深入思考。

肿瘤新抗原是由肿瘤细胞基因突变产生的、能被免疫系统识别的特异性抗原。它们是个性化肿瘤疫苗和细胞治疗的重要靶点，其预测的准确性直接关系到治疗的有效性和安全性。目前，基于深度学习和生物信息学的算法已经成为新抗原预测的重要工具，并且作为通用药物开发算法的一部分，对每个人的药物组成、合成新抗原注射、治疗过程及药品生产质量控制都可能存在差异，因此也面临监管挑战。

算法的有效性评估仍然是监管的核心问题之一。首先，算法的准确性需要通过大规模临床数据的验证。例如，在黑色素瘤患者的样本分析中，NeoDisc 通过质谱免疫肽组学数据验证了超过 50%的预测新抗原能够被 HLA 呈递并被免疫系统识别。这一验证过程不仅耗时且复杂，还要求算法具备高度的透明度和可重复性，以便监管机构进行独立验证。其次，不同算法之间的比较和优化也是监管关注的重点。目前，许多算法在预测新抗原免疫原性方面的表现有所不同。PISTE 算法在预测 TCR-抗原-HLA 结合方面表现优异，其预测的免疫原性新抗原水平与患者免疫治疗反应和总生存率显著相关。然而，这些算法在不同癌症类型和患者群体中的表现仍需要进一步评估，确保其临床应用的普适性。

此外，监管层面还需考虑算法预测结果在临床试验中的应用。个性化肿瘤疫苗的开发依赖精准的新抗原预测，但其临床试验设计必须严格遵循监管要求，确保患者安全性和治疗效果的有效性。中国 CDE 发布的《肿瘤主动免疫治疗产品临床试验技术指导原则》对个性化肿瘤疫苗的抗原预测和筛选软件提出了具体要求，强调评估新抗原诱导的特异性抗肿瘤免疫反应能力。

随着合成生物技术的不断发展，监管框架需要逐渐适应这一技术进步。目前，全球范围内尚未出台专门针对个性化肿瘤疫苗的法规，但各国监管机构已开始关注这一领域，FDA 和 EMA 等机构已经发布了多项与先进疗法药品相关的指导文件，同时中国 CDE 也在构建相应的监管体系，为个性化肿瘤疫苗的研发和生产提供了参考。总体来说，肿瘤新抗原的算法预测有效性评估是合成生物技术药物监管的重要挑战，算法准确性、透明性、临床验证及监管框架完善性等都是监管中值得全面考虑的方面，以确保个性化肿瘤疫苗等合成生物技术药物的安全性和有效性。

流行病学分析在疫苗研发过程中起到了基础性作用，它直接影响疫苗的针对性和有效性。然而，流行病学分析的复杂性在于病原体的快速变异和全球传播的不可预测性。例如，猴痘病毒的研究表明，流行病学分析能够揭示病毒的传播路径和变异特征，从而为疫苗的开发提供重要依据。此类分析需要大量流行病学数据、病原体基因组学信息以及人群免疫背景数据的支持。收集、整合和分析这些数据不仅需要跨学科合作，还需要监管机构的严格监督，以确保数据的准确性和可靠性。

在疫苗开发过程中需要监管部门密切关注流行病学分析结果，并根据这些结果制定相应的监管政策。美国 FDA 和欧盟 EMA 等监管机构已经发布了多项与先进疗法药品相关的指导文件，为个性化肿瘤疫苗的研发和生产提供了参考。这些指导文件强调流行病学数据透明度和可重复性的要求，以确保疫苗开发的科学性和公正性。世界卫生组织（WHO）于 2021 年发布的相关文件对 mRNA 疫苗的流行病学分析提出了详细要求，包括流行病学数据的收集与分析、疫苗靶向性以及生物降解机制等方面，这些要求为 mRNA 类疫苗的开发提供了重要的监管框架。

与此同时，如何整合流行病学分析数据以支持疫苗的快速审批与应用，也是监管过程中值得积极探索的方面。一个很好的例子就是在COVID-19 mRNA疫苗首次成功获批后，FDA通过简化审批流程、利用已有技术平台经验、推动标准化疫苗更新、整合真实世界数据以及加强国际合作，大幅加速了后续疫苗的审批。特别是紧急使用授权（EUA）机制和针对变异株的快速评估策略，使得新疫苗能够更快推向市场，同时确保安全性和有效性，为公共健康提供了及时支持。COVID-19 mRNA疫苗的广泛应用也展现了合成生物技术在应对突发公共卫生事件中的强大适应性，并为未来个性化肿瘤疫苗的监管提供了宝贵经验。

合成生物技术药物的生产过程涉及多种复杂成分和多步骤工艺，给监管带来了诸多挑战。生产过程中的标准化、质量控制、生物安全、伦理和商业化应用等多个方面都需要得到充分关注。合成生物技术药物的成分复杂性来源于其多学科交叉的特性。例如，在mRNA疫苗的生产过程中，需要精确控制mRNA序列的设计、化学修饰和递送系统等多个环节，这些成分的相互作用和稳定性直接影响药物的安全性及有效性。然而，现有的监管框架往往难以全面覆盖这些复杂性，导致监管难度增加。

欧美国家已开始对合成生物技术产品的监管进行探索。美国通过《生物防御战略》等文件，强调对合成生物技术的风险评估和管理。中国也在逐步完善相关监管框架，提出了全过程监管的理念，包括生产前的审批、生产中的质量控制和生产后的安全监管。

细胞制剂，如干细胞治疗、CAR-T细胞疗法等，作为复杂成分制剂的典型例子，可以说明现有监管过程中所涉及的几个主要部分。

细胞制剂的生产过程涉及多个环节，包括细胞采集、分离、培养、修饰和最终的制剂制备，每个环节都需要严格的质量控制和标准化操作，以确保产品的安全性和有效性。然而，细胞制剂的个体化特性使得监管变得更加复杂。例如，CAR-T细胞疗法需要为每个患者定制化生产，这不仅对生产工艺提出了高要求，也对监管的灵活性和适应性提出了挑战。

此外，细胞制剂的监管涵盖了从临床前研究到上市后监测的全生命周期。目前，中国已发布了一系列技术指导原则和管理办法，如《细胞治疗产品研究与评价技术指导原则（试行）》和《干细胞临床研究管理办法（试行）》，以规范细胞制剂的研发和应用。然而，这些指导原则仍需不断完善，以适应技术的快速发展。例如，CAR-T细胞疗法的上市后监管，需要重点关注制剂质量和安全保障，上海市为此专门颁布了《上海市自体嵌合抗原受体T细胞（CAR-T）监督管理规定》，以规范其上市后的使用。

细胞制剂的监管还需要考虑其经济和社会影响。细胞制剂的开发和应用需要大量资金投入，而高昂的治疗费用可能限制患者的可及性。欧美国家在细胞制剂监管方面积累了丰富经验，中国可以借鉴其监管模式和审评流程，优化自身的监管体系。

7.3.2 生产制备的技术瓶颈

合成生物技术药物的生产制备面临多方面的技术和工艺挑战，涉及从底盘细胞的选择与优化、基因线路的设计与调控，到规模化生产的技术难题。每一环节都需要深入研究和精细调控，这些挑战在一定程度上限制了从实验室到工业化生产的顺利过渡（Sato and Riffle，2024）。

首先，合成生物技术药物的生产需要依赖合适的底盘细胞，这一选择直接影响药物生产的效率和质量。然而，底盘细胞的选择与优化极为复杂。不同的细胞在代谢途径、遗传稳定性及生长条件等方面各有差异，如何选择合适的底盘细胞并对其进行优化，是一个需要进行反复实验和数据分析的过程。例如，在生产复杂的天然产物药物时，可能需要对底盘细胞进行代谢路径的重构，以提高药物的产量与质量。这个过程往往耗时且成本较高。此外，一些特殊的底盘细胞，如非传统微生物的应用，虽然能够提供新的生产平台，但也面临着极高的技术难度。

其次，基因线路的设计与调控是另一个复杂的难题。为高效生产目标药物，必须精确设计基因线路，调控与药物合成相关的基因表达。然而，这些基因线路的设计不仅需要考虑基因表达的强度、时序性，还需要精确调控其反馈机制。在实际生产中，细胞内环境、外部刺激等因素可能导致基因线路的表达异常或失控，进而影响药物的产量和质量。例如，某些基因线路可能无法在大规模生产中保持稳定性，导致药物生产的不确定性。研究者们在设计基因线路时，虽然已经取得了一定的进展，但如何在实际生产中保持其稳定和高效的功能，仍是一个亟待解决的问题。

规模化生产则是合成生物技术药物面临的又一重大挑战。将小规模实验室生产转化为大规模工业化生产时，往往会面临一系列问题。首先，在大规模微生物培养中，如何保持细胞的良好生长环境，包括适宜的营养供给、温度和氧气条件等，都是影响生产效率的重要因素。微生物在大规模培养过程中可能会出现细胞聚集或代谢产物积累等问题，导致细胞生长受阻、药物产量下降。更为关键的是，合成的药物可能在细胞内的浓度较低，且与其他细胞成分混合在一起。如何高效分离和纯化药物，成为制约生产的一大瓶颈。药物的提取和纯化过程不仅成本高昂，而且技术要求极为复杂，往往需要优化不同的分离技术，甚至是多步的提取流程，才能获得足够纯净的药物成品。

合成生物技术药物的生产过程中，还面临着多个技术瓶颈（表 7-3），这些瓶颈不仅来自于其复杂的分子结构和易降解的特性，还涉及生产过程中的众多影响因素（方伟杰等，2017）。生物药通常是生物大分子，具有较高的分子质量和复杂的结构。除了氨基酸序列（一级结构），生物药还依赖于更高级的结构（如二级、三级和四级结构）来发挥其生物活性。然而，这些结构极易受到翻译后修饰、酶解和化学降解的影响，导致生物药成为复杂的混合物，存在多种不同的分子形式。这种复杂性使得生物药在生产过程中容易发生化学降解（如共价键断裂）和物理降解（如变性、聚集和沉淀），不仅影响其生物活性，还可能引发安全性问题。

与小分子药物不同，生物药具有潜在的免疫原性，能够刺激机体产生特异性抗体或致敏淋巴细胞。免疫原性不仅与药物的结构有关，还与其稳定性密切相关。例如，蛋白质聚集或微粒化可能增加免疫原性，导致人体产生抗体，进而清除药物，降低疗效，甚至引发严重的不良反应。因此，确保生物药的稳定性对于减少免疫原性至关重要。

生物药的稳定性受多种因素影响，包括内部分子结构（如氨基酸序列和翻译后修饰）及外部微环境（如溶液的pH、盐离子浓度和辅料）。在生产过程中，生物药可能会面临诸多外界破坏因素，如高温、pH 变化、机械搅拌等，这些因素可能导致蛋白质构象的变化，从而影响其长期稳定性。此外，生产设施的设计、原辅料的质量、包装材料的选择以及员工操作的规范性等，都对产品质量产生显著影响。

微生物发酵或细胞培养是生物药生物合成过程的核心，对其稳定性至关重要。然而，目前对于发酵或培养过程中生物药稳定性的研究较为匮乏，研究重点通常放在微生物或细胞的生长和表达量上，而对降解产物的关注相对较少。根据 QbD（质量源于设计）原则和 FDA 的指导原则，应优先从源头抑制降解产物的生成，而非依赖后续的纯化过程去除。因此，优化发酵或培养条件以减少降解产物的生成，是保持生物药稳定性的关键。

在纯化和制剂工艺中，降解风险同样不可忽视。纯化过程中，虽然其主要目的是去除杂质、提高药物的纯度，但某些纯化条件可能较为剧烈，导致蛋白质的降解。例如，灭菌和除病毒工艺（如物理去除法和化学灭活法）是生物制药的必要环节，但这些工艺也可能对生物药的稳定性产生负面影响。此外，冻融过程是生物药生产中的常见操作，但某些蛋白质对冻融非常敏感，特别是在没有保护剂的情况下，容易失活。因此，冻融实验成为制剂处方筛选中的重要组成部分。

膜过滤和储存运输过程中，稳定性问题也是不可忽视的。蛋白质溶液的膜过滤（如除菌过滤、除病毒纳滤和超滤/渗滤）是生物药生产中的关键步骤。然而，膜过滤过程中，蛋白质与滤膜的相互作用可能导致蛋白质变性或聚集，尤其是在低蛋白浓度的药物中。选择高质量的滤膜并加入表面活性剂，可有效降低这种风险。此外，储存、运输和使用过程中的温度变化、振荡和光照等条件，也可能导致蛋白质降解。因此，冷链运输成为确保生物药质量的重要环节，近年来中国发生的疫苗安全事件凸显了储存和运输管理的规范性至关重要。

总体来说，生物药的生产工艺对其稳定性具有决定性影响。生产过程中，应尽量避免极端操作条件，如过高的搅拌速率、直接使用强酸或强碱调节 pH，或直接向蛋白质溶液中加入固体辅料。这些操作可能在短期内不会产生显著影响，但长时间储存过程中可能破坏生物药的微观结构，导致稳定性问题。加速和强制降解实验是评估不同生产工艺或保护剂效果的重要手段，能帮助优化生产条件，确保最终产品的安全性和有效性。

表 7-3　生物药物生产制备中的影响因素与解决方案

生产制备步骤	影响因素	解决方案
微生物发酵与细胞培养	高温、pH 波动、高盐浓度、溶氧水平，培养基成分失衡（如金属离子、氨基酸）	优化发酵参数（温度、pH、溶氧），动态监测细胞状态以平衡生长速率与产物稳定性
产物纯化	极端 pH、高盐浓度、疏水表面吸附	筛选适配的色谱方法（如离子交换、疏水层析），添加稳定剂（如蔗糖、海藻糖），避免极端洗脱条件
病毒去除与超滤	低 pH、高温、表面活性剂、UV/γ 射线损伤、膜吸附、Donnan 效应	优化工艺参数（如 pH、温度），预筛选抗吸附滤膜，添加保护剂
原液冻融	冰-水界面诱导蛋白降解、溶质浓缩导致 pH 偏移、低温诱导构象失稳	采用快速冻融技术，添加低温保护剂（如甘油、甘露醇），优化缓冲液离子强度与 pH 缓冲能力
成品制备与灌装	局部浓度梯度、机械剪切力、气泡引入、包材浸出物、光照氧化（灯检）	优化灌装工艺，惰性气体覆盖，选用低吸附性包材
成品冻干	冷冻过程损伤、脱水相变、水分残留	设计阶梯式冻干曲线，添加冻干保护剂
储存、运输与使用	温度波动、光照降解、反复冻融、包材相容性	制定严格温控标准，避光包装，避免冻融循环，开展包材相容性研究

7.3.3　临床开发中的挑战

合成生物技术药物的临床开发是一个充满挑战的过程，涵盖了从细胞工程到复杂药物系统的开发，每一步都可能遇到意想不到的困难。

在临床治疗中，药效与免疫原性的均衡是一个重要的挑战。尤其是在基因治疗领域，以腺相关病毒（AAV）载体为例，尽管 AAV 载体因其低免疫原性和高效的基因递送能力而被广泛应用，但其免疫原性和毒性问题仍对治疗效果和安全性构成重大挑战。AAV 载体的免疫原性主要体现在体液免疫和细胞免疫两个方面。体液免疫反应中，AAV 载体可能激发抗病毒中和抗体（NAb）的产生，这些抗体能够中和载体，阻止其与细胞受体结合，从而抑制基因递送。此外，全球多数人口可能已接触过 AAV，体内存在高水平的、预先存在的 NAb，这进一步影响了治疗效果。细胞免疫反应则表现为 T 细胞介导的免疫反应，可能导致转导细胞被攻击，进而导致转基因表达的丧失，甚至引发严重的毒性反应，如背根神经节（DRG）毒性。为了克服这些免疫原性问题，研究人员正在探索多种策略，包括改变 AAV

衣壳、选择血清流行率较低的 AAV 血清型、通过定向进化和合理设计突变 AAV 衣壳以降低免疫原性、通过化学修饰（如 PEG 化）保护载体免受 NAb 的影响、使用免疫抑制剂或血浆置换术降低免疫反应等。此外，优化给药方式（如肌肉注射或门静脉输注）也是降低免疫原性的一种有效途径。

此外，尽管 CRISPR/Cas9 等基因编辑工具在临床前研究中取得了显著进展，但它们在临床应用中仍然面临诸多问题，如脱靶效应和载体传递困难等，这对临床开发构成了严峻挑战。

合成生物技术药物的临床试验设计本身也充满复杂性，主要体现在试验的个性化和适应性要求上。合成生物技术药物的本质是通过重新设计和构建生物系统来实现治疗功能，这使得其复杂性远高于传统药物。例如，疫苗的开发需要考虑抗原的合理设计、载体的选择、佐剂的优化以及递送系统的完善，这使得临床试验设计需要综合考虑多个因素，包括药物的生物活性、稳定性、免疫原性和潜在的脱靶效应等。此外，临床试验设计需要解决个体差异问题。不同患者的身体状况、免疫反应和基因背景可能导致对同一药物的反应存在显著差异。因此，临床试验需要纳入足够多样化的受试者群体，以评估药物在不同人群中的安全性和有效性。合成生物技术药物的作用机制往往涉及复杂的生物过程，传统的临床试验终点可能无法准确反映其疗效。例如，对于某些基于微生物的治疗药物，可能需要开发新的生物标志物或评估指标来衡量治疗效果。

尽管合成生物技术在医药领域的应用前景广阔，但市场接受度和竞争压力仍是其面临的重要问题。

合成生物技术药物涉及基因编辑、细胞改造等前沿技术，这些技术的复杂性和新颖性使得部分患者和医生对其持谨慎态度。此外，合成生物技术药物的生产过程需要严格遵循 GMP 标准，且研发周期长、成本高，这进一步限制了其市场推广的速度。与此同时，合成生物技术行业内部竞争激烈。虽然合成生物技术具有显著优势，但传统生物技术的生产工艺成熟、成本较低，仍在市场上占据重要地位。在医疗健康领域，合成生物技术药物需要与传统药物竞争市场份额，而传统药物的市场接受度更高。合成生物技术行业的技术壁垒较高，新进入者面临较大的技术挑战，但现有企业之间的竞争也日益激烈。在市场格局方面，合成生物技术产业链的上游技术供应商和下游应用企业之间的议价能力不平衡。上游供应商掌握核心技术，议价能力较强，而下游应用企业则依赖于上游的技术支持。这种不平衡可能导致成本上升，进一步影响合成生物技术药物的市场竞争力。

合成生物技术药物还面临市场接受度的问题，尤其是许多消费者和医疗从业人员对其安全性和疗效抱有疑虑。传统药物生产方法已经相对成熟，成本较低，这使得合成生物技术药物在市场上的竞争压力较大。传统制药公司往往拥有更强的市场份额和成熟的生产链，而合成生物技术药物的研发和生产需要更高的技术投入及更多的时间成本。

参 考 文 献

方伟杰, 黄永焯, 潘洪辉, 等, 2017. 生物药在生产过程中的稳定性问题及解决方案. 国际药学研究杂志, 44(11): 1012-1018.

Aljabali A A A, El-Tanani M, Tambuwala M M. 2024. Principles of CRISPR-Cas9 technology: advancements in genome editing and emerging trends in drug delivery. Journal of Drug Delivery Science and Technology, 92: 105338.

Barbier A J, Jiang A Y, Zhang P, et al. 2022. The clinical progress of mRNA vaccines and immunotherapies. Nature Biotechnology, 40(6): 840-854.

Becker S, Boch J, 2021. TALE and TALEN genome editing technologies. Gene and Genome Editing, 2: 100007.

Berinstein N L, Bence-Bruckler I, Forward N A, et al. 2020. Clinical effectiveness of combination immunotherapy DPX-survivac, low dose cyclophosphamide, and pembrolizumab in recurrent/refractory DLBCL: the spirel study. Blood, 136: 16.

Brewer K D, Weir G M, Dude I, et al. 2018. Unique depot formed by an oil based vaccine facilitates active antigen uptake and provides effective tumour control. Journal of Biomedical Science, 25(1): 7.

Bryant L M, Christopher D M, Giles A R, et al. 2013. Lessons learned from the clinical development and market authorization of Glybera. Human Gene Therapy Clinical Development, 24(2): 55-64.

Ezeako E C, Solomon A Y, Itam Y B, et al. 2025. Prospects of synthetic biology in revolutionizing microbial synthesis and drug discovery. Life Research, 8(1): 6.

Gaviria M, Kilic B. 2021. A network analysis of COVID-19 mRNA vaccine patents. Nature Biotechnology, 39(5): 546-548.

Granados-Riveron J T, Aquino-Jarquin G. 2021. Engineering of the current nucleoside-modified mRNA-LNP vaccines against SARS-CoV-2. Biomedicine & Pharmacotherapy, 142: 111953.

Jiang Z Y, Dalby P A. 2023. Challenges in scaling up AAV-based gene therapy manufacturing. Trends in Biotechnology, 41(10): 1268-1281.

Kimura T, Ferran B, Tsukahara Y, et al. 2019. Production of adeno-associated virus vectors for *in vitro* and *in vivo* applications. Scientific Reports, 9(1): 13601.

Kobolak J, Dinnyes A, Memic A, et al. 2016. Mesenchymal stem cells: Identification, phenotypic characterization, biological properties and potential for regenerative medicine through biomaterial micro-engineering of their niche. Methods, 99: 62-68.

Kotit S. 2023. Lessons from the first-in-human *in vivo* CRISPR/Cas9 editing of the TTR gene by NTLA-2001 trial in patients with transthyretin amyloidosis with cardiomyopathy. Global Cardiology Science and Practice, 2023(1): e202304.

Leikas A J, Ylä-Herttuala S, Hartikainen J E K. 2023. Adenoviral gene therapy vectors in clinical use-basic aspects with a special reference to replication-competent adenovirus formation and its impact on clinical safety. International Journal of Molecular Sciences, 24(22): 16519.

Morrison C. 2015. $1-million price tag set for *Glybera* gene therapy. Nature Biotechnology, 33(3): 217-218.

Elizalde N, Ramírez J C, 2021. Lentiviral vectors: key challenges and new developments. Cell and Gene Therapy Insights, 7(6): 667-677.

Oelke M, Krueger C, Giuntoli R L, et al. 2005. Artificial antigen-presenting cells: artificial solutions for real diseases. Trends in Molecular Medicine, 11(9): 412-420.

Park J W, Lagniton P N P, Liu Y, et al. 2021. mRNA vaccines for COVID-19: what, why and how. International Journal of Biological Sciences, 17(6): 1446-1460.

Patel D H, Misra A. 2011. 5-Gene Delivery Using Viral Vectors//MISRA A. eds. Challenges in Delivery of Therapeutic Genomics and Proteomics. London: Elsevier: 207-270.

Rafiq Q A, Coopman K, Hewitt C J. 2013. Scale-up of human mesenchymal stem cell culture: current technologies and future challenges. Current Opinion in Chemical Engineering, 2(1): 8-16.

Sadoff J, Struyf F, Douoguih M. 2021. A plain language summary of how well the single-dose Janssen vaccine works and how safe it is. Future Virology, 16(11): 725-739.

Samulski R J, Muzyczka N. 2014. AAV-mediated gene therapy for research and therapeutic purposes. Annual Review of Virology, 1(1): 427-451.

Sato A K, Riffle S. 2024. Synthetic biology in drug development and beyond//Gadamasetti K, Kolodziej S A. eds. Bioprocessing, Bioengineering and Process Chemistry in the Biopharmaceutical Industry. Cham: Springer Nature Switzerland: 25-52.

Shahzad F, Ur Rehman M E, Basit J, et al. 2022. CRISPR/Cas9 gene editing: a new hope for transthyretin amyloidosis treatment. Annals of Medicine and Surgery, 83: 104784.

Sims R B. 2012. Development of sipuleucel-T: autologous cellular immunotherapy for the treatment of metastatic castrate resistant prostate cancer. Vaccine, 30(29): 4394-4397.

Singh A, Irfan H, Fatima E, et al. 2024. Revolutionary breakthrough: FDA approves CASGEVY the first CRISPR/Cas9 gene therapy for sickle cell disease. Annals of Medicine and Surgery, 86(8): 4555-4559.

Sonpavde G, Di Lorenzo G, Higano C S, et al. 2012. The role of sipuleucel-T in therapy for castration-resistant prostate cancer: a critical analysis of the literature. European Urology, 61(4): 639-647.

Sun W X, Jiang Z H, Jiang W, et al. 2022. Universal chimeric antigen receptor T cell therapy: the future of cell therapy: a review providing clinical evidence. Cancer Treatment and Research Communications, 33: 100638.

Uscanga-Palomeque A C, Chávez-Escamilla A K, Alvizo-Báez C A, et al. 2023. CAR-T cell therapy: from the shop to cancer therapy. International Journal of Molecular Sciences, 24(21): 15688.

Van Norman G A. 2016. Drugs, devices, and the FDA: part 1: an overview of approval processes for drugs. JACC Basic to Translational Science, 1(3): 170-179.

Watson J. 2022. Synthetic biology: state regulation in the biomedical context. American Journal of Law & Medicine, 48(4): 447-468.

Yan X, Liu X, Zhao C H, et al. 2023. Applications of synthetic biology in medical and pharmaceutical fields. Signal Transduction and Targeted Therapy, 8(1): 199.